Ursula Walch

born@home

Erlebnisse einer weit gereisten Hebamme

edition keiper

www.editionkeiper.at

1. Auflage Oktober 2018
2. Auflage Juli 2019
Cover, Layout und Satz: textzentrum graz
Coverfoto: Archiv Ursula Walch
Autorenfoto: Noa Walch
Druck: Custom Printing
ISBN 978-3-903144-70-5

Das Land Steiermark
→ Kultur, Europa, Außenbeziehungen

GRAZ KULTUR

Ursula Walch

born @ home

Erlebnisse einer weit
gereisten Hebamme

»Warum gerade diese Geburten?«,
wurde ich gefragt,
und ich antwortete:
»Weil sie Lebensspuren in
meinem Herzen sind.«

Inhalt

Vorwort

Ich hatte bereits viertausend Geburten in verschiedenen Ländern begleitet, als ich mich dazu entschloss, die außergewöhnlichsten von ihnen für ein Buch zusammenzustellen. Exemplarisch stehen sie für Situationen, die von der Schulmedizin schnell und gerne als besonders gefährlich und risikoreich eingestuft werden.

Während meiner elfjährigen Berufstätigkeit auf den Kanarischen Inseln arbeitete ich sowohl an der Universitätsklinik und in den Inselspitälern als auch in der freien Praxis als einzige freiberufliche Hebamme, eine oft nervenaufreibende Doppelbelastung, die nur mit Unterstützung meiner kooperativen Hebammenkollegen und -kolleginnen zu bewerkstelligen war. Sie ermöglichten es mir, mich zu jeder Zeit aus meinem 12-Stunden-Dienst im Krankenhaus zu stehlen, wenn irgendwo eine Hausgeburt losging – ob bei einer Erst- oder einer Achtgebärenden, ob eine Beckenendlagen- oder Zwillingsgeburt – zu jener Zeit galten diese Geburten noch als »normale« Geburten und es war daher legitim, sie als Hausgeburten zu betreuen.

Daneben betrieb ich auf Teneriffa und danach auf der rund 80.000 Einwohner zählenden Insel La Palma eine Hebammenordination mit Geburtsvorbereitung, Vor- und Nachsorge. Zu Hause unterstützte mich mein Mann, damit ich zu jeder Tages- und Nachtzeit das Haus verlassen konnte, vor allem, als unsere jüngste Tochter noch sehr klein war. Noa, unser viertes Kind, kam auf La Palma im heimischen Pool zur Welt.

Die nachfolgend beschriebenen Hausgeburten, die im Zeitraum von mehreren Jahren und in unterschiedlichen Kulturkreisen stattfanden, geben nicht nur Einblick in das Geburtserlebnis an sich, es werden auch all die mit Geburt verbundenen Befürchtungen, Missverständnisse und Probleme angesprochen. Dabei geht es nicht nur um die Unsicherheiten und natürlichen

Ängste jeder werdenden Mutter, sondern auch um die in der modernen Gesellschaft geschürten Sorgen um das Kind, welche meiner Meinung nach hauptsächlich dazu dienen, die Frauen noch weiter zu verunsichern.

All diese Geschichten zeigen, wie natürlich, überwältigend und bereichernd eine selbstbestimmte Geburt sein kann. Jede Frau sollte darum wissen, bevor sie die Weichen stellt. Weichen, die vieles, wie einen vorschnellen Kaiserschnitt, nicht wieder rückgängig machen lassen. Oder Weichen für ein Geburtserlebnis, in dem sie auf einzigartige Weise die ungeahnten Stärken kennenlernt, die in jeder von uns Frauen schlummern.

Während meiner ersten Schwangerschaft vor knapp dreißig Jahren herrschte noch ein völlig anderes Verständnis von Schwangerschaft und Geburt. Es war zwar schon humaner als noch die Einstellung zur Zeit meiner eigenen Geburt, als Väter ihre Kinder nur durch die Glasscheibe gezeigt bekamen, doch regelten starre, absurde Eingriffe das Geburtsgeschehen und den Ablauf in den Kreißsälen. In den Großstädten wurden zwar die ersten Kurse für Schwangerenturnen angeboten, der Geburtsvorgang selbst war aber noch streng reglementiert und fremdbestimmt.

Ohne Internet und Geburtsvorbereitungskurse war es für mich damals als schwangere Studentin mühsam, eine Vorstellung von den auf mich zukommenden Herausforderungen zu bekommen. Nach Durchsicht der spärlichen Lektüre siegte letztlich der gesunde Menschenverstand, gepaart mit Instinkt und meinem grenzenlosen Optimismus. Ich erkannte nicht nur absurde, sondern auch gefährliche Praktiken, wie etwa den Dammschnitt, den ich zugunsten eines weiterhin glücklichen Liebeslebens tunlichst vermeiden wollte. Überzeugt, dass ich als gesunde Frau den Segen der Schulmedizin nicht benötigte, verdanke ich es nur meiner Hartnäckigkeit, meine Vorstellungen einer möglichst natürlichen Geburt in die Tat umgesetzt zu haben.

Ich fand die erste und damals einzige Gebärklinik Österreichs mit von Hebammen geleiteten Geburten. Die von Primar Dr. Alfred Rockenschaub geführte Semmelweis-Frauenklinik verzichtete auf sämtliche Routineinterventionen und besaß sogar einen ersten Gebärstuhl – ein Ungetüm aus Latex mit hoher Lehne. Ich war so begeistert, dass ich zwei Wochen vor dem errechneten Termin nach Wien zog. Und wurde für alle meine Mühen belohnt!

Diese tiefe Erfüllung und Bestätigung sowie das gewonnene Vertrauen in den eigenen Körper und meine Kräfte ließen in mir den Wunsch keimen, jenen Beruf zu ergreifen, der wohl zu den ganz wenigen archaischen in unserer zivilisierten Welt zählt. Ich wollte an dieser Schnittstelle des Lebens stehen und möglichst vielen Frauen und ihren Kindern die Erfahrung dieses überwältigenden Erlebnisses ermöglichen.

Ich war und bin bis heute davon überzeugt, dass dies der richtige Weg ist. Dass mein Traumberuf auch seine Schattenseiten hat, war mir ebenso klar wie die Tatsache, dass die Umsetzung meiner Vorstellungen ein mühsamer und konfliktreicher Kreuzzug werden würde. Es ist ein enormes Risiko, dem wir Hebammen täglich ausgesetzt sind. Ich spreche hier nicht von dem Risiko, Schäden an Mutter oder Kind zu verursachen – denn eine Geburt ist, entgegen aller Aussagen derer, die gut und gerne daran verdienen, ein sehr sicherer natürlicher Vorgang –, sondern von dem Risiko, existenzvernichtenden Klagen ausgesetzt zu werden. Es ist die krankhafte Vorstellung unserer Gesellschaft, dass alles machbar ist. Wenn dann doch einmal etwas passiert, muss ein Schuldiger vorgeführt werden, den man praktischerweise »per Kasse« sühnen lässt. Dies ist der eigentliche Grund, weshalb wir Hausgeburtshebammen eine vom Aussterben bedrohte Spezies sind. Dennoch habe ich meine Berufswahl nie bereut.

Meinen Eltern zuliebe schloss ich mein Dolmetscher- und Linguistik-Studium ab, bevor ich mit Ende zwanzig die Ausbildung an der Bundeshebammenlehranstalt Graz begann.

Ohne meine beiden Kinder und meinen akademischen Titel wäre es definitiv leichter gewesen. Neid und Missgunst, aber vor allem Unverständnis begegneten mir auf Schritt und Tritt. Doch ich war hoch motiviert, unterrichtete sogar noch nebenbei an der Volkshochschule und träumte davon, gemeinsam mit meinem Mann Peter, der gerade sein Medizinstudium abschloss, ein Geburtshaus zu eröffnen …

Unsere Träume nahmen ein jähes Ende, als mein Mann eines Abends nicht nach Hause kam. Die Verständigung durch die Polizei gehört zu jenen Momenten in meinem Leben, die ich niemals vergessen werde. Für mich brach eine Welt zusammen. Peter überlebte den Autounfall, den ein alkoholisierter Lenker verursacht hatte, mit schwersten physischen und psychischen Verletzungen, unter denen die ganze Familie in den folgenden Jahren zu leiden hatte.

Ich zog die Konsequenzen und trat die Flucht nach vorne an. Spanischsprachig, mit langjährigen Freunden vor Ort und mit mittlerweile drei Kindern, schien Spanien für uns die Lösung zu sein. Mir bot das Land lukrative Verdienstmöglichkeiten, und meinem Mann half das günstige Klima bei seiner langwierigen Genesung. Spanien litt damals unter einem akuten Hebammenmangel. Wir verkauften Haus und Hof und packten den Container. Leider war Österreich zu dem Zeitpunkt noch nicht Mitglied in der EU, sodass ich aufgrund etlicher Ausbildungsdifferenzen genötigt war, weitere Qualifikationen an einer spanischen Universität zu erwerben, hatten spanische Hebammen doch eine fünfjährige universitäre Ausbildung zu bewältigen. Dieses in erster Linie auf die praktische Ausbildung bezogene *upgrading* kam mir in den elf Jahren beruflicher Tätigkeit nicht nur in den Inselspitälern zugute, sondern mehr noch bei meinen Hausgeburten in den entlegensten Tälern von Teneriffa und La Palma. Man macht im Leben also nichts umsonst.

In diesen Jahren betreute ich Geburten an Orten und unter Umständen, die in Österreich undenkbar wären, in Höhlen, ohne Wasser, ohne Strom, im nur zu Fuß erreichbaren Gebirge. Nur auf das eigene Wissen, einen Fetal-Doppler, wenige Medikamente, eine Kiwiglocke und einen Ambubeutel für den Notfall angewiesen, reduzieren sich die Möglichkeiten und das Machbare der Schulmedizin. Und ihr Zauberwort heute, *evidence based,* ist gleich zu vergessen. Stattdessen lernt man vieles neu: Tasten und Fühlen, Horchen und Hören, Riechen und Spüren – und dadurch ein besseres Verstehen. Intuition, ahnendes Erfassen, die unmittelbare Erkenntnis, die sich aus der Disharmonie der Sinne ergibt, wird wichtig. Intuition ist ein Talent. Jede Kunst, auch die Hebammenkunst, bedarf neben fundiertem Fachwissen dieses Talents. Auch das macht die Faszination dieses Berufs aus. Neben der Tatsache natürlich, dass man – vom Sex einmal abgesehen – hautnah am wohl beglückendsten, persönlichsten, intimsten zwischenmenschlichen Ereignis teilnehmen darf, das in unserer so oberflächlichen und zweckoptimistischen Welt noch voll Magie und Überraschungen ist, voll wunderbarer Weisheiten und archaischer Wildheit.

Nach elf Jahren Inseldasein, in denen ich sehr viel reiste und nicht zuletzt dank Internet den Kontakt zu Österreich nicht verloren hatte, wurde ich mit der Erstellung des Lehrplanes für den Studiengang »Hebamme« an der Universität Graz beauftragt.

Durch mein Studium, mehrere Jahre Lehrtätigkeit und die nachfolgende Hebammenausbildung mit jahrelanger Berufserfahrung schien ich dafür wohl prädestiniert, sodass also tatsächlich die Rückkehr nach Graz erfolgte. Sie war ziemlich ernüchternd. Zum einen musste ich dem geburtshilflichen Establishment, der allmächtigen Ärztekammer und nicht zuletzt den Politikern in meiner Heimat akuten Realitätsverlust attestieren, zum anderen musste ich traurigerweise feststellen, dass die von den USA längst übergeschwappte Klagefreudigkeit das geburtshilfliche Klima mehr und mehr vergiftet hatte. Was war in der Zwischenzeit passiert?

Ich hatte sechzehn Jahre zuvor den Hebammenberuf ergriffen, weil ich anlässlich der Geburt meines ersten Kindes erkannt hatte, dass es bei dieser Tätigkeit absolut nicht gleichgültig ist, wer gerade den Job macht. Dass ein Gelingen und Umsetzen der Wünsche und Hoffnungen eines Paares neben dem Fachwissen vor allem von der Empathie, der Geduld und nicht zuletzt der Ehrlichkeit der Person abhängt, die der jungen, oft blauäugigen Mutter in den intensivsten und intimsten Momenten ihres Lebens zur Seite steht. Damals standen die Zeichen gut, diese Vorstellungen verwirklichen zu können.

Als ich in das geburtshilflich konservative Spanien gezogen war, hatte ich dort von Österreichs modernen Kreißsälen und dem glorreichen Aufbruch hin zu einer humaneren Geburtshilfe geschwärmt. Nun stieß ich nach meiner Rückkehr stattdessen auf total verunsicherte Frauen. Zwischen der etablierten Schulmedizin und den freiberuflichen Hebammen herrschte – und herrscht noch immer – eine Stimmung wie im Mittelalter, wo Demagogie und Aberglaube zu den bekannten Opfern auf den Scheiterhaufen führten …

Seitdem bemühe ich mich mit Vorträgen, Kursen, Doula-Schulungen, als Mentorin an der Fachhochschule und international als Referentin und Projektleiterin, den Fokus wieder auf die Hausgeburt zu richten und ihr den zu Unrecht anhaftenden Makel von Rückständigkeit und Gefahr zu nehmen. Ich hoffe, dass auch dieses Buch ein wenig dazu beitragen wird.

Heute lebe ich mit drei meiner vier Kinder und meinem Mann in Graz. Als Autorin historischer und erotischer Romane schreibe ich gerade an meinem achten und neunten Roman. Daneben verfasse ich Kurzgeschichten und Fachartikel. Als Hausgeburtshebamme kämpfe ich nach wie vor gegen das geburtshilfliche Establishment, was oftmals mehr als frustrierend ist. In einem Land, in dem Hebammen nicht in die Schwangerenvorsorge eingebunden sind und sich unter der gesellschaftlichen Wahrnehmungsgrenze bewegen, nutze ich immer wieder die Gelegenheit, über den eigenen Tellerrand zu blicken, indem ich mich so oft wie möglich internationalen Einsätzen widme. Ein spannendes Entwicklungshilfe-Projekt in der Westsahara ging nach einigen Jahren erfolgreich seinem Ende zu. In zahlreichen Einsätzen mitten in der Wüste überwachte ich den Bau von Gesundheitszentren und schulte Kolleginnen, aber auch traditionelle Laien-Hebammen für eine sicherere Hausgeburtshilfe. Etliche Wochen lebte ich mitten unter den Saharauis und erfuhr im traditionellen Zelt mehr über die muslimische Gesellschaft der Berber als dies aus Büchern o. ä. möglich gewesen wäre. Und schon arbeite ich an einem neuen Hilfsprojekt für das vergessene Volk in der Sahara …

Abwechselnd mit den Fahrten in die Wüste unternehme ich Reisen in den Senegal. Nachdem ich im November/Dezember 2013 das Land bereist und zum ersten Mal direkten Kontakt mit der weiblichen Genitalverstümmelung hatte, ließ mich das Thema nicht mehr los. Im Frühjahr 2014 gründete ich meine eigene NGO SAAMA, Mitte 2015 folgte die Non-Profit-Organisation S.A.A.M.A. Senegal. Uns geht es darum, den betroffenen Mädchen und Frauen schnell und unbürokratisch medizinische und psychologische Hilfe zukommen zu lassen. Finanziert wird das Projekt gegen diese brutale, sinnlose Tradition aus Spendengeldern, privaten wie öffentlichen Subventionen (EZA – Entwicklungszusammenarbeit der Landesregierung). Über beide Projekte entstehen gerade Bücher …

Dazwischen unternahm ich Reisen nach Argentinien, Chile, Bolivien und Mexiko: Vorträge auf internationalen Kongressen bestärkten mich in meinem Wunsch, mich für die Geburtshilfe in Lateinamerika zu engagieren. Ich knüpfte Freundschaften und nahm auch für meine berufliche Hebammentätigkeit vieles mit. Wenn man Augen und Ohren offen hält, lernt man nie aus.

Meine Botschaft aber ist überall dieselbe. Sie ist klar und simpel:

Use it or lose it – the wisdom of nature.

Unter Beduinen

Das fünfte Kind kommt ohne seine Plazenta

Sand. Nichts als Sand. Diese unendliche Weite, diese Stille. Wenn kein Motorgeräusch stört, ist nur das Pfeifen des Windes zu hören und manchmal nicht einmal das.

»Du kommst wirklich nicht mehr hierher?« Der Saharaui lächelte ungläubig.

»Nein, bestimmt nicht.« In diesem Moment war ich tatsächlich davon überzeugt.

Alien legte den Kopf zur Seite wie eine alte Schleiereule. »Das glaube ich nicht. Sie kommen alle wieder.« Er grinste breit. Wenn der stämmige, dunkelhäutige Mann grinste, wirkte es immer irgendwie anzüglich.

»So, so«, sagte ich kurz. Mein Gesichtsausdruck hätte sogar einen notorischen Playboy in der Schwüle einer Sommernacht abgeschreckt. Ich schloss die Augen und hörte mir, umgeben vom Geruch heißen Sandes, die Stille an. *Sag niemals nie* heißt es doch schon im Film – eine Welt, die mit dieser hier nichts gemein hatte. »Hm …«, seufzte ich gedehnt, »warten wir ab.«

»Das ist immer gut. Das Wichtigste hier hast du schon gelernt«, nickte Alien mit einem gewissen Mangel an Bescheidenheit.

Oh ja, sagte ich mir und dachte an *mañana.* Morgen. Manchmal ist mein Goldfischhirn ja noch durchaus lernfähig, aber das war hier gar nicht nötig. Da war sie wieder, die Mentalität, mit der ich jahrelang im südlichsten Süden Spaniens gekämpft und mich letztlich doch arrangiert hatte. Aber vielleicht war alles nur eine Sache des Breitengrades. Die Kanarischen Inseln und die Lager der Saharauis liegen ungefähr gleich weit im Süden. Ich lächelte. Auch mit der österreichischen Mentalität ist es nicht immer einfach. Selbst als Einheimischer stößt man schnell an Grenzen, wenn man etwas anders machen will oder mit neuen Ideen kommt. Nach dem Motto: »Nein, gibt's nicht, war noch nie, fangen wir gar nicht an.«

»Warum lachst du?«, fragte Alien.

»Ach«, ich zuckte eine Schulter, »ich meinte vorhin: Schauen wir mal, Alien.« Ich gebe zu, oberflächlich betrachtet besteht eine gewisse Parallele zur *mañana-Mentalität.* »Es hängt nicht von mir ab.«

Nach Alien verabschiedete ich mich von Ninna. »Wir werden sehen, ob und in welcher Form sich das Projekt entwickelt«, argumentierte ich am Ende dieser ersten Reise vage, da noch nicht klar war, ob ich die neu gewonnene Freundin je wieder treffen würde. »Wir bleiben in Kontakt.«

Ninna zuckte eine Schulter. »Es geht ja ohnehin alles über Alien.«

»Ja, das sehe ich auch so«, sagte ich dumpf. »Hm. Hat die Frauendelegierte irgendeine Relevanz für das Projekt? Was meinst du?« Die blasse, ungeschminkte Frau mit der schmalen Goldbrille und der leisen Stimme war mir nicht wirklich sympathisch erschienen. Eine NGO-Kollegin und ich hatten sie ein paar Tage zuvor im Lager *27 de Febrero* aufgesucht, wo sie uns umringt von einem ganzen Hofstaat empfangen hatte.

»Fatma?« Ninna wiegte nachdenklich den Oberkörper und zog die Stirn in Falten.

Ein Hinabziehen der Mundwinkel interpretierte ich schließlich als ein klares Nein. »Verstehe«, schmunzelte ich in der Annahme, dass die gebildete und kultivierte Frau auch in den eigenen Reihen nicht nur Freunde hatte. »Also, Ninna, überlege dir bitte, was ihr hier in Smara am dringendsten benötigt und ich euch das nächste Mal mitbringen könnte.« Wenn es ein nächstes Mal gab.

Die korpulente Frau seufzte. »Ursula, du hast doch selbst gesehen, dass wir nichts haben! Uns fehlen Medikamente, Instrumente … einfach alles!«

Das war im Prinzip richtig, doch ich konnte weder alles herbeischleppen, noch finanzieren. »Gut, überlege es dir in Ruhe, Ninna. Das hat noch genug Zeit.«

Ninna rückte näher. »Ich hätte da noch einen persönlichen Wunsch«, raunte sie und legte den Kopf schief.

Ihre gesenkte Stimme ließ mich an Kondome, die Pille oder andere Verhütungsmittel denken. Ninna war um die vierzig, hatte vier Kinder und wollte es dabei belassen. »Ja gerne, wenn es sich irgendwie transportieren lässt …«

Als sie meinen verschwörerischen Blick sah, lachte Ninna. »Aber ja! Bitte bring mir Baumwollunterhosen mit. In Übergröße.«

»Geblümt?«, lachte ich ebenfalls und meinte die mit dem Einziehgummi in Nabelhöhe.

Ninna schmunzelte. »Genau diese.«

Die Liebestöter. Also doch. Auch eine Art der Familienplanung. Schlimm nur, dass die lebenslustige Frau zu derart drastischen Kampfmaßnahmen greifen musste.

»Brauchst du sonst noch etwas in diese Richtung? Oder etwas, naja, für die besonderen Stunden, ich meine etwas … Pikanteres?« Ich dachte an Gleitgels, Sextoys und ähnliches für die unfruchtbaren Tage, wagte es aber nicht auszusprechen. Fortwährend würde sie sich ihrem Mann doch nicht entziehen. Da würden Kondome mit Erdbeeraroma möglicherweise genau das Richtige sein.

»Was meinst du?« Aus den schwarzen Augen blitzte der Schalk.

»Ein gutes Deo?«, grinste ich. »Für ihn vielleicht?« Da war er den ganzen Tag in den Dünen unterwegs und wenn er an das Zelt klopft, ist sein Geruch schon vor ihm da. Wenn es abends auf dem Teppich zur Sache geht, dann wollen Frauen vor Ekstase ohnmächtig werden und nicht, weil seine Körperausdünstungen sie umhauen. Das ist in der Sahara bestimmt nicht anders.

»Dios mio!« Ninna schüttelte den Kopf. »Hör zu, unsere Männer wollen jeden Tag – wenn du verstehst was ich meine …«

»Ach, geh!«

»Kein Scheiß!«, stöhnte Ninna. »Wir nicht. Mit oder ohne Deo, das Deo ist nicht das Problem. Da hilft nur chronisches

Tachinieren. Und irgendwas Abtörnendes.« Ninna lachte schallend.

Ja, ich hatte von dem regen Interesse schon gehört, unter den mehrheitlich weiblichen NGO-Mitarbeiterinnen war das quasi Gesprächsstoff Nummer eins. Bei anderen, nicht so lustspendenden Aktivitäten sind die Nomadenbrüder nicht so ausdauernd. Nun, nicht nur in der Wüste definieren Männer sich über ihre sexuelle Potenz. Saharauischen Frauen war das Vergnügen nur in der Ehe vergönnt, da aber reichlich und immer nach Lust des Mannes. Also doch die Liebestöter für das Happening. Ich lachte ebenfalls und entschied, hier im Falle des Falles mit keinem Mitbringsel ins Fettnäpfchen zu treten.

Alien hatte Recht behalten, Monate später packte ich erneut. Das Projekt der österreichischen Hilfsorganisation war vom Dachverband *Austrian Development Agency* genehmigt worden und ADA sei Dank bekamen wir ein hübsches Sümmchen aus dem Pott der OEZA, der Österreichischen Entwicklungszusammenarbeit, mit dem sich schon etwas anfangen ließ. Die sehr engagierte Mitarbeiterin in Wien stürzte sich mit Feuereifer auf die Vorbereitungen.

Brainstormings mit der damals in Wien lebenden Botschafterin der Westsahara, Nadjat Hamdi, halfen ihr bei vielen Rückfragen, denn die Kommunikation mit den Lagern in der Wüste war schwierig und kostspielig. Nadjat hatte sie ein Jahr zuvor auch auf das Thema Müttergesundheit gebracht und damit mich ins Spiel …

Als spanischsprachige Lehrhebamme und erfahrene Hausgeburtshebamme – ich hatte zu diesem Zeitpunkt viertausend Geburten in verschiedenen Ländern begleitet – war ich kontaktiert worden, um mir in einer ersten kurzen Reise in die Lager einen Überblick zu verschaffen, was denn auf dem Gebiet der Fortpflanzung Sinn machen würde. Meine Gedanken, Vorschläge und Wünsche flossen in die Gestaltung des Projektes ein. Es in der Folge bei den nun geplanten längeren Aufenthalten in den Lagern auch zu begleiten und umzusetzen, freute mich ungemein.

Ich schrieb Konzepte für meinen nächsten Einsatz und erarbeitete mit der NGO-Mitarbeiterin die *terms of reference* für das Projektmonitoring und den Trainingseinsatz. Zweisprachig. Eigentlich dreisprachig, denn Englisch ist bei einem internationalen Projekt dieser Größenordnung *state of the art,* obwohl dort keiner der Zuständigen Englisch versteht. Projektmanagement, lernte ich, ist in der Planungsphase viel heiße Luft und noch mehr bekritzeltes Papier, aber Papier ist ja geduldig, wie man weiß. Und je weiter südlich, desto geduldiger wird es. Aber die Spielregeln im Wettbewerb der NGOs um die Gunst der Entrechteten, Besitzlosen und Hilfsbedürftigen sind eigen. Und arbeitsintensiv. Die Ausarbeitung des Ansuchens ist eine Wissenschaft für sich. Enthalten waren in dem randvoll gefüllten Büroordner Daten und Fakten zur Lage, zu Kooperationspartnern vor Ort, Zielgruppen, Strategie, Activities, Monitoring, Nachhaltigkeit, Dauer, Evaluierung und Kosten.

»Sag, findest du das nicht etwas übertrieben? Das liest doch kein Mensch!«, bewunderte ich die Kollegin in dem Maße, wie der Ordner anschwoll.

»Ich weiß, aber darum geht es nicht …«

Ich stellte mir unseren Partner Alien, den alten Wüstenfuchs, in seinem Container-Büro vor, das er prinzipiell spätestens nach der zweiten Zigarette verlässt, und stöhnte: »Sorry, aber ich finde es schlichtweg lächerlich.«

»Es gibt gewisse Regeln, Ursula.«

»Gott! Du hörst dich an wie meine Mutter!«

Ein kurzes Lachen am anderen Ende der Leitung. Passt, dachte ich. Bei ihrem Humor wusste man nämlich nie. »Schließlich«, sagte sie mit ihrer leisen Stimme, »sind wir da unten nicht als Damenbindenverkäuferinnen unterwegs.«

Ein zweiter Ordner füllte sich langsam auch auf meinem Schreibtisch, denn in weiterer Folge war ich diejenige, die sich um den Ankauf medizinischer Geräte und Apparate kümmerte und für einige Zeit auch die Leitung des Projekts übernahm. Nicht weniger mühsam waren die unmittelbaren Kontakte mit den Lagern. Standleitungen mit Faxgeräten und PC existierten nur in den Ministerien, doch was nützte das, wenn sich die Bürozeiten so frei gestalteten wie die Befindlichkeiten der Mitarbeiter?

Unser direkter Ansprechpartner vor Ort war Alien Ebnu, seines Zeichens *Coordinador del proyecto*, im richtigen Leben die rechte Hand des Teufels in Gestalt des Gesundheitsministers Sidahmed Tayeb, genannt Beri. Beri war ein alter Krieger, einer, der noch an den Guerilla-Kämpfen der ersten Stunde teilgenommen hatte und deshalb innerhalb der Führungsriege der *Polisario* großes Ansehen genoss. Das strahlte er auch aus. Mein Antrittsbesuch bei dem ehemaligen Arzt anlässlich meiner ersten Reise wird mir ewig in Erinnerung bleiben. Ich hatte eine Liste voller, wie mir schien, veritabler Ideen, die ich Beri in dem verqualmten düsteren Büro präsentierte, das so finster war wie seine Miene. Nicht einmal der Anblick einer anmutigen, freizügig gekleideten, hellhäutigen Europäerin konnte diese Miene aufhellen, wobei freizügig gekleidet nicht missverstanden werden darf: Ich war dort nicht in Minirock oder Shorts aufgekreuzt. Aber im Vergleich zu ihren Frauen kommt man sich selbst in Caprihose und Top ziemlich textilarm, wenn nicht gar nackt vor.

Wortlos hörte er sich die Programmpunkte meiner Einsätze an, nickte weise und so höflich er es vermochte und wartete, bis ich geendet hatte. Mein letzter Vorschlag beinhaltete die Fortbildung der Hebammen und des sanitären Personals in Familienplanung. Hier endete seine höfliche Geduld und er schüttelte vehement das schüttere Haupt.

»*No!*« Das Nein klang sehr kategorisch. Kurz drehte er die Zigarettenschachtel zwischen den Fingern, dann zündete er sich eine neue Zigarette an. Als er den Blick hob, musterte er mich mit seinen durchdringenden dunklen Augen.

»Das, Ursula«, sagte er leise, mit einer Stimme wie ein langjähriger Testraucher von Philip Morris, »brauchen wir hier überhaupt nicht. Im Gegenteil, wir brauchen viele kleine Krieger.« Damit war für ihn das Thema vom Tisch.

Meine Güte, das darf doch nicht wahr sein!, stöhnte ich innerlich. Der meinte das ernst! Die Atmosphäre in dem kleinen Büro wurde ungeachtet der 35 Grad hinter dem Wellblech schlagartig arktisch. Weltanschauungen prallten hier aufeinander. Und sie hatten nichts zu tun mit von mir propagierter Emanzipation oder Feminismus, die hatten schon die Einreise nach Algerien nicht überlebt.

»Hm …« Mehr fiel mir im Moment nicht ein. Ich gebe zu, ich war etwas aus der Fassung geraten. Ich starrte in das faltige Gesicht mit der von Sonne und Wind dunkel gegerbten Haut. Seinem autoritären Blick hielt ich stand, doch ich wusste, eine Diskussion wäre völlig sinnlos. Wir waren Äonen voneinander entfernt.

Dass ein muslimisches Volk auf gerade diesem Sektor Nachholbedarf hat, war ja jetzt nicht wirklich überraschend. Und dass unsere multioptionale Welt nicht das Maß aller Dinge ist, auch. Ich finde es auch durchaus erfrischend, wenn Männer in gewissen Situationen die Initiative ergreifen oder wissen, wo's langgeht, aber bitte nicht auf Kosten der Frauen! Es war dieser sture Bock, der mich in Fahrt brachte, dieser Vertreter einer Macho-Gesellschaft, in der den Frauen alles aufgebürdet wird. Und nach den fraglichen Vergnügen der sexuell äußerst regen Beduinen auch die Aufzucht der kleinen Krieger. Dabei ahnte ich zu diesem Zeitpunkt noch nichts von den verzweifelten Abtreibungsversuchen mit Stricknadeln und dergleichen – worüber er jedoch Bescheid wusste. Es würde eine mühsame Mission werden, schwante mir damals, falls der gesamten Führungsschicht des Landes intellektuelle Differenziertheit so ferne lag wie dem Herrn *Ministro de Salud Pública*. Okay, okay, sagte ich mir, als ich mich hustend von Beri verabschiedete, in punkto Demut habe ich die ganz große Klasse wohl noch nicht erreicht. Vermutlich diente der alte Herr seinem Land so gut er konnte und es stand mir nicht zu, über ihn zu urteilen.

Alien Ebnu rauchte etwas weniger und war einige Jahre jünger als sein Chef. Sonst war er ganz auf dessen Linie. Ein paar Jahre zuvor, er war bereits um die fünfzig gewesen, hatte er sich noch eine weitere Frau genommen und sie bis dato dreimal geschwängert. Somit war er stolzer Vater einer kleinen Fußballmannschaft von sechs Kindern und seinem Gehabe nach zu schließen würde es nicht bei dem halben Dutzend bleiben. Jedes Mal, wenn er mich heimlich beobachtete – oder glaubte, es heimlich zu tun –, wollte ich ihn am liebsten fragen, wie es zu seiner Testosteronvergiftung gekommen war, ließ es aber immer sein. Es war auch nicht unser eigentliches Problem. Mein Problem mit dem gewitzten, glutäugigen Schlitzohr war ein ganz anderes. Damit er seine Großfamilie auch entsprechend ernähren konnte, hatte Alien überall seine Finger im Spiel. Um es jetzt einmal wertfrei zu formulieren.

An Alien führte kein Weg vorbei. Schon deshalb nicht, weil er im Gesundheitsministerium Herr des Internet war. Da er jedoch die meiste Zeit unterwegs war, um sich persönlich um die vielen Projekte zu kümmern, musste er gewisse Bereiche delegieren. In unserem Fall schaltete er Ninna Mohamed Salem ein, im Ministerium die Beauftragte für Müttergesundheit. Als Hebamme war sie für unser Projekt genau die richtige Ansprechpartnerin und auch als Frau und Kollegin empfand ich sofort große Sympathie für die fleißige, temperamentvolle Saharaui.

Leider besaß Ninna keinen Zugang zum PC, sodass wir nur über ihr Mobiltelefon kommunizieren konnten. Das war nicht nur teuer, sondern einerseits durch schlechte Verbindung, andererseits durch Ninnas starken Akzent erschwert. Sie sprach ein französisch gefärbtes Spanisch, manchmal mehr Französisch als Spanisch, in das sich auch Hasanía-Ausdrücke stahlen, sodass ich hie und da aufs Raten angewiesen war. Dazu kam, dass berberstämmige Bewohner es wie die Araber halten und gerne abschweifen. Allein die Begrüßungen mit dem obligaten Erkunden sämtlicher familiärer Befindlichkeiten bis hin zur Cousine dritten Grades dauern oft länger als die eigentliche Botschaft. Ging es um fachliche Themen, war die Sache einfacher. Als ehemalige spanische Kolonie und aufgrund der großen Übermacht spanischer Hilfsorganisationen prangt neben dem Arabischen das Spanische auf jedem offiziellen Papier.

Ninna wuchs im frankophonen Algerien auf und war an der Universitätsklinik in Algier zur Hebamme ausgebildet worden, daher ihre Vorliebe für französische Ausdrücke in der Geburtshilfe. Gemeinsam mit ihrer ebenfalls in Smara wirkenden Kollegin Jaiduma, die den Hebammenberuf in Russland erlernt hatte, waren die beiden die einzigen profund ausgebildeten Hebammen in den Lagern, die einen Vergleich mit europäischen Kolleginnen und deren Ausbildungsniveau vor zwanzig Jahren nicht zu scheuen brauchten.

Was sich in der Zwischenzeit in der westlichen Welt sowohl komplementärmedizinisch als auch esoterisch, schamanistisch, meditativ und in Form von definitivem Voodoozauber weiterentwickelt hatte und den Frauen erfolgreich eingeredet wird, ist oft nur ein gutes Geschäft und nichts weiter. Besonders Wunderheilungsaffine und Esoterik-Freaks auf dem Kreuzzug gegen die Schulmedizin haben in den Flüchtlingslagern, wo nicht einmal das Notwendigste zum Leben käuflich zu erwerben ist, ohnedies keine Chance.

Dass in der Westsahara und den Entwicklungsländern ganz andere Probleme vorherrschen, liegt auf der Hand. Hier mit Klangschalen und Bachblüten gegen Anämie und Fehlernährung vorzugehen, wäre grotesk. Andererseits haben durchaus positive Einflüsse auf den Geburts- und Schwangerschaftsverlauf – wie Akupunktur, Yoga, autogenes Training, Hypnobirthing oder neueste Erkenntnisse über Bewegungsabläufe – den Weg in die Lager leider auch noch nicht gefunden. Als Kritikerin der aktuellen interventionsreichen Geburtsmedizin, die auf dem besten Wege war, zu einer reinen Absicherungsmedizin zu verkommen, hatte ich mir vorgenommen, während meiner Einsätze immer dort anzusetzen, wo ich Gemeinsamkeiten sah, wo Hausverstand und Instinkt den Weg weisen: bei der Natur.

Unser Projekt in der Sahara gedieh und ich packte erneut die Koffer. Meiner nun bevorstehenden – mittlerweile vierten – Reise voran gingen ebenfalls jede Menge Vorbereitungen. Doch die Aussicht, dem launischen Aprilwetter zu entfliehen, beflügelte diese und endlich waren auch sie vergessen. Vergessen die Recherchen über das medizinische Material und die Bemühungen, es zeitgerecht aus Deutschland zu beziehen, vergessen die mühsamen Wege wegen Visum, Medikamenten, Geschenken. Im Gedächtnis blieben die aufgefrischten Fakten zur aktuellen politischen Situation der Westsahara und die wenigen offiziellen Daten über dieses Volk. Und ein paar Brocken Hasanía. Es winkten Sonne, *slow down* und das unbekümmerte Lachen fröhlicher Frauen …

Endlose sandfarbene Hügel und sandfarbene Täler, durchkreuzt von Stein- und Geröllfeldern. Wenn wir uns nicht unterhielten und einer hinter dem anderen herlief, lauschte ich einzig den Geräuschen des Windes und dem Knirschen des Sandes unter meinen Füßen. Ansonsten war ringsum nur die Stille der Wüste, und mein Auge sah nichts als klare Luft und Sand und Geröll bis an den Horizont. In diesen Augenblicken überwältigte mich das Gefühl vollkommener Bedeutungslosigkeit, und große Ehrfurcht erfüllte mich.

»Des Nachts«, erklärte Ali, der Fahrer, der mich vom Basislager für NGO-Ankömmlinge in die Oase weit im Süden bringen sollte, »gruben die Treiber früher Vertiefungen in den Sand und entzündeten darin Feuer mit dem mitgebrachten Reisig. Manchmal stießen sie auch auf eine Stelle, an der zuvor bereits eine Karawane gehalten hatte. Dann sammelten sie den trockenen Kameldung ein, denn die runden, nussgroßen Bällchen halten lange die Glut. Jeden Abend buken sie Brot, indem sie Steine im Feuer erhitzten und sie mit Teig ummantelten. Die Tiere bildeten dabei einen äußeren Ring, um die Menschen in ihrer Mitte vor der Kälte zu schützen.«

Für eine Weile schloss ich die Augen und drehte die Zeit zurück. Ich stellte mir vor, mit dieser Karawane zu ziehen, fühlte den schaukelnden, wiegenden Gang des Kamels und lauschte dem Hufschlag der Tiere. Versonnen nahm ich eine Handvoll Sand auf. Ich ließ ihn durch die Finger rieseln und sah dem goldenen Schleier nach, den der Wind davontrug.

»Okay«, sagte ich, »setzen wir die Fahrt fort!« Es war noch früh, der Sand war noch kalt. Zögerlich wärmten die ersten Strahlen einer jungfräulichen Sonne den Boden.

Gerädert von der vierundzwanzigstündigen Reise schwang ich mich etwas flügellahm in den Wagen. Gestern um diese Zeit war ich nach Wien zum Flughafen unterwegs gewesen, in einem komfortablen PKW auf komfortablen Straßen. Nun saß ich im Landrover der *Médicos del Mundo*, einem Luxusjeep unter all den Veteranen, welche die wenigen Straßen unsicher machten. Aber was hilft die Luxusausführung, wenn das Gelände eine gnadenlose Herausforderung für die Stoßdämpfer ist? Im weichen Sand fährt es sich wie im Tiefschnee, man schlingert, gleitet und driftet weg. Darunter lauern überall tückisches Geröll und Steinplatten, um die geländegängigste Kiste aus der Bahn zu werfen. Doch manchmal, zu Tageszeiten, an denen man sich der ungeteilten Aufmerksamkeit der herumstreunenden Ziegen sicher sein kann, geben sie dann doch Gas, die jungen schneidigen Fahrer der neuen Hilux' und Cherokees.

Was sonst zwischen den locker aneinandergrenzenden Anwesen herumkrebste und wundersamerweise seit Jahrzehnten dem hier sonst üblichen rasanten Verfall trotzte, hatte allenfalls Museumswert. Bei den wenigen Transportgelegenheiten, die sich nicht verhindern ließen, staunte ich immer wieder, dass diese Zwischenkriegsmodelle nicht wie zu erwarten in alle Einzelteile zerbrachen, wenn sie über einen größeren Kieselstein ratterten. Stoßdämpfer waren ihnen offenbar unbekannt oder nur von begrenzter Lebensdauer gewesen. Jedenfalls spürte man nach so einer federungsfreien Strecke garantiert jeden Knochen. Auch Knochen, von denen man zuvor nichts gewusst hatte. Mit dem neuen Landrover der spanischen NGO waren die Fahrten im Gelände nicht ganz so mühsam und hingen von der Konzentration der Fahrer ab, dennoch wurde ich geschüttelt und durchgerüttelt. Daran und an die Fliegen würde ich mich wohl nie gewöhnen können. Genervt wedelte ich die ersten Quälgeister des Tages fort.

Nach dem Abstecher zu den Dünen, um den ich Ali zum Füßevertreten gebeten hatte, kehrten wir zur Hauptstraße zurück, einer schnurgeraden Asphaltstraße, die mit wenigen Abzweigungen die Lager verband. Auch das weit südlich gelegene Lager Dajla, eine Oase inmitten der Sahara, auf dem Weg nach Mauretanien und Mali, war an diese Straße angebunden. Vor der Asphaltierung ein paar Jahre zuvor brauchte man sechs bis acht Stunden dorthin und war dann klinisch tot.

Ich wollte die nächsten Wochen wieder im *Protocolo* Quartier beziehen und von dort aus meinen Projekttätigkeiten nachgehen. In keinem der Lager gab es ein Hotel oder ähnliche Unterkünfte, auch keine Cafés, einzig eine *Protocolo* genannte, staatlich betriebene Herberge. Die größte davon befand sich in Rabouni, dem Sitz der saharauischen Verwaltung und Exilregierung, wo Strom einen Hauch von Luxus in das Lagerleben zauberte. Dort wohnten auch die Topvertreter sämtlicher wichtiger NGOs. In den *Protocolos* der übrigen Lager, *Wilayas* genannt, sieht es düsterer aus. Vermutlich kam hier meine Abenteuerlust ins Spiel. Oder das Sammeln von Gutpunkten für mein Karma-Konto. Hat man ein mieses Karma, rennt man wie Richard Gere allwochenendlich zur Meditation oder zum Mantrasingen – oder fuhr, wie bei ausgeprägtem Helfersyndrom, nach Kalkutta oder in die

Westsahara. Die meisten Besucher der Camps, vor allem spanische Familien, die ihre saharauischen Sommerpflegekinder besuchten, wohnten allerdings bei einheimischen Familien und hofften, es in punkto Hygiene besser zu treffen als in einer Herberge. Auch ich hatte einmal darauf vertraut.

Die fünf Lager waren in sogenannte *Dairas,* Gemeinden, unterteilt, insgesamt lebten dort um die 200.000 Menschen. Quasi ohne Errungenschaften der Zivilisation. Während es seit Kurzem in zwei Lagern Strom gab, würden Fließwasser und Kanalisation wohl noch lange nicht Einzug halten.

»Du wohnst also nicht mehr bei Mulay«, wiederholte Ali zum dritten Mal an diesem Morgen. Es wurmte ihn einfach, dass ich ihm nicht erzählte, warum ich nicht mehr bei der ihm bekannten Familie wohnen wollte.

Ich hatte meine Gründe, aber das ist eine andere Geschichte.

»Was?«, rief ich und suchte den Lautstärkeregler am Radio. »Ich wohne wieder im *Protocolo* von Dajla.«

»Bei Achmed.«

»Genau. Wir sind ja hoffentlich schon auf dem Weg dorthin!«

Ali grinste. »Die Richtung stimmt.«

»Also, Achmed führt das recht anständig«, ereiferte ich mich.

»*Tranquila.*« Seine kehlige Stimme entging mir durchaus nicht. Ali spielte mit dem Wort, die betont gutturalen Laute klangen verdammt sexy.

»*Tranquila?!*«

Das spanische Wort für »ruhig« im Sinne von »beruhige dich« bekommt man in der Westsahara noch öfter zu hören als auf der Iberischen Halbinsel. Das hat natürlich einen Grund. Übertroffen wird es nur noch von *hani, hani,* was auf Hasanía »langsam, langsam« bedeutet. Es spiegelt eins zu eins die Mentalität wider oder besser gesagt den in der Wüste herrschenden Rhythmus. Was heißt: vier Gänge zurückschalten. Dafür war die Musik aus dem Radio umso rhythmischer, lauter, feuriger. Ali liebte leidenschaftliche Musik. Vermutlich nicht nur Musik.

»Komm schon, warum wohnst du nicht bei einer Familie?«, wollte Ali wissen, zum vierten Mal.

»Mann, du nervst!«, stöhnte ich. »Achmed kennt Gott und die Welt, wie du weißt. Er wird hier alles für mich in die Wege geleitet haben. Ich meine, ohne Kontaktperson an Ort und Stelle geht ja gar nichts.«

»Nein, gar nichts. *Nada.*« Ali schüttelte den schwarzglänzenden dichten Schopf. »Kontakt ist immer gut.« Er grinste breit. Der Blick, den er mir zuwarf, war einladend, auffordernd, in jedem Fall unmissverständlich zweideutig. Na bravo.

Vermutlich hätte er gegen eine schnelle Nummer abseits der Straße nichts einzuwenden gehabt, vorbeifahrende Einheimische würden annehmen, man machte für eine Teepause Rast. Das war nicht ungewöhnlich, denn zwei Stunden ohne Tee stellten für Saharauis schon eine Härteprobe dar. Was sein Blick signalisierte, kam jetzt für den arabischen Raum nicht wirklich überraschend – ich hörte solche Geschichten andauernd. Ich beobachtete Ali aus den Augenwinkeln. Mit dem sportlichen Ray-Ban-Verschnitt auf der Nase machte er eine verdammt gute Figur hinter dem Lenkrad. Ich seufzte. Zum zehn-, zwanzig-Jahre-jünger-Sein wäre das eben ein sehr perfekter Zeitpunkt …

Schon bei meinem ersten Besuch war mir aufgefallen, dass *Médicos del Mundo* die bestaussehenden Chauffeure hatte. Ob es dafür einen Grund gab oder alles nur Zufall war, würde ich eines Tages schon herausfinden. Wie auch immer. Außereheliche Weiterbildung hatte hier eine andere Dimension, soviel war klar.

Bevor nun sein gesamtes limbisches System unter Hochspannung gesetzt wurde, bemühte ich mich um eine wirklich abweisende Miene. Das war große Schauspielkunst.

»Im Übrigen arbeite ich Hand in Hand mit Fatimetu, der Oberhebamme, zusammen«, knüpfte ich in neutralem Ton an unsere Unterhaltung an. »Sie spricht ein gutes Spanisch und ist auch keine Analphabetin.«

Unter der jüngeren Bevölkerung gab es kaum noch Analphabeten, da genügend Schulen vorhanden waren und die Exilregierung der linksgerichteten Befreiungsbewegung *Frente Polisario* großes Augenmerk auf die Ausbildung der Kinder legte. Und zwar geschlechtsunabhängig, zumindest bis zum fünfzehnten Lebensjahr, mit dem die allgemeine Schulpflicht endete.

Von Weitem schon waren die Lehmhäuser und Zelte von Dajla in der eintönigen Landschaft zu erkennen. Ali verließ die Asphaltstraße und näherte sich der Straßensperre am »Ortseingang«, die alle passierenden Fahrzeuge kontrollierte. Offensichtlich kannte der uniformierte und bewaffnete *Polisario* den Fahrer der *Médicos del Mundo,* denn er winkte ihn gleich weiter.

Bei der ersten Weggabelung warf Ali mir einen fragenden Blick zu. »Hey, ich habe keinen Tau, wo Fatimetu wohnt!«

Wir tuckerten die Sandpiste entlang und Ali hielt vor dem Verwaltungsgebäude von Dajla. »Dauert nur einen Augenblick«, rief er und sprang hinaus.

Ein Augenblick in der Westsahara ist ein dehnbarer Begriff.

»Nicht Tee trinken«, rief ich ihm nach. »Auf keinen Fall!« Örtliche Erkundigungen konnten leicht in Teezeremonien ausarten, man wollte ja nicht unhöflich sein.

Abwinkend verschwand Ali in dem Gebäude. In schrägen Strahlen fiel das Sonnenlicht durch die Windschutzscheibe und ich gähnte. Dass er den Motor abgestellt hatte, wertete ich eher als ungünstiges Zeichen was meine Aussichten betraf, möglichst schnell zu Fatimetu und danach in die Horizontale zu gelangen. Doch es dauerte nicht lange und Ali erschien, begleitet von einem hinkenden Uniformierten. Jeder kannte den Veteran aus den fernen Guerillakämpfen der *Polisario.* Nein, ich würde nicht aussteigen und Tee trinken.

Ich denke, der Alte im Tarnanzug hatte mich gar nicht gesehen. Oder ignoriert. Bemüht fuchtelte er in eine Richtung und Ali nickte. Obwohl die zwei sich bestimmt leiden konnten, hätte ich ihre Konversation, wenn ich des Hasanía mächtig wäre, bei geschlossenen Scheiben verstanden. Neben der Radiomusik. Die solide, aggressive Grundhaltung beeindruckte mich immer wieder aufs Neue.

Geschmeidig glitt Ali auf den Sitz neben mir und startete den Wagen. Er grinste. Zig Kurven und unzählige Häuser weiter hielt er erneut an und beugte sich aus dem Fenster. Eine Frau in mittleren Jahren nickte auf seine Frage hin und erklärte ihm in wenigen Worten den restlichen Weg. Offensichtlich war es nicht mehr weit, denn Ali drehte die Musik eine Spur lauter und zündete sich eine Zigarette an. Hier rauchte jeder. Banden schmuggelten die Glimmstängel aus dem Süden, vornehmlich aus Mauretanien, und auch offiziell sind sie in den wenigen karg bestückten Läden keine Mangelware, im Gegensatz zu Obst und Gemüse, das unerschwinglich teuer ist. Einheimische Frauen rauchten nicht, jedenfalls nicht in der Öffentlichkeit. Dagegen frönten so ziemlich alle spanischen NGO-Mitarbeiterinnen dem Laster und freuten sich, dass ihnen zumindest die Zigaretten in der sonst so entbehrungsreichen Zeit so billig kamen.

Ich zog vielsagend die Brauen hoch, öffnete das Fenster trotz der Klimaanlage und rutschte weiter nach rechts. »In sechs Sekunden gelangt das Nervengift Nikotin ins Gehirn, Ali, jede Zigarette verkürzt, statistisch betrachtet, das Lebensalter um sieben Minuten«, lästerte ich. »Kein Scheiß!« Ich kenne mich aus, meine Tochter ist Raucherin. Sie wuchs übrigens in Spanien auf.

»Fuck!« Von Alis Gesicht war abzulesen, dass er dies, wenn auch nur unter gewissen Vorbehalten, für möglich hielt. Offenbar befürchtete er einen weiteren Ausbruch gelehrten Wissens, denn er nahm noch einen tiefen Zug und warf die halbe Zigarette schmunzelnd aus dem Fenster. Na bitte. Ging ja.

»Danke, sehr lieb.« Ich hasse rauchen im Auto. Noch mehr hasse ich rauchen im Auto bei geschlossenen Fenstern.

Der Saharaui nickte nach vorne. Wir fuhren auf ein Zelt zu, das zwischen zwei Gehöften stand, und parkten neben einem in die Jahre gekommenen Landrover. Eine schmale, nicht mehr junge Frau in einem dunklen Melfa, der typischen Körperverschleierung der Saharaui, kam winkend aus dem Zelt, gefolgt von einer weiteren umhüllten Gestalt.

»*Mek bes,* Ursula!«, rief Fatimetu und gab mir mit einem zurückhaltenden Lächeln die Hand.

»*Le bes*, Fatimetu!«, erwiderte ich, glücklich, dass ich mein erstes Ziel erreicht hatte.

Asma, die junge Schwarze, nickte mir nur scheu zu und verschwand mit ihrem Kind hinter dem Zelt.

Mit einem höflichen »*Mi casa es tu casa!*« forderte sie mich auf, einzutreten.

»*Baytik, baytak* – oder so ähnlich«, lachte ich. Mein Haus ist dein Haus. Auf Arabisch.

»Hey!«, staunte Fatimetu offenen Mundes. »Du sprichst inzwischen Arabisch? Davon hatte Ninna nichts erzählt.« Fatimetu machte den Mund zu und folgte mir ins Zelt. »*Beytik, beytak* auf Hasanía.«

»Also von sprechen kann wohl kaum die Rede sein.« Langenscheidt sei Dank wusste ich noch ein paar arabische Ausdrücke von den Recherchen zu meinen historischen Romanen. Mittlerweile findet man Wörter ja nur noch, wenn man die arabische Schrift beherrscht.

Im Inneren des Zelts war es schummrig und warm. Fatimetu rollte zwei Öffnungen auf, die sich jeweils in der Mitte der vier Seiten befanden. Ich sah mich um. Wie das klassische Beduinenzelt musste es sieben mal acht Meter messen und in der Längsachse standen zwei drei bis vier Meter hohe Holzsteher. Das Innere war vollständig mit Teppichen in gedeckten Rottönen ausgelegt. Matratzen in ähnlichen Farben und Mustern luden entlang der Zeltwände zum gemütlichen Verweilen ein, wobei Saharauis generell den Boden in der Mitte vorziehen. Dabei geht es ganz leger zu. Männer wie Frauen lümmeln in jeder Stellung auf dem Teppich, doch ziehen Frauen in gemischten Gesellschaften den Schneidersitz vor.

Mitten im Zelt saß ein hagerer Typ in den Vierzigern auf dem Boden. Er wurde mir als Salek, mein neuer Chauffeur, vorgestellt. Demnach war der alte Landrover vor dem Zelt mein neues Transportmittel. Nun ja, ich hatte ohnehin keine Wahl.

»Wie war die Reise?«, erkundigte sich der Mann in Schlabberhosen und ebensolchem Hemd.

»Ging so«, nickte ich, aber in Wahrheit ist die Anreise jedes Mal eine Tortur, schon allein aufgrund des Übergepäcks.

»Ich kenne das. Ich war ein paar Mal in Spanien.« Er schnalzte die Zunge gegen seine Zahnlücke.

»Ich komme nicht aus Spanien«, korrigierte ich, »ich komme aus Österreich, das ist nördlich von Italien. Die Reise dorthin ist noch etwas … länger.« Und mühsamer.

Wien – Paris – Algier – Tindouf – Rabouni. Bis Algier International Airport ging es noch, das öde Herumsitzen und Warten auf den Anschlussflug ist ja nirgendwo lustig. Mit Laptop und Internetzugang konnte man die Zeit ein bisschen verkürzen oder zumindest sinnvoll nutzen. Richtig lähmend wurde es nach dem Wechsel vom Internationalen auf den Nationalen Flughafen von Algier. Eine andere Welt, ein anderes Jahrhundert. Zumindest war es so, bis sie ihn vor Kurzem modernisiert haben. Das fing beim Restaurant an und hörte bei den Toiletten auf. Beiden konnte man nicht trauen. Am besten war es, so wenig wie möglich zu essen und zu trinken, was bei den ständigen Abflugsverzögerungen um mehrere Stunden irgendwann nicht mehr zu schaffen war. Richtig katastrophal wurde es dann aber am Flughafen von Tindouf. Dort hat sich bis heute nichts geändert. Mit etwas Glück ist nur eines der beiden Stehklos verstopft. Da hat man nach dem langen Flug keine Wahl. Die daumenlangen *cucarachas* – Kakerlaken – sind noch das kleinste Übel, das sich in der flachen WC-Tasse breit macht …

Stöhnend ließ Fatimetu sich auf den Teppich nieder. Mit einer einladenden Geste bat sie Ali und mich, ebenfalls auf dem Boden Platz zu nehmen. Was jetzt kommen würde, ließe sich wohl in keinem Fall vermeiden, Müdigkeit hin oder her.

Die nächste Stunde gehörte der traditionellen saharauischen Teezeremonie, einem Ritual, ohne das Begrüßung, Verabschiedung und jede Begegnung dazwischen unvorstellbar ist. Teatime ist von morgens um acht bis nach Mitternacht. Das gemeinsame Schlürfen begleitet jedes Gespräch. Dabei musste es sich nicht unbedingt um sozialphilosophische Betrachtungen oder Erörterungen mit elaborierter Wortwahl handeln. Ein Grunzen hie und da tat es auch. Wir im Westen sind da übrigens nicht besser. Im Gegenteil. Bei uns werden echte Gespräche mittlerweile ja als Zeitverschwendung angesehen. Zumindest unter der jüngeren Generation. Anders ausgedrückt: Eine SMS muss heute reichen. Ein Satz besteht aus zwei Worten.

»Bist du müde, Ursula?«, erkundigte sich Fatimetu. Sie nahm das Tablett aus poliertem, geprägtem Blech und wischte mit einem schwarzen Tuch den Sand ab. Mit sparsamen Bewegungen ordnete sie die Gläser darauf.

»Nein«, log ich, ich laufe immer mit diesen Schatten unter den Augen herum. Lass den Sarkasmus, bleib geschmeidig!, ermahnte ich mich. Das Gegenteil zu behaupten, hätte ohnehin nichts geändert. Und nach dem starken grünen Tee würde ich erst recht nicht einschlafen können. »Ich werde mich heute einfach früher verkriechen. Aber ich hatte bis jetzt … äh, kein Frühstück, Fatimetu.« Und kein richtiges Mittagessen und kein Abendessen, um peinliche Klogänge unterwegs zu vermeiden.

»*Por Dios!*« Fatimetus aufgerissene Augen verdeutlichten, dass dieser Umstand für sie eindeutig schlimmer wog als zwei Nächte Schlafentzug. Scharf und laut brüllte sie etwas Richtung Türöffnung. Im Nu erschien die junge Schwarze von vorhin. Sie verschwand und kehrte mit Wasser und Keksen zurück.

Ich bin ja nicht wählerisch oder über die Maßen anspruchsvoll. Aber die Bezeichnung »Saharakekse« traf das staubtrockene Gebäck algerischer Fabrikation perfekt in zweierlei Hinsicht: Man musste sehr hungrig oder sehr höflich sein, um mehr als ein Stück einzuspeicheln. Ich aß aus lauter Verzweiflung die Packung leer, da ich die spanischen Mittagszeiten im *Protocolo* kannte und die hätte ich sonst nicht mehr erlebt.

Fatimetu entzündete die Holzkohle in dem offenen Ofen, einem kleinen runden Kohlebecken aus Blech, und setzte die typische, grün emaillierte Teekanne darauf. Dann begann das Befüllen mit Tee, Zucker und Wasser, das Teil des uralten Rituals ist. Die Mengen, vor allem des Zuckers, variieren stark, doch wird immer so kräftig in die Dose gelangt, dass das Gebräu tüchtig schäumt. Ich liebe grünen Tee, besonders leicht gesüßt, und hatte immer Probleme, das eine Stück Würfelzucker beschämt zu gestehen, Teefreaks kennen da wenig Toleranz – bis ich das erste Mal aus der Westsahara kam. Man orientiert sich immer an den falschen Vorbildern. Bestimmt sind die japanische und chinesische Teephilosophie älter als die saharauische und vor allem weniger zahnschädigend. Aber ich liebe grünen Tee nun mal gesüßt. Allein angesichts des Umstandes, dass es in den Lagern keinen Zahnarzt gibt, würde hier eine Mäßigung durchaus Sinn machen. Ich nahm die aufgefaltete leere Keksverpackung und wedelte die Fliegen fort.

Die beiden Chauffeure unterhielten sich murmelnd auf Hasanía.

»Wie geht es deiner Familie, Ursula?« Fatimetu begann, ein Glas nach dem anderen mit einem gezielten dünnen Strahl aus großer Höhe zu füllen.

»*Sukran.*« Nickend nahm ich das heiße Glas entgegen. Die Hälfte war mit Zuckerschaum gefüllt. Ich reichte das kleine Tablett mit den Gläsern an die anderen weiter. Schon krabbelten Fliegen darauf herum.

Nach dem dritten Glas war der Höflichkeit Genüge getan und Ali verabschiedete sich. Kaum war er aus dem Zelt, rührte sich Fatimetus Handy.

»*Na'am?*« Sofort nahm sie Haltung an. Ihre Stimme wurde um zehn Dezibel lauter. Nach wenigen Sätzen legte sie auf. »Alien. Wir besprechen jetzt am besten die weitere Vorgehensweise.«

»Ich dachte, die sei besprochen!« Das darf doch nicht wahr sein!

»*No te preocupes, Ursula*!«, lächelte Fatimetu verhalten.

No te preocupes bedeutet: »Mach dir keine Sorgen«, oder mit anderen Worten: »Mach dir nicht ins Hemd!«, und war eine Floskel, die man nicht nur in Spanien und Lateinamerika jeden Tag gesagt bekommt. Sie reihte sich nahtlos in die Liste: *mañana, tranquila, hani, hani* und *no te preocupes.* Als Fatimetu sich anschickte, mir zu erklären, wie toll sie meinen kommenden Einsatz hier vorbereitet hätte, machte sich auch Salek aus dem Staub. In jedem zweiten Satz kam Alien vor. Offensichtlich hatten viele Angst vor ihm. Ich schmunzelte, denn ich kannte Männer wie ihn, es gab diese Wichtel überall auf der Welt. Größer als Aliens Ego war nur sein Auto. Doch ich hatte meine Programme und Einsätze bisher immer durchgezogen und halbwegs nach Plan hingekriegt.

Eine Zeitlang hörte ich ihr halbherzig zu, dann nickte ich gähnend. »Fatimetu, ich bin seit gestern unterwegs …« Im Allgemeinen verstand man darunter: »Ich würde mich jetzt gerne zurückziehen.« Fatimetu verstand das nicht.

Nach dem letzten Glas Tee erhob ich mich abrupt und schnappte meine Tasche. Salek saß vor dem Zelt im Sand und tippte in sein Handy. Seit ein paar Monaten hatte auch Dajla einen Mobilfunkanschluss, die Oase war nicht mehr von den restlichen Lagern isoliert.

Salek und ich brachen auf. Der leicht schwächelnde Landrover war staubig, zwischen der Windschutzscheibe und dem mit dem obligaten Teppich tapezierten Bord klemmten Zigarettenschachteln, Wasserflasche und Musikkassetten. Das Uraltradio war funktionstüchtig, der Rest der Knöpfe auf dem Bord hatte seine ursächliche Bestimmung längst vergessen. Alles in allem war die Kiste zwar nicht die europataugliche Ausführung der *Médicos del Mundo*, aber auch nicht die übliche CO2-Schleuder, die schon lange vor dem Fahrer das Licht der Welt erblickt hatte. Dass dort nur wenige einen Führerschein besaßen, war ja noch das kleinere Übel und sicher kein Kriterium dafür, ob man unversehrt ankam. So nebenbei waren die begehrten Scheine selbst auf den Kanaren, zu der Zeit, als wir nach La Palma gezogen waren, noch in der Tombola zu gewinnen. Vielleicht lag es aber auch nur am selben Breitengrad.

Schon von Weitem sah ich den gedrungenen festungsartigen Bau des *Protocolos* und kurz darauf lachende Gesichter im Innenhof. Auf Ahmeds Anweisungen hin trug Salek meinen Koffer in mein Zimmer. Als Repräsentantin einer NGO, die beschlossen hatte, ihr ziemlich umfangreiches Projekt im entlegensten Teil des vor vierzig Jahren den Sahrauis zur Verfügung gestellten Fleckens Wüste umzusetzen, hatte ich gewisse Privilegien. Dazu gehörte ein Zimmer für mich allein. Da es sonst in dem Zimmer nichts gab, was man teilen könnte, war dies das einzige Privileg. Eine Matratze am Boden. Kein Tisch, kein Sessel, kein Regal oder sonstiges Möbelstück, kein Stromanschluss. Auf dem Betonboden eine dünne Plastikmatte, eine Tür, unter der die *cucarachas* aufrecht durchlaufen konnten, und ein schiefer Balken vor dem scheibenlosen Fenster, der genauso dicht schloss wie die Tür. Auch Strom gab es nicht immer, der kleine Generator, der ihn lieferte, arbeitete nicht nur fürs *Protocolo,* sondern auch für die nahe gelegene Bäckerei. Mit oder ohne Strom waren beziehungsweise sind die hygienischen Zustände in den Herbergen einfach nur eklig. Einzig das *Protocolo* von Dajla war zum damaligen Zeitpunkt eine löbliche Ausnahme. Und das lag an Ahmed Mohamed Lamin.

In Kuba aufgewachsen, kehrte Ahmed nach seiner Ausbildung zum Maler in seinen Heimatort zurück. Mit den Errungenschaften der westlichen Zivilisation auch durch mehrmalige Aufenthalte in Spanien bestens vertraut, bewarb er sich vor einigen Jahren um die Leitung der staatlichen Herberge. Von da an bot er allen Besuchern ein Bad mit zwei Duschen und Warmwasser, vier saubere und sogar gekachelte Toiletten – Stehklos mit emaillierter Tasse, aber immerhin sauber und nicht verstopft – und eine Küche mit einem Koch, der sich redlich bemühte, das Beste aus dem beschränkten Angebot an Gemüse und Fleisch zu machen.

»Ursula!«, ertönte es unisono.

»Ahmed! Muhamad-Ali!«

Der Koch, fescher als es die Polizei erlaubte – ich sage nur: der Tuareg auf dem Cover von Paolo Coelhos *Der Alchimist* – lachte. *»Guapa como siempre!«*

Eine Floskel, nichts weiter. Zwei Spanierinnen in ihrem Windschatten – grün angehauchte NGO-Mitarbeiterinnen, schätzte ich – sahen das offensichtlich anders. Die Blicke, die ich darauf von den leicht angegrauten Gnädigen erntete, waren so kalt, dass Sibirien im Vergleich dazu Saunaqualität besitzt. Und das bei fast 40 Grad im Schatten.

Na wartet! Ich legte ein Schäufchen nach. »Golfos, wie habe ich euch vermisst!« Schwer vermintes Gelände betritt man in der Wüste nur dort, wo man glaubt mit lockeren Sprüchen und noch lockerer sitzender Kleidung punkten zu können, vor allem, wenn sich in der Gesellschaft der herumscherzenden Einheimischen eine ihrer eigenen Frauen befindet. Es reicht eine. Der gefährlichste Testosteron-Tsunami brandet sofort zurück. Glücklicherweise waren die beiden Saharauis allein.

Ahmeds große Augen rollten in dem ausdrucksstarken Gesicht. »Das will ich doch hoffen!«, lachte er. Na schau! Obwohl Ahmed keiner war, der immer große Anmachsprüche parat hatte – damit versuchten genug andere Saharauis zu landen – und unsere Umarmungen rein geschwisterlich waren, wurden sie von den beiden Damen offensichtlich anders interpretiert, denn ihre braunen Augen weiteten sich ungläubig.

Wir lachten und Ahmed stellte mich den beiden vor, die auf den ersten Blick auf eine Mischung aus NGO-Kriegerinnen und Ökoziegen schließen ließen. Locker lassen, Ladys, und alle Ringmuskeln entspannen!, signalisierte ich mit einem sympathischen Lächeln, es soll da ja einen Zusammenhang geben, wie wir Hebammen wissen. Sofort wich der verkniffene Ausdruck aus den ungeschminkten Gesichtern.

Wir hatten dann noch einen vergnüglichen Abend mit weiteren fünf Bewohnern und ich erfuhr, dass die beiden Missionarinnen im realen Leben Hardcore-Lehrerinnen waren, getrieben von ausreichend Sendungsbewusstsein und der Überzeugung, man müsse in den Schulen der *Camps* spanischen Musik- und Handarbeitsunterricht einführen. Meine Kinder hatten Musikunterricht in Spanien und lernten kein Notenlesen, weil nur *Sole-mi-fa-so* unterrichtet wurde.

Kurz nach neun Uhr am nächsten Morgen erschien Salek vor dem *Protocolo* und wir brachen auf. Mein erster Tag startete mit der Begrüßung aller Hebammen in einem zentral gelegenen Gesundheitszentrum. Dort würde ich auch das Fortbildungsprogramm vorstellen und das mitgebrachte Material austeilen. Das war dann für einige gleich zu Beginn auch schon der Höhepunkt meines Besuchs.

Die medizinische Versorgung der Bevölkerung wurde nach spanischem Vorbild in Gesundheitszentren, sogenannten *Dispensarios,* betrieben. Manchmal entsprachen sie nicht einmal einer Erste-Hilfe-Station, da es nicht nur an Medikamenten, sondern auch an ausgebildetem Personal fehlte. Ärzte waren in diesen Jahren keine vor Ort, man musste von Glück reden, wenn ein *Dispensario* über eine Krankenschwester oder einen Krankenpfleger verfügte. Ich erlebte entlegene Gesundheitszentren in der Oase Dajla, die von angelernten Pflegehelfern betreut wurden. Die Wunden versorgten. Die impften. Die Infusionen verabreichten.

Als ich den Salon des Gesundheitszentrums betrat, summte es darin wie in einem Bienenstock. Ein Dutzend Frauen, zwei Dutzend lederbestiefelte Füße. Manche zogen vor Betreten des Teppichs die Stiefel aus, andere nicht. Leider konnte ich nicht alle daran hindern. Handschuhe und Sonnenbrillen legten alle ab, sie waren ein weiterer Schutz gegen die unbarmherzige Strahlung. Keinen Zentimeter Haut wollten sie der Sonne preisgeben, für eine noble Blässe – von wegen Blässe! – nahmen sie alle Qualen auf sich. Ich dachte an unsere Solariumskultur und wie verkehrt die Welt doch war.

Nach einer kurzen Aufwärmphase hatte ich die Mehrheit der zwölf *Activas* überzeugt, dass ich wusste, wovon ich sprach und, im Gegensatz zu allen bisher aufgetauchten spanischen Kolleginnen, auch von Hausgeburt eine Ahnung hatte. Vor allem die für sie logische Tatsache, dass wir auch im Westen bei Hausgeburten in ähnliche Situationen kamen, wo guter Rat teuer war, steigerte mein Ansehen enorm. Nun hatten sie endlich einmal eine Geburtshelferin vor Ort, die sie anerkannten, der sie aufgrund auch eingestandener Ehrlichkeit echten Respekt zollten und die sie nach Lösungen und Antworten auf die für sie relevanten Probleme fragen konnten. Denn fast alle Kinder wurden nach wie vor in den *Jaimas,* ihren Zelten, geboren. Schnell war für sie eines klar: Ich vertrat nicht wie meine spanischen Kolleginnen die Segen bringende Schulmedizin, ich wollte nicht missionieren. Ich hatte aus den neuesten Erkenntnissen und eigenen Erfahrungen, die ich ständig miteinander verglich, Schlüsse und Konsequenzen gezogen und war bereit, dies auch weiter zu tun, Neues anzunehmen, zu hinterfragen und weiterzugeben. Meine Art, mich auch fortwährend nach ihren eigenen Erfahrungen und Erlebnissen zu erkundigen, demonstrierte das nicht nur lebhaft, es war auch mein ureigenstes Interesse.

Wie schon bei meinen vorigen Trainings in den anderen Lagern, teilte ich die bunte Schar in zwei Gruppen: die *Activas,* jene Kolleginnen mit einer Art Kurzausbildung in Geburtshilfe, und die *Tradicionales* – Laienhebammen ohne jegliche Ausbildung. Von ihnen hörte ich die haarsträubendsten Ratschläge und Ansagen.

Den *Activas,* die Zugang zu den Gesundheitszentren und damit zu Latex- und OP-Handschuhen hatten, brachte ich unter anderem *Kiwis* genannte Einmal-Saugglocken und Fetal-Doppler mit, den *Tradicionales* schenkte ich Geburtspakete.

Sofort begann ein gegenseitiges Abhören und Ausprobieren der Geräte. Um der Gefahr entgegenzuwirken, dass die eine oder andere nach der Bescherung nicht mehr zu den Trainings kommen würde, rollte ich mitgebrachte Poster aus.

»Aufgepasst, *colegas!* Die Herztöne, wie sie mit den Fetal-Dopplern überwacht werden können«, ich nickte zu meinem Gerät in der Hand, »können Hinweise auf etliche Komplikationen geben – wenn man weiß, worauf man achten muss!« Die meisten nickten neugierig. »Ich werde also darauf zurückkommen. Denn dies, meine Damen, ist eine Fortbildung, für die es auch ein Zeugnis gibt.«

Nach einer halben Stunde konnte ich die Teezeremonie nicht mehr aufhalten – vermutlich gibt es nie eine Bescherung ohne Tee –, aber das war okay.

»Vielen Dank, Ursula!«, lächelte Fatimetu, auf ihren Fetal-Doppler nickend, als die Kolleginnen begannen, ihre Geschenke in den Taschen zu verstauen.

»Mit genügend Ersatzbatterien und Gel für ein halbes Jahr«, sagte ich. Gut, ich glaubte jetzt nicht wirklich, dass die Batterien reichen würden.

»*Sukran*«, lachte die magere Frau, die wie Ninna den weißen Spitalskittel über ihrem Melfa trug. »Woher wusstest du …?«

»Ninna gab mir den Tipp.«

»Und warum für ein halbes Jahr?«, wollte sie wissen.

»Na, dann komme ich wieder.«

Ultraschallgel und Batterien würden immer fehlen. Batterien schneller, die konnte man auch anderswo brauchen. Ich bin Optimistin, aber noch mehr bin ich Realistin. Vertrauen ist gut, hat sich in den Lagern aber ohne Kontrolle nicht bewährt. Den Beweis, dass NGOs hintergangen und bestohlen werden, fand ich erst viel später. Seitdem weiß ich, dass geklaut wird, was das Zeug hält. Und das in einer Kultur, die als Strafe dafür eigentlich Hand ab in ihrem Programm hat.

Wie gut, dass die links gerichtete *Frente Polisario* da einiges entspannter sieht.

Nach meinem letzten Satz, als ich mich für ihre Aufmerksamkeit bedankte, erhob sich die Hälfte der schwarzgekleideten Zuhörerinnen und schlurfte, wackelte, watschelte auf mich zu, um mich per Handschlag, nicht Handschütteln, zu verabschieden. Waren die *Activas* meist jüngere engagierte Krankenschwestern oder Pflegerinnen mit einem Geburtshilfekurs, so handelte es sich bei den traditionellen Hebammen um meist ältere und des Spanischen nicht mächtige Frauen. Viele von ihnen waren Analphabetinnen, viele steinalt oder sahen jedenfalls so aus. Durch die Bank waren sie in Schwarz gekleidet, man konnte sagen, je älter sie waren, desto dunkler die Melfas. Doch der Eindruck der Mitleid erregenden Mummelgreisinnen täuschte. So verdorrt konnten die Hutzelweiblein gar nicht sein, dass sie nicht zu Geburten zugezogen wurden. Aberglauben und uralte Traditionen bestimmten ihre Handlungsweisen. Ihr Vertrauen zu gewinnen war nicht leicht.

Bis auf Freitag, dem Feiertag der Muslime, würde ich in den folgenden zwei Wochen so fortfahren, dass ich am Vormittag die *Activas* und am Nachmittag die *Tradicionales* in den Gesundheitszentren der Dairas schulte, ausgerüstet mit Top-Postern und anschaulichem Lehrmaterial.

Offensichtlich mit den Geschenken zufrieden, verließen die Hebammen das *Dispensario* und verstreuten sich in alle Richtungen. Salek kam und brachte mich ins *Protocolo*, danach fuhr er Fatimetu nach Hause.

Mein Tag war noch nicht zu Ende, denn nach der Siesta wollte ich mich mit den für die Gesundheit Verantwortlichen im Hospital zu einer Lagebesprechung treffen. Nach köstlichen Spaghetti tauchte Aziza überraschend im *Protocolo* auf. Offensichtlich dachte sie ebenso wie ich, dass Siesta Zeitverschwendung sei. Die übrigen *Protocolo*-Bewohner hatten sich in ihre Zimmer zurückgezogen und sich, wie es schien, den einheimischen Gepflogenheiten angepasst. Denn selbst den immer willigen Berbern waren um diese Tageszeit und ohne Klimaanlage keine Lust spendenden Übungen zu entlocken. Zumindest waren außer Schnarchgeräuschen keine Oxytocin gesteuerten Laute zu hören.

»Ich möchte Hebamme werden so wie du. Mit einer richtigen Ausbildung«, seufzte Aziza, eine Laienhebamme, die nicht mehr als ein paar Jahre Volksschule besucht hatte. Aber sie hatte den wachen Blick einer Person, die sich mit dem Erreichten nicht zufrieden gab.

»Okay, dann musst du Dajla verlassen.« Für manche eine Weltreise. Doch Aziza nickte. »Und nicht nur Dajla«, fügte ich hinzu.

»Ich weiß.« Aziza rückte auf dem Stuhl zurecht. »Mein Bruder, der Koch«, sie nickte in die Richtung, in der das Hospital lag, »hat gehört, dass sie demnächst hier eine Ausbildung für Pflegehelferinnen einrichten. Sie wird direkt an das Hospital angebaut.«

»So?« Das war für mich neu. Verdammt.

»Si.« Aziza nickte, dass ihr der Schal vom Kopf rutschte. »Und dort lerne ich zuerst die Grundbegriffe. Ich meine … ich brauche Grundkenntnisse …«

»Du meinst einen Schulabschluss …« Lesen. Schreiben. Rechnen.

Energisch schlang sich die junge Saharaui, die Lippen zusammengekniffen, das Ende ihres Melfas um den Kopf.

»Das ist eine tolle Idee, Aziza«, lächelte ich. Ich sah auf die Uhr. Um 14 Uhr sollte ich zur Besprechung im Hospital sein, es war wenige Minuten vor zwei. Ich räumte unser Kaffeegeschirr in die Küche und Aziza begleitete mich wie ein Hündchen.

Das Hospital lag fünf Fahrminuten vom *Protocolo* entfernt, dennoch trommelte ich mit den Fingerspitzen auf das Plastiktischtuch im Speiseraum. Draußen zu warten, oder Salek entgegenzugehen, würde die Sache nicht beschleunigen und wäre bei 40 Grad im Schatten keine gute Idee.

»Er ist sicher schon auf dem Weg«, beschwichtigte Aziza, eine schmale Schulter hochziehend. Säumigkeit war eine vertane Gelegenheit und sie wusste das. Salek nicht. Fünfzehn Minuten nach zwei Uhr griff Aziza das erste Mal zu ihrem Handy, bekam aber keine Verbindung zu Salek. Sie versuchte es noch einige Male. Entweder hatte mein Fahrer sein Mobiltelefon ausgeschaltet, oder das Netz war wie so oft überlastet. Um halb drei Uhr zuckelte seine Dieselmühle über die Ebene. Statt den Motor abzustellen, hupte er und winkte uns auffordernd einzusteigen. Würde er jetzt den Vorraum betreten – ein Fehler, wie er irgendwie ahnte –, würde das Gekeife sofort losgehen. Im Grunde wäre das auch kein Schaden, dachte ich mir und schnappte meine Tasche.

Aziza schwebte auf den Wagen zu. Ich wusste, ihr Gang täuschte. »Ach nein!«, kreischte sie mit einer Stimme, mit der man Pflugscharen hätte schleifen können. Wir quetschten uns zu ihm auf die Fahrerbank. Schon ging das Gekeife los.

Salek bleckte seine vom Zucker und Nikotin verrotteten Zähne. Gelassen wendete er den Wagen. Das brachte Aziza noch mehr in Rage. Ich sagte nichts dazu, denn das würde ohnehin Aziza erledigen. Verbal konnten sich die sanftmütigen Gazellen der Wüste schnell in Furien und Xanthippen verwandeln. Azizas aggressiver Ton in meiner Gegenwart war grauenhaft und ihr Spanisch stümperhaft, aber um Salek zur Schnecke zu machen, reichte es allemal. Zumindest widerstand sie dem Drang, blindlings auf ihn einzudreschen. Ich denke, diesem Schicksal entging er nur, weil er am Steuer saß.

Schließlich schwenkte sie doch ins Hasanía. Meine Güte! Das letzte Stück kurvten wir schweigend durch den Sand. Ich fragte Aziza nicht nach dem Grund der Verspätung, denn seiner Reaktion nach hatte Salek schlichtweg verschlafen. Andernfalls hätte er sich auch in seinem gebrochenen Spanisch bemüht, mir die widrigen Umstände zu erklären. Ich würde nur eine Lüge heraufbeschwören, die uns beiden nichts brachte. Diese Lektion hatte ich bereits bei meinem ersten Aufenthalt gelernt.

Aus den Augenwinkeln beobachtete ich den hageren Mann. Immerhin zeigte er Reue ob seines Versäumnisses, ich las sie in seinem Blick.

Der Besuch im Hospital war, wie jedes Mal, ernüchternd. Im Vergleich zum *Hospital Nacional* in Rabouni, das meine Kollegin und ich anlässlich unserer ersten Reise besucht hatten, hatte das viel kleinere Spital der *Wilaya* Dajla nicht annähernd etwas mit einem Spital zu tun – oder was wir heute unter einem Krankenhaus verstehen. Mittelalterliche namensähnliche Einrichtungen waren hygienetechnisch vermutlich weiter, aber sie waren Kranken- und Sterbehäuser gewesen und nicht mehr. Im Hospital von Dajla wurde weniger geboren und gestorben, dies findet in der Westsahara immer noch zu Hause statt, dafür war die Anzahl an kranken Kindern unnatürlich hoch. Kinder mit Durchfall, Bronchitis, Anämie, Infektionen.

Nach einem kurzen Rundgang und der Begrüßung der wenigen Insassen und deren familiärer Begleiter – sie ersetzen hier praktischerweise das Pflegepersonal – zog ich mich mit dem Spitalsleiter, dem Verwalter der Apotheke und dem Koch, also allen wesentlichen Personen eines saharauischen Hospitals, zur Besprechung zurück. Hafed, ein außergewöhnlich kompetenter, umsichtiger Pfleger, kam nach und übernahm die Teezeremonie.

Als nach dem Meeting alle bis auf Hafed gegangen waren, wartete ich mit dem diensthabenden Pfleger im Patio auf meinen Chauffeur. Plötzlich drangen laute Stimmen an unser Ohr. Durch den Durchgang quollen, offensichtlich auf der Suche nach jemandem, ein Dutzend Männer in den Patio. Nach wenigen mit Hafed gewechselten Worten war klar, dass ich die *person of interest* war.

»Schätze, es handelt sich um einen Notfall draußen, du musst sie begleiten! Aber warte«, rief Hafed über die Schulter, Richtung Apotheke laufend.

Handschuhe, überlegte ich blitzschnell, und eine Schere, und ... verdammt, wo war das alles, die Hebammen führten ja ihre eigene bescheidene Ausrüstung immer in ihren Taschen mit sich, da die allermeisten Geburten zu Hause stattfanden. Außerdem war der Kreißsaal durch drei Türen mit Schlössern gesichert, da kam ich jetzt auch nicht hinein.

Im Nu war Hafed zurück, drückte mir ein gefaltetes grünes Tuch in die Hand und schob mich mit den Männern zum Ausgang. Vor dem Eingang wartete mit brummendem Motor ein einziges Fahrzeug, ein uralter Mercedes. Na bravo! Mir schwante Schreckliches, doch ich hatte keine Wahl, da von Salek weit und breit keine Spur war. Wenn mich eine aufgeregte Männerdelegation abholte, wusste ich, dass es eilte. Also quetschte ich mich zu sieben bärtigen Saharauis und ab ging es mit der Rostschüssel an den Rand der Oase.Ohne Klimaanlage und mit lausigster Federung. Dafür war die Musik umso präsenter. Trotz sämtlicher heruntergelassener Scheiben war die Beschallung in der Kutsche ein Fall für die Lärmschutzverordnung. Dem Fahrstil des Eigentümers nach musste es wirklich pressieren. Vorsichtig öffnete ich das grüne Tuch. Darin befanden sich Handschuhe, Nadel, Spritze, Schere, eine Ampulle Oxytocin und ein Paracetamol. Seltsames Geburtspaket, dachte ich, wusste aber, dass es vollkommen zwecklos war, von den Kerlen irgendeine Information zu erhalten. Wir saßen wie Sardinen in der Dose, dicht gedrängt, mehr als auf Tuchfühlung. Fett schwabbelt gerne – wenn auch aus Platzmangel hier nur vertikal. Bei jeder Bodenwelle spürte ich jedes Kilo zu viel am üppigen Body meines Nachbarn zur Linken. Berührungsängste sollte man nicht haben, saharauische Männer und Frauen haben sie definitiv nicht. An die Enge in den Fahrzeugen gewöhnt man sich. Angeblich. An die üppigen Körper auch. Der Großteil der berberstämmigen Machos ist allerdings schlank bis hager, mittelgroß oder hochgewachsen, die Frauen deutlich kleiner und fülliger.

Bei 43 Grad gab mein Deo auf. Wenn ich mir einen Ort wie die Hölle vorstellen sollte, war dies eine perfekte Gelegenheit. Schweißüberströmt harrte ich in der kochenden Karre aus, bis wir endlich auf einen einsam gelegenen Hof zusteuerten. Von wegen einsam. Vor dem Gebäude erwartete uns eine weitere Ansammlung besorgt dreinblickender Typen und im Innenhof begrüßten mich Dutzende Frauen – nur Hochzeiten waren besser besucht. Ich blickte in lauter fremde Gesichter. Junge, hübsche Gesichter und weniger junge, dunkle, runzelige. In allen las ich eine Spannung und auch eine gewisse Erleichterung bei meinem Anblick. Himmel, ich wusste nicht, was mich da drinnen erwartete. Am liebsten wäre ich auf der Stelle umgekehrt. Dann hörte ich ein verräterisches Greinen.

»Mek bes!«, flüsterte eine Saharaui in rosafarbenem Melfa und nahm mich bei der Hand.

In der Mitte des angrenzenden, schummrigen Raums hockte eine Frau über einem alten Kotzen und blickte auf die durchtrennte Nabelschnur, die aus ihrem Leib hing. Um sie herum tanzte eine schwarz vermummte Alte mit dem greinenden Neugeborenen in den Armen. Zu ihrer Tochter nickend, warf sie mir einen hilfesuchenden Blick zu.

Ich ging vor der jungen Frau in die Knie und sah in das blasse Gesicht mit den blutleeren Lippen. Ein Blick zwischen ihre Beine und ich wusste Bescheid.

»*Ismi* Ursula«, stellte ich mich vor und reichte ihr die Hand. So viel Zeit musste sein.

»Salka«, murmelte die junge Mutter. Dann lenkte sie ihren angsterfüllten Blick wieder zu Boden.

Die dicke Auflage war vollgesogen mit Blut. Und immer noch tropfte hellrotes Blut aus der Nabelschnur. Dass Salka noch nicht das Bewusstsein verloren hatte, grenzte fast schon an ein Wunder. Lange würde sie den Blutverlust aber nicht mehr tolerieren. Ich musste unverzüglich handeln. So eine Scheiße!, durchfuhr es mich. Hilfesuchend blickte ich mich um. In der offenen Tür entdeckte ich die Saharaui von vorhin. Sie eilte sofort an meine Seite. »Ich brauche helle Tücher! Und bette Salka auf den Boden!«

Eine weitere Saharaui betrat den Raum und nahm die Befehle entgegen, während die Rosafarbene Salka flach auf den Boden legte und ihr ein Kissen unter den Kopf schob. Nun konnte ich den Bauch abtasten. Aus irgendeinem Grund hatte sich die Plazenta nicht oder nicht vollständig gelöst. Die Gebärmutter stand zu hoch und war nicht genügend kontrahiert. Auf ein Andrücken hin schoss ein kleiner Schwall Blut aus der Scheide.

»Wie lange ist die Geburt schon her?«, erkundigte ich mich, während ich das Oxytocin aus der Ampulle in die Spritze aufzog.

»Zwei Stunden«, antwortete die Frau in Rosa, wandte sich dann aber doch an die Kollegin, die soeben mit einem Stapel hellgemusterter Melfas erschienen war. »Oder?«

»Drei Stunden«, bestätigte meine zweite Assistentin im Brustton der Überzeugung. Irgendwo dazwischen lag die Realität.

Ich trennte einen Streifen Stoff von einem der Melfas und funktionierte ihn zu einem Stauschlauch um. Langsam infundierte ich das Oxytocin, das die Kontraktion der Gebärmutter auslösen sollte. Auf ein Zeichen hin entfernten die Frauen den bluttriefenden Vorleger und ich schob einen Packen sauberen Stoffs unter Salkas Gesäß. Dass weder Leintücher noch Bettwäsche aufzutreiben waren, überraschte mich nicht. Die Plazentalösungszeichen nach Schröder und Küstner waren negativ, deshalb wartete ich eine Oxytozin-Wehe ab und probierte es mit dem Credé-Handgriff. Doch auch durch den Druck meiner Finger auf die Oberkante der Gebärmutter ließ sich die Plazenta nicht ablösen. Seufzend zog ich mir die sterilen Handschuhe an und drang mit meiner rechten Hand bis zum Muttermund vor. Dieser war kein Hindernis, obwohl er sich schon wieder zu schließen begann. Schnell glitt meine Hand hindurch.

»Khallas! … Jezzi!«, stöhnte Salka, »Genug!« und »Hör auf!«

Während der nächsten Wehe tastete ich mich an der Nabelschnur entlang ins Innere der Gebärmutter vor. Die weiche Plazenta ließ sich gut von der kontrahierten Wand des Uterus unterscheiden. Ich schob meine Hand tiefer in Salkas Leib, bis ich die Stelle fand, an der die Plazenta an der Wand haftete. Damit diese nicht in den schwabbeligen leeren Bauchraum ausweichen konnte, drückte ich mit meiner Linken von außen dagegen. Der gut haftende Plazentateil war schnell abgelöst und die Plazenta vollständig geboren.

Nach ihrer Begutachtung setzte ich ein triumphierendes Lächeln auf. Dass Salka es unterdessen locker mit der Blässe einer Skandinavierin im Winter aufnehmen konnte, tat dem Erfolg keinen Abbruch. Ich hatte mit ein paar Handgriffen die Plazenta ans Tageslicht gezaubert und wurde nun als Heldin gefeiert.

Sofort wurde mir Wasser zum Reinigen gebracht, dann zerrte man mich auch schon in den Innenhof. Die aus *Adobe*, den traditionellen Lehmziegeln, errichteten Behausungen bestehen aus einzelnen, meist um einen Innenhof gruppierten Hütten. Sie sind genauso schnell aufgebaut wie sie auch verfallen, wenn sie Sandsturm, Scirocco, Regen oder dem ewig an ihnen nagenden Wüstenwind durch ein fehlendes oder defektes Dach Angriffsflächen bieten. Verputz oder Anstriche aus Beton und stabileres Wellblech gab es nur für die offiziellen Gebäude. Salkas Hof war gut in Schuss, auch wenn, wie in den meisten Anwesen, keine einzige Pflanze im Schatten der Mauern wuchs. Was ich nicht verstand, denn es gab schon ein, zwei Meter unter dem Sand salzhaltiges Wasser. Und gewisse Pflanzen, wie Palmen und Tamarisken, gediehen unter diesen Umständen recht gut.

Ich war steif vom Kauern auf dem Boden, deshalb dehnte und streckte ich mich ausgiebig auf der Schwelle zum Patio. Im weitläufigen Innenhof hatten es sich Besucherinnen, Gratulantinnen, Nachbarinnen und Verwandte unterdessen auf ausgelegten Teppichen bequem gemacht. Es war ein bunter, geschwätziger Haufen, einem summenden Bienenstock gleich, um den lärmende Kinder hüpften. Der Monotonie des braunen Sandes, aus dem Häuser und Boden bestanden, zum Trotz, kleideten sich ihre Bewohner auffallend bunt. Muster und Farben gaben den Ton an. Farbe und Schnitt der westlichen Bekleidung waren dagegen das Letzte, was in der Wüste von Bedeutung war. In dieser halbfröhlichen apokalyptischen Stimmung in den Lagern zählte nicht, was man anhatte, höchstens, was man nicht anhatte. Auch das hatte ich schnell gelernt.

Bevor ich mich dem ersten Glas Tee widmete, das eine offensichtliche Mitbewohnerin aufgegossen hatte und mir nun reichte, winkte ich meine zweite Assistentin herbei. »Kann irgendeiner der Männer noch einmal zum Hospital fahren?«

»Ja klar, kein Problem, Ursula.«

Ich kramte in meiner Tasche nach einem Zettel, auf den ich folgende Botschaft schrieb: »Plazenta gelöst, alles bestens. Bitte eine weitere Ampulle Oxytocin, 500 Milliliter Suero und Infusionsbesteck nebst Venenkatheter mitgeben. Danke, Ursula.« Sollten die Nachwehen nicht ausreichen, würde ich der Frau einen Wehentropf anhängen. Die leere Ampulle von vorhin wickelte ich in den Zettel und reichte ihn der Frau. »Gib das dem Fahrer bitte.« Ich machte eilige Gesten. »Hafed weiß dann Bescheid.« Jeder kannte Hafed und jeder wusste, auf ihn konnte man sich verlassen.

Dann ging es los mit dem Feiern und eine Zeitlang sah es so aus, als wäre ich diejenige, die Geburtstag hatte. Wildfremde Frauen kamen auf mich zu, gratulierten mir und beschenkten mich mit Ketten, Melfas und anderem Schmuck. Ich war fast zu Tränen gerührt. Immer mehr Kekse, Kuchen und Gebäck tauchten auf, als handelte es sich um ein Dorffest.

»Hast du Kinder?«, forschte meine Nachbarin zur Linken, eine schüchterne junge Frau mit auffallend voluminösen Lippen.

»Ja, vier.« Weder die linke, noch die rechte Nachbarin zuckten mit der Wimper. Vier Kinder bewunderte hier niemand.

»Und du?«, fragte ich.

Seufzend, fast beschämt, schüttelte sie den Kopf.

»Das wird schon«, sagte mein Blick und sie nickte.

Unter die mehr oder weniger dunkelhäutigen Saharauis mischten sich ein paar Frauen mit schwarzer, ebenholzfarbener Haut und negriden Zügen, alle sehr hochgewachsen und schlank. Sie erinnerten mich an Asma, die Schwarze in Fatimetus Haus. Ich hatte nie den Eindruck, dass sie und ihr kleiner Sohn als Familienmitglieder angesehen wurden.

»Familienmitglieder?«, fragte ich meine Nachbarin leise.

»Du meinst Verwandte?«, alterierte sich Dicke Lippe unerwartet heftig auf meine Frage nach dem Verhältnis von Salkas Familie zu den Besucherinnen. »Que va! Die Schwarzen sind Immigranten, ehemalige Sklaven aus dem Süden.« Sie fächelte sich Luft zu.

»So?« Ich tat verwundert.

»Vor ein bis zwei Generationen waren sie noch Sklaven!«, übertrieb meine andere Nachbarin und winkte einer vorbeieilenden Einheimischen zu. »Da durften sie oft nicht einmal das Haus eines Saharaui betreten oder gar mit ihnen essen.«

Von wegen damals, dachte ich. Asma hatte sich noch nie mit an den Tisch gesetzt oder Tee getrunken.

»Auch heute vermischen wir uns nicht mit ihnen.« Die Handbewegung der gar nicht mehr schüchternen Frau ließ nicht viel Spielraum für Spekulationen, offenbar ekelte den Saharauis vor den Schwarzen aus dem Süden Mauretaniens und Malis. Der Rassismus musste schon sehr ausgeprägt sein, wenn er die Nomaden ohne alternatives Abendprogramm davon abhielt, sich mit einer schwarzen Sklavin zu vergnügen.

Blieb die Frage, wer diese stolzen Wüstenkrieger wirklich sind. Araber? Berber? Mauren? Seit Mohameds Gläubige im Mittelalter gen Westen zogen, um mit Feuer und Schwert die

Ungläubigen zu bekehren, und den darauffolgenden Gegenbewegungen wie der Reconquista im Westen und den Kreuzzügen Richtung Osten, blieb auch hier nichts wie es einmal war. Im 13. Jahrhundert zerfiel die politische Einheit des Maghreb endgültig. In mehreren Wellen zogen arabische Nomadengruppen vermutlich jemenitischer Herkunft nach Nordafrika. Anthropologen, Geschichtsschreiber und Linguisten sind sich einig, dass es der Stammesverband der Dui Hassan war, der die bis dahin berberische Bevölkerung überprägte. Zeugnisse dafür gibt es viele. Als ich draußen in der Steppe war, kamen mir Frauengesichter aus dem Reich der Königin von Saba in den Sinn. Ich habe Frauen in den schwarzen Zelten gesehen, deren ledergegerbte Haut beinahe so dunkel war wie der Stoff ihrer Zelte. In den markanten Gesichtern, in denen ich keine afrikanischen Züge finden konnte, blitzten helle, von schwarzem Kajal umrahmte, grüne Augen.

Mehrmals sah ich nach Salka, die in einer Ecke des Wohnraums auf eine Matratze gebettet lag und nur wenige Besucherinnen empfing. Ihr Zustand war erfreulich konstant: keine Blutung, kein Fieber, stabiler Kreislauf, keine Bewusstseinsstörung, kein Schüttelfrost.

Zufrieden trat ich vor die Tür. Immer noch kamen Frauen auf mich zu, klopften mir auf die Schulter und ergriffen meine Hand. Ich lächelte in die letzten Strahlen der untergehenden Sonne.

Plötzlich, ohne einen für mich ersichtlichen Grund, lichtete sich die Versammlung ziemlich rasch. Etliche Hände winkten beim Verlassen des Innenhofs, dann bückte sich eine Frau und ein mir unbekanntes junges Gesicht lächelte mich an: »Dein Chauffeur wartet draußen.«

»Perfecto«, nickte ich und fragte mich, ob das Auftauchen meines Fahrers das Ende des Events am Rande der Wüste bedeutete, oder ob das Ende des geselligen Beisammenseins sich nach dem Stand der Sonne richtete. Aber das war nicht wirklich wichtig, wie so vieles andere auch nicht. Wer war

die Hebamme, die diese Geburt begleitet hatte? Und warum sah ich keine wirklich alten Leute? Gab es keine Großmütter, oder wurden sie weggesperrt? Weißhaarige Menschen waren in dieser Gesellschaft so rar wie die alten knorrigen Akazien in dieser Oase mitten in der Wüste. Irgendwann würde ich diese Rätsel lösen.

Jana in Nöten

Manche Nabelschnur will es mehrfach

»You don't make any interventions?«

»NO interventions!«, versicherte ich im Brustton der Überzeugung, der immer wirkte.

»Okay, that's the deal.«

Die jugendliche Stimme legte auf und ich hatte offensichtlich eine weitere slowenische Kundin gewonnen. Am selben Abend noch bekam ich eine Mail von Jana mit sämtlichen Daten.

Prezid, nahe Kočevje. Sofort zog ich Tante Google zu Rate, denn ich besaß wohl die Lizenz für Hausgeburten in Slowenien – übrigens zum damaligen Zeitpunkt die erste und einzige –, aber noch nicht diejenige für Kroatien. Hm ... schade. Die kleine Stadt Prezid liegt zwar zwischen dem Krainer Schneeberg, einer gebirgigen idyllischen Landschaft im Süden Sloweniens, und dem slowenischen Kočevje, befindet sich aber auf kroatischem Staatsgebiet.

Vor Jahrzehnten war das Gebiet zum Teil sogar noch deutschsprachig gewesen. Die Mehrzahl der Bevölkerung von Kočevje, vormals Gottschee, ist deutschen Ursprungs und soll von Bauern aus Kärnten und Osttirol abstammen, die um 1350 vom Grafen von Ortenburg hier mitten unter Slawen angesiedelt wurden. Gottschee war also eine Stadt im alten Herzogtum Krain im Kaisertum Österreich! Wie interessant ... Die Vorfahren meines Mannes waren Krainer und Ungarn, meine Russen und vor allem Spanier, und überhaupt und sowieso haben wir Mitteleuropäer vier Prozent Neandertalergene. Aber ich hatte nun einmal keine Lizenz für Hausgeburten in Kroatien. Sorry, schrieb ich Jana, aber das kann ich nicht machen.

Das sei kein Problem, schrieb Jana zurück, sie sei halb Slowenin und halb Kroatin und könne für die Geburt auch ein paar Kilometer weiter zu ihrer Mutter jenseits der Grenze ziehen. Wir vereinbarten ein gelegentliches Treffen und Kennenlernen bei mir in Graz, das sie wie viele Ex-Jugoslawen mit einem IKEA-Besuch verbinden wollte.

Nicht, dass es südlich der Save keinen IKEA gäbe, ich fahre immer wieder am gelb-blau beflaggten schwedischen Einrichtungseldorado nahe Ljubljana vorbei, aber die Sache ist die: Für ihren Einkauf in Österreich bekommen Kroaten und Slowenen die mitbezahlte Mehrwertsteuer zurück. Gut, das reißt jetzt einige, die in diesen Ländern mit ihrem deutsch-österreichischen Durchschnittseinkommen im Ruf von Weihnachtsmännern stehen, nicht unbedingt vom Hocker. Aber wenn man shoppen mit einem netten Besuch verbinden kann, warum nicht.

Zwei Monate später war es dann soweit. Wie immer war es ein Samstag. Weil die Fahrt weit und der Partner unter der Woche berufstätig war und Ikea auch Samstag bis am Abend geöffnet hatte.

»Bist du so nett …?« Ich faltete einen Stoffsack und steckte ihn in den Einkaufskorb. »Ich bekomme gleich Besuch, deshalb …«, rechtfertigte ich meine Entschuldigung, an diesem wunderschönen Frühlingstag nicht den wöchentlichen Bauernmarkt aufsuchen zu können und stattdessen meinen Mann zu schicken.

»Wieder einmal«, seufzte er. »Und wenn *ich* sie berate? Das ist in einer Stunde erledigt und dann kannst du, vom Markt kommend, all dein wunderbares Gemüse gleich verkochen!« Peter hasste Gemüse und überhaupt alles, was im Ruf stand, übermäßig gesund zu sein.

Ich verdrehte die Augen, sein Gelaber boshaft ignorierend. »Aus Krain«, betonte ich.

»Aus Krain, so so«, knirschte er, nicht sehr erfreut über die Aussicht, mit einem Korb von Marktstand zu Marktstand zu laufen, um noch einigermaßen knackige heimische Äpfel, Vogerlsalat und den ersten Spargel zu ergattern. »Die gibt es seit 1918 nicht mehr.« Gelassen säbelte er an Speck, Käse und Brot, und zwar in dieser Reihenfolge. Und wieder. Und wieder.

Ungeduldig beobachtete ich seinen bedächtig mahlenden Unterkiefer. Die Marktstände schlossen zu Mittag! Irgendwann trommelten meine Finger auf die Arbeitsfläche. »Kraner bleibt Kraner, nicht wahr, und ich meine jetzt nicht die beliebten Heißwürste am Kiosk.« Es ging nichts über ein differenziertes Vorurteil. Den »Kranern« sagte man ja ziemlichen Jähzorn und Streitsucht nach. Peters Großvater mütterlicherseits hatte anno dazumal den Ruf, der größte Randalierer der obersteirischen Stadt gewesen zu sein, ein höchst zweifelhafter Ruf. Peter rührte sich nicht von der Stelle. »Hey, was ist los? Sind deine Hühneraugen schlimmer als sonst?« Ungehalten hielt ich ihm den Korb mit dem Stoffsack unter die Nase.

»Der war gut. Ist der gemeinfrei?« Die blauen Augen blitzten belustigt.

Gott! Er konnte gar keinen Hunger mehr haben, schnaubte ich, er säbelte nur noch rum, um mich zu provozieren. »Hundertprozentig. Aber es kommt noch besser: du kannst auch Noa mitnehmen.«

»Noch etwas?«

Ich wollte schon den Mund aufmachen und das Schlagwort »Fitness« in die Debatte werfen, dass er zum Beispiel umweltschonend und muskelaufbauend mit dem Fahrrad hinfahren könnte, als es läutete. Besser so. Ich zuckte die Schulter und lief in den Garten, um den überpünktlichen Besuch zu begrüßen.

Peter verließ ebenfalls das Haus und schlenderte Richtung Garage. Wie zu erwarten ohne unsere Tochter. Molto italiano gab sich Herr Walch, als er uns aus der Ferne zuwinkte.

Mit dem typischen Gang einer glücklichen Hochschwangeren watschelte eine sehr junge, sehr pummelige Frau auf mich zu. Ich hatte mich bei ihrer Stimme also nicht geirrt. Zur Verstärkung hatte Jana ihren Partner und ihren Herrn Papa mitgebracht und natürlich Sohnemann Oskar. Der kleine Piepmatz, selbst noch in den Windeln, saß auf den Schultern seines Opas, der locker als sein Vater hätte durchgehen können. Skeptisch beäugte Oskar von oben herab unsere Hündin Akira, die schwanzwedelnd um Opas Beine strich.

Unser auf Englisch geführtes Gespräch ließ sich nur stockend an, weil Oskar alle paar Minuten etwas anderes einfiel. Wir saßen an diesem schönen Tag im Spätfrühling im Garten und genossen die gegen Mittag schon recht warmen Sonnenstrahlen bei Kaffee und Kuchen. Um mehr Ruhe in die Unterhaltung zu bringen, sperrte ich Akira schließlich ins Haus.

»Danke«, seufzte der Opa, Oskar Senior. Auf Deutsch.

»Ein Krainer?«, fragte ich und er nickte. Na bitte.

»Meine Großeltern lebten in Gottschee und selbst meine Mutter spricht noch diesen seltsamen Dialekt … Ich nicht, ich lernte Deutsch beim Roboti in München.«

»Mein Papa bot uns an, uns heute zu dir zu führen«, erklärte Jana. »Wir haben nämlich kein Auto. Und irgendwie hatte ich den Wunsch, dich vorher zu sehen.«

»Damit du dir ganz sicher sein kannst, dass es keine Interventionen gibt, nicht wahr?«

Jana lächelte ertappt. Sie war gerade zwanzig geworden und ihrem glücklichen Lächeln in dem pausbackigen Gesicht nach zu schließen, schwebte sie immer noch auf Wolke sieben. Den Partner an der rechten Seite und den Vater an der linken, war in ihrem Leben noch alles eia popeia. Nur die erste Geburt war nicht nach ihren Wünschen verlaufen. Das tun sie in kroatischen Spitälern selten. Deshalb nahm die selbstbewusste Jana sie nun selbst in die Hand. Eine Wassergeburt war geplant. Das künstliche Oxytocin als Auslöser sehr schmerzhafter Wehen und den obligaten Dammschnitt wollte sie kein zweites Mal erleben. Und aus einem unerfindlichen Grund hatte auch der Vater nicht bei der Geburt dabei sein dürfen, vom Großvater ganz zu schweigen. Das sollte nun alles ganz anders werden.

»Und? Bist du dir jetzt sicher?«, erkundigte ich mich und kam mir vor wie die Lieblingstante.

»Oh ja!« Janas große grüne Augen lachten.

»Gut dann nehme ich deine Daten auf. Jana Kovačić und Dorijan wie?«

»Martinec.«

Ich glaube, ihr Partner sagte den ganzen Besuch lang nicht mehr als dieses eine Wort.

»Und welche Adresse nehmen wir jetzt für die Geburt? Wo wohnt deine Mutter?« Ich hatte natürlich gegoogelt und die Strecke nach Prezid via Google Maps in Erfahrung gebracht. »Ich fahre immer so weit es irgendwie geht auf der Autobahn. Welche Strecke habt ihr denn genommen?«, wandte ich mich an Janas Vater. Auf meinem Smartphone suchte ich nach der genannten Gegend.

»Am besten«, meinte Oskar senior zu meinem Handy nickend, »fährst du Graz – Ljubljana – Škofljica – Prezid. Hier«, er tippte auf das Display, »kurz vor der Grenze wohnt meine Frau. Exfrau.«

Dahinter, auf kroatischem Boden, lag Prezid. 260 Kilometer gab der Router an und eine Fahrtzeit von drei Stunden sieben Minuten. Eine Strecke. Allein von dem kurz nach Ljubljana gelegenen Škofljica ging es eine Stunde lang direttissimo in den Süden. Bundesstraße. Die Strecke nach Ljubljana kannte ich inzwischen gut. Neu waren die sechzig Kilometer ab Škofljica, wo ich die Autobahn verlassen musste.

»Kommst du?«, forschte Jana, und konnte die Unsicherheit in der Stimme nicht verbergen.

Offensichtlich gab mein Ausdruck Anlass zur Sorge. Auch Oskar senior hatte ein Zögern nicht in Betracht gezogen und runzelte nun fragend die Stirn.

»Ja natürlich!«, versicherte ich schnell. »Ich muss nur eines wissen: Falls ich es nicht schaffe, also wenn es absehbar ist, dass ich erst nach der Geburt eintreffen werde, weil du mich zum Beispiel zu spät verständigt hast oder die Geburt wirklich so einen schnellen Verlauf nimmt, den man nicht abschätzen konnte, rufst du dann die Rettung, während ich unterwegs bin?«

»Nein!« Das Nein kam entschieden und scharf.

»Gut.« Ich nickte nur. Hätte Jana jetzt »ja« gesagt, hätte ich die Aktion abgeblasen. Ich war nicht scharf darauf, um zwei Uhr nachts irgendwo in der Pampa zu stehen und keiner ist da. Natürlich gibt es immer ein Risiko bei Einsätzen, bei denen man nicht im Voraus bezahlt wird, aber ich bin in Slowenien noch nie um meinen Verdienst geprellt worden oder hätte um mein Geld streiten müssen. In Österreich schon. Obwohl da die Krankenkasse einen Großteil übernimmt …

»Dann lasst uns jetzt ein paar wichtige Details besprechen.« Mein Blick schweifte von Jana zu Dorijan, zu Oskar senior und wieder zu Jana zurück. »Du musst mich bei den ersten Anzeichen verständigen, ist das klar? Das ist wichtig. Auch wenn die erste Geburt lange gedauert hat, wird diese um einiges schneller gehen. Glaub es mir einfach. Du darfst also nicht warten, bis die Wehen so schmerzhaft sind, dass du dir denkst, jetzt wäre es schön, wenn Ursula kommen könnte. Denn von diesem Moment an werde ich drei lange Stunden nicht da sein, verstehst du?«

Jana steckte sich eine braune Locke hinters Ohr und nickte.

Wir gingen dann mögliche Anzeichen einer beginnenden Geburt durch und typische Erscheinungen wie Durchfall, Nervosität, häufiges Urinieren etc., die eine Geburt im Vorfeld ankündigen. Zig Male erlebte ich schon böse Überraschungen und unnötigen Stress, weil die zweite Geburt falsch eingeschätzt wurde.

»Vertraut einfach darauf: Anzeichen gibt es immer. Und es macht mir wirklich nichts aus, wenn ich zu früh gerufen werde. Ich haue mich dann einfach bei euch aufs Ohr, okay?«

Aus den Augenwinkeln beobachtete ich, wie Peter nach Hause kam, aber es dauerte dann noch eine ganze Weile, bis die Familie startklar war und sich Richtung IKEA aufmachte.

In Vorfreude auf frisches Obst und knackiges Gemüse räumte ich den Gartentisch ab und suchte die Küche auf. Nicht ahnend, dass sich irgendjemand über die Vorräte hermachen könnte, schöpfte ich noch nicht einmal Verdacht, als ich beim Näherkommen Stimmen und Töpfeklappern hinter der Tür wahrnahm.

Die Küche sah aus wie Valdivia 1960, die älteren Chilenen erinnern sich noch. In meiner Küche war es nicht eine vom chilenischen Jahrhundertbeben ausgelöste Verwüstung – der Pazifische Feuerring liegt dazu einfach zu weit weg –, nein, Protagonisten dieser unfreiwilligen Realsatire waren Vater und Sohn. Sie kochten. Also Nico kochte und Peter gab Anweisungen, unterstützt von einem Wasserglas Rioja. Wobei Nico nicht viel hören durfte, denn im Ohr prangte ein pinker Ohrstecker, dieser lieferte ihm den Soundtrack seines schrägen, aber offenbar mittigen Lebens.

»Oh mein Gott!«, zeterte ich. Wie jedoch zu erwarten war, meldete sich der liebe Gott nicht selbst zu Worte, dagegen zitierte mein Mann den katholischer Ideen absolut unverdächtigen John Lennon. *»Life is what happens while you are busy making other plans.«*

»Ah ja. Und die *happiness*, die Küche wieder in den ursprünglichen Zustand zu bringen, habe ich dann …«

»Entspann dich! Darf ich dir auch einen Aperitif mixen?« Peter grinste, als würde hier gerade das Normalste der Welt ablaufen. Tat es aber nicht. Sie kochten nie. Jedenfalls nie zusammen. Obwohl, von zusammen war ohnehin nicht die Rede.

»Aperitif? Den hattest du auch? Jetzt bist du ja offensichtlich schon bei der Weinbegleitung des Mittagessens.« Peters Grinsen wurde noch breiter. Ich setzte mich – der Stuhl war der einzige nicht belegte Platz –, und schon schwebte ein Glas in mein Gesichtsfeld. Eine Zeitlang nippte ich am Hugo und beobachtete die beiden. Man musste Tomaten auf den Augen haben, um eine gewisse Verwandtschaft nicht zu erkennen. Beide für sich agierten sie in einer ihnen nicht angestammten Umgebung und das ging nicht ohne Fluchen ab. Am Herd war es nun einmal heiß und dampfig.

»Ein zweiter, etwas erfahrenerer Lover?«, forschte Peter.

»Von wem sprichst du?«

»Von deinem Besuch. Oder der Vater vom ersten Kind? Sie sehen nicht aus, als könnten sie sich einen Chauffeur leisten.«

»Der Opa.«

»Der Opa, na schau!« Peter sah ins Glas, als erhoffte er sich vom Wein eine Erklärung.

»Nur weil du bald auf die sechzig zugehst, ein Alter also, in dem manche Männer mit dem Begriff Morgenlatte eher einen großen Milchkaffee assoziieren …«

Nico hustete laut. Ich spähte zu Noa, die von den Düften angelockt ebenfalls aufgetaucht war und soeben dem Bruder über die Schulter schaute. Aber meine pubertierende Tochter fand uns nicht extrem peinlich im Moment und blickte ganz umgänglich drein.

»In vielen Jahren erst!«, verteidigte sich Peter. »Und die anderen, völlig unberechtigten Anschuldigungen sind jetzt wohl nicht ganz äh, jugendfrei. Also doch der Chauffeur. Das Bubi hat ja noch nicht einmal den Führerschein.«

Gut, das konnte stimmen. Die aufgeblasenen Laufschuhe und die Trainingshose mit dem Hosenbund so weit unten, dass er zumindest optisch Rückgrat zeigte, ließen eher an einen Schüler der Oberstufe denken, als an einen werdenden zweifachen Vater. Auch seine Statur und seine Schüchternheit trugen nicht dazu bei, anzunehmen, er wäre der Haushaltsvorstand. Diese Rolle blieb gewiss weiterhin ihrem Vater und offensichtlich gefiel er sich darin.

»Mama, wo hast du die Sojasoße?«, unterbrach Nico meine Gedanken.

Ich deutete zum Kühlschrank.

»Und das Kokosöl?«

»Auch.«

Seufzend schüttelte Nico den Kopf, den er im Look von Ragnar Lodbrok aus der Serie »Vikings« frisiert trug, nur etwas harmloser. »Leute, das gehört nicht in den Kühlschrank!«

»Schon möglich«, bedauerte ich. »Aber weißt du, ich verwende es nicht so oft wie du.«

»Trotzdem, Mama.«

»Sei doch nicht immer päpstlicher als der Papst!« Es ist wirklich schlimm, wenn Kinder meinen, wir Älteren wären Volltrotteln. Nur weil vegan und *back to the roots* in unserer Jugend keine trendigen Themen waren.

»Du fährst also.« Peter ließ nicht locker. Kurz nach dem gemütlichen Essen ging's wieder ans Eingemachte.

»Ja, sicher.«

»Schwachsinn. Dein nicht austherapiertes Helfersyndrom.«

Die Familie, das sind jene Menschen, die einem die Wahrheit immer mitten im Gesicht platzieren. »Da kenne ich noch andere, die davon profitieren.«

»Gott«, stöhnte Nico, »ihr nervt auf eine Art, der auch die entspannteste Person aggressionstechnisch nicht dauerhaft widerstehen kann.« Kopfschüttelnd erhob er sich.

»Danke für die köstlichen Gemüselaibchen, Nico!«, rief ich ihm nach. Anfang zwanzig und schon in seiner Mitte. Wow. Da konnte ich als Mutter also nicht viel falsch gemacht haben.

»Sie waren aber nicht so sensationell, dass ich einen Mord dafür begehe. Und weißt du warum?«, fragte der Karnivore den vegetarischen Sohn.

»Da komme ich jetzt aber nie drauf!« Nico drehte sich nicht einmal um. Er zuckte nur eine Schulter.

»Weil kein Fleisch drinnen war, darum!« Peter winkte ihm zum Abschied, dann wandte er sich wieder mir zu. »Der hatte ein kroatisches Kennzeichen, dein Opa.«

»Erstens ist es nicht *mein* Opa. Zweitens leben sie im Norden Kroatiens, ganz an der Grenze. Die Geburt findet auf der slowenischen Seite statt.« Es stimmte, Peter hatte recht. Ich hatte damals für Kroatien keine Lizenz. »Aber wie sagte Alfred Adler so schön? Die größte Gefahr im Leben ist, dass man zu vorsichtig wird.« Ich liebte diesen Spruch. Man musste auf der Hut sein, sonst schlitterte man wahrscheinlich so hinein, ins geistige und emotionale Koma … Ich warf meinem Mann einen nachdenklichen Blick zu. Er war immer noch eine stattliche Erscheinung, das kurze Haar noch dunkel, die Schläfen schon grau, der gestutzte Bart silbern.

»Es freut mich, dass du alles so philosophisch siehst.«

Tom Kenyon ertönte aus dem CD-Player und seine von Trommeln begleitete Stimme fing mich ein. Wenn man für Musik zugänglich ist, bringt einen die vier Oktaven umfassende Stimme allein schon fast in Trance. Ich spürte die Vibrationen überall, spiralförmig zog die Energie vom Basis-Chakra bis ins Herzzentrum. Dazu Peters Hände und das heiße Öl auf meiner Haut. »Nur nicht aufhören«, murmelte ich.

In die himmlische Massage hinein schrillte mein Handy.

»Nein!«, fluchte ich laut, als ich die kroatische Nummer sah. »Das darf jetzt nicht wahr sein!« Ich richtete mich auf. »Yes?«

»Jana there, hi. Time has come.«

Ich sprang auf. Ins Bad düsen und dabei die Kleider aufsammeln war eins. Peter grunzte nur.

»Tell me«, forderte ich sie auf, während ich mir das T-Shirt überzog. Es klebte unangenehm auf der öligen Haut. Über den aktivierten Lautsprecher hörte ich eine Wehe mit. Das ist immer der untrüglichste Beweis, ob es ernst ist. Es war ernst. »Okay, okay, I'll start in ten minutes from here. We stay in contact.« Es war Punkt 20 Uhr.

In wenigen Minuten war ich angezogen und frisiert. Ich schnappte meinen Laptop und warf ein Red Bull und eine Banane in die Tasche, man wusste ja nie. »Alle sieben Minuten Wehen, verdammt! Ciao!«, rief ich Peter zu und sprang die Treppe hinab.

Das Grinsen war ihm inzwischen vergangen. »Fahr vorsichtig! Alles Gute!« Er eilte zum Gartentor und öffnete es für mich. Draußen war es noch hell.

Mein Auto ist immer einsatzbereit, immer vollgetankt, immer gewartet. Darauf schaute Peter, darauf konnte ich mich verlassen. Ich war ihm sehr dankbar dafür, ich wüsste nicht einmal, wo man das Wischwasser nachfüllt. Geschweige denn andere Dinge wie Öl oder Frostschutzmittel. Ich brauchte also nur noch die slowenische Adresse in mein Navi eingeben und es konnte nichts mehr schiefgehen. Außer, dass ich dennoch zu spät kam, aber das lag nicht in meiner Macht.

»I'm on the road«, meldete ich Jana. »Ankunftszeit elf Uhr.« Ich hörte ein heiseres »Thanks« und legte auf.

Durch die Stadt auf die Autobahn zusteuernd, gab ich an jeder Ampel ein paar Details der Adresse ein, bis mein Navi mir Fahrzeit und Uhrzeit meiner Ankunft ausspuckte. Ein paar Minuten waren bereits gewonnen, weil in Graz um diese Zeit wenig Verkehr war, ich sollte also um 23:10 Uhr ankommen.

Nein!, durchzuckte es mich. Zum Henker, ich hatte keine slowenische Vignette! Diese wollte ich mir in den nächsten Tagen besorgen, da der Geburtstermin knapp bevorstand und die Vignette nur eine Woche gültig war. Gut, das kostet mich drei Minuten, überlegte ich, in dem Laden an der Grenze ist nie etwas los. Besser dort als an einer Autobahntankstelle, da musste man eventuell an der Kassa warten.

Okay, sobald die Vignette gekauft und geklebt war, ging es zügig weiter. »Crossed border«, smste ich Jana noch, bevor ich startete. Eine Zeitlang lauschte ich mich durch sämtliche Sender, dann warf ich meinen Französischkurs für Fortgeschrittene ein.

Kontrolliert schnellfahren und *compréhension orale* gleichzeitig, das geht. Das macht der Tempomat locker. Da werden alle Sinne gefordert, man bleibt konzentriert und wach. Als Pause zog ich mir einen netten Song rein und belohnte mich mit der Banane. Plötzlich, etwas überraschend, dann dieser Drang. Unmissverständlich, deutlich, gnadenlos. Das hatte nichts mit der Dose Red Bull zu tun, das war die Massage, die immer anregend wirkte, nicht nur auf die Blase.

»Scheiße, auch das noch! So ein Kack!« Ich klopfte aufs Lenkrad. Ehrlich, das Aggressive ist mir neu an mir. Aber wenn sich solch ein Ausbruch an Vulgarismen wiederholt, wird damit ein Umgang gefunden werden müssen.

Wegleugnen war sinnlos. Mantras singen und Haikus rezitieren auch. An einer Raststätte war ich soeben vorbeigefahren, die nächste war fünfzig Kilometer entfernt. Meine Blase meldete sich vehementer. Ich wusste, es gibt keinen Spielraum. Kein bisschen.

Fünf Kilometer weiter kündigte sich ein Parkplatz mit Toiletten an. Ich werde nie in meinem Leben Toiletten an Autobahnparkplätzen benützen, hatte ich mir in Zeiten geschworen, als mir stundenlanges Vibrieren und Kaffee nichts ausmachten. Never ever. Eine Minute später lenkte ich auf die Abbiegespur.

Schon von Weitem fiel mir auf, wie hell erleuchtet der kleine überschaubare Rastplatz war. Alle fünf Meter stand ein Flutlichtmast. Kein Busch, keine Mauer in dem umzäunten Areal, hinter die ich mich hätte hocken können. Auf dem gänzlich zubetonierten Platz gab es nur die Fernfahrertoilette und zwei geparkte finstere LKWs. Bestimmt lauerten deren Fahrer hinter den dunklen Scheiben und beobachteten den anrollenden PKW. Langsam lenkte ich auf das WC-Kabäuschen zu. Schon der äußere Anblick ließ mich schaudern. Die abgeranzte Hütte war keine Bretterbude, sondern, viel schlimmer, eine vergammelte schwarze Plastikbox mit zwei Türen. Ich hatte keine Wahl.

Sportlich hechtete ich aus dem Auto und zur rechten Tür für Damen. Sie klemmte. Ich weigerte mich aber, es links zu versuchen, und bei nochmaligem Ziehen sprang sie auf. Ich habe in meinem Leben viele Länder bereist, auch die Sahara, Westafrika und das Altiplano der Anden – ich bin einiges gewöhnt. Aber das nicht. Erhellt wurde die Örtlichkeit vom Flutlicht des Parkplatzes, das durch eine Dachluke sickerte. Dennoch konnte ich in dem diffusen Licht an den schwarzen Wänden Unebenheiten erkennen, die meine Fantasie noch anregten und mich beinahe zum Würgen brachten. Es stank erbärmlich. Die Schüssel war auf einem Sockel montiert und so hoch, dass man unweigerlich anstreifen musste. Ich weiß nicht, welche slowenischen Riesinnen da stehend in leichter Hocke hineinpinkeln konnten – ich konnte es nicht. Angewidert stürzte ich aus der versauten Koje. Im Schatten der Hütte hockte ich mich auf den Boden. Wer schon einmal mit dem Druck, den ich jetzt hatte, auf Asphalt gepieselt hat, weiß, dass Schuhe und Unterschenkel unweigerlich feucht wurden. Aber das war nur mein Pipi und nicht die stinkenden Ausscheidungen eines ganzen Touristen-Busses. Danach verbrauchte ich eine halbe Vorratspackung Feuchttücher.

Mein Gott, wie hatten es die Neandertaler schön! Die pissten vermutlich einfach in ihr Fell, wo sie gerade waren, und niemand störte sich am Geruch, weil eh alle gleich rochen. Erleichtert schwang ich mich in den Wagen. Neun Uhr vorbei, jetzt hieß es Gas geben. Die erlaubten 130 Stundenkilometer hatte ich echt verspielt. Gefühlsmäßig war da kein Spielraum mehr, auch wenn Jana sich in der Zwischenzeit nicht gemeldet hatte. Ich fuhr zu schnell, aber so viel ich wusste, lauerte hier nirgends ein Radarkasten. Und von den »Zivilen« wusste ich aus Insiderkreisen, dass sie auf die Linksfahrer fokussiert waren. Bis 150 Stundenkilometer würden sie eher ein Auge zudrücken, erst darüber wurde ihr Blick streng.

Weiter ging es mit der Diplomatensprache von Langenscheidt. In der nächsten Pause, etwas vor Ljubljana, belohnte ich mich mit einem kurzen Anruf bei meiner Tochter in Paris.

»Wieder on tour?«, war eher eine Feststellung denn eine Frage.

»Erraten. Weite Strecke – in den Süden Sloweniens.«

»Soll dort schön sein …«

»Ehrlich gesagt sehe ich nicht viel – von der Landschaft meine ich.«

»Du kannst ja sicherlich bleiben, wenn es irgendwo schön ist«, meinte Nina. »Ich finde deinen Beruf toll!«

»Nun ja, so toll sind Rufbereitschaft und diese Unplanbarkeit auch nicht. Da kann schon passieren, dass du mitten im schönsten Om-Mantra innehältst, weil das Handy scheppert.«

Nina lachte. »Das hast du jetzt nett umschrieben.«

Ich hielt mich einfach an die Spielregeln: Eltern sind für Kinder asexuelle Wesen. Punkt. Das war seinerzeit bei meinen Eltern nicht anders, ich konnte mir nicht einmal Kuscheln vorstellen – von wegen Om-Mantra.

Škofljica tauchte das erste Mal auf einer Ankündigung auf. Demnächst musste ich also die Autobahn verlassen. Da das Navi nun ständig in die Unterhaltung keppeln würde, bis ich mich auf der Strecke nach Kočevje befand, verabschiedete ich mich von meiner Tochter. Bald danach war ich in Richtung des alten Gottschee unterwegs, mir stand eine Stunde auf der Landstraße bevor.

Der erste Anruf kam ein paar Kilometer weiter.

»Hi, Ursula, the pains are now really strong!«

»Okay, okay, Jana, ich bin schon im Anflug!« Eine Stunde. Oder weniger. Es konnte sich ausgehen.

Zehn Uhr abends. Die Landstraße war stockfinster. Es begegneten mir nur noch wenige Fahrzeuge, aber die wie an einer Perlenschnur aufgereihten Orte schienen noch belebt zu sein. Ich legte einen Zahn zu. Zumindest zwischen den Ortschaften war mein Fahrstil interessant, wenn nicht grenzwertig. Radarfallen vermutete ich hier keine und auch die Möglichkeit, dass hinter einer Kurve unvermutet Polizei auftauchte, ignorierte ich geflissentlich. Im Gegensatz zu Deutschland blieb dem slowenischen Polizisten die Ultima Ratio der Daumen-mal-Pi-Methode. In Deutschland geht ohne Laser ja gar nichts.

Irgendwann verließ ich die gut ausgebaute Bundesstraße nach Kočevje und hielt mich in südwestlicher Richtung. Nicht lange und mein Handy rührte sich erneut.

»Ursula, I must push!«

Jössas. Das hörte sich nicht gut an. Gar nicht gut. Genau, du wirst zu spät kommen, meckerte auch mein Alter Ego und war fieserweise wieder dabei, mir Schuldgefühle einzuimpfen. Aber so einfach ging das nicht.

»No!«, entgegnete ich vehement, automatisch fester aufs Gaspedal steigend. »Nicht pressen!« Der Tacho kletterte.

»Where are you?«, stöhnte Jana.

Ich hatte keine Ahnung, wo ich war. Ich wusste nur: 35 Minuten bis zur Ankunft in dem Kaff, in dem ihre Mutter wohnte.

»Hör mal, Jana, nicht rumlaufen und nicht ins Wasser! Am besten du legst dich hin und ja nicht pressen. Mein Navi sagt, ich bin in einer halben Stunde bei dir.«

»Ich bin in Prezid …«

O Gott, auch das noch! Heute ging aber auch alles schief. Ich bin ja nicht abergläubisch, aber das wäre zum Beispiel ein perfektes Zeichen.

»Ich habe aber die Adresse deiner Mutter ins Navi eingegeben.« Okay, okay, Trotz half da jetzt auch nicht. Bleib ruhig, sagte ich mir, bei dem Affenzahn sind die 35 Minuten auf jeden Fall zu toppen. Wenn mich nicht ein Baum aufhält … Da hörte ich am anderen Ende der Leitung ein Anschwellen der Stimme. Die nächste Wehe rollte an.

»How long, Ursula?«

»30 Minuten. Atmen, Jana! Nicht pressen!« Schon wieder eine beschissene Ortschaft. 110 Stundenkilometer waren zu schnell, ich ging etwas vom Gas. »Langsam ausatmen, Jana. Nein, nicht mitdrücken. Konzentrier dich aufs Ausatmen. Ja, gut so, super. Und jetzt entspannen.«

Die Wehe war vorbei, die Ortschaft auch. Ich raste in eine mir vollkommen unbekannte Dunkelheit. Nachdenken durfte ich nicht. Ein Höllentrip. Da plötzlich, mitten auf der einsamen Landstraße ein LKW.

»Was soll denn der Kack?«, fluchte ich laut. »Hopp, hopp! Weg da!«

Doch der Laster war zu breit und zu schnell, um ihn auf der nicht beleuchteten, uneinsichtig kurvigen Straße zu überholen. Keine Chance. Jetzt ist die Scheiße am Dampfen, sagte ich mir. Dann geschah etwas Merkwürdiges. Als ob der Fahrer mein Dilemma erkannt hätte, verstand er mein Signal mit der Lichthupe nicht als Aufforderung, mir die Straße zu überlassen, sondern als Einladung zu einem sportlicheren Fahrstil. Und er gab Gas. Der Möbeltransporter mutierte zu einem Science-Fiction-Rennwagen und ich wähnte mich im völlig falschen Film.

Vielleicht war der Lenker aber auch nur schwerst alkoholisiert und jetzt aufgewacht. Oder lebensmüde. Einmal noch fun und so. Oder er hasste alle Avstrijski und wollte ihnen endlich mal zeigen, dass auch Slowenen Autofahren können. Aber wir fuhren nicht, wir flogen dahin. Unabhängig vom Straßenverlauf. Wie auch immer motiviert, drückte der slowenische Jochen Rindt vor mir unbarmherzig das Gaspedal durch. Denn so wie mit Jochen 1970 in Monza würde es mit uns beiden enden, hier und jetzt in der nächsten Kurve.

Jana schnaufte, stöhnte, ächzte, aber es war der slowenische Champion im Möbelwagen, der mein buddhistisches Gemüt endgültig aus der Ruhe brachte. Andererseits war es meine einzige Chance, in dieser Gegend die Fahrzeit zu verkürzen.

»Nicht pressen, Jana! Atmen, langsam atmen.« Die Wehe verging und auch das Gelände wurde leichter. »Und wieder entspannen, Jana, fallen lassen, ganz locker lassen.«

Der einzige Lockere weit und breit war der irre Typ in dem getarnten Rennlaster vor mir. Geschwindigkeits-Freaks wie er waren nicht normal. Wahrscheinlich zu oft Sauerstoffmangel als Folge der Beschleunigung. Das Hirn setzt aus, die Ohren sind zu. Ich hatte einen Freund, der in jungen Jahren Rennfahrer war und an Le Mans teilgenommen hatte. Der würde vermutlich jetzt noch etwas zulegen. Das tat der Wahnsinnige vor mir auch. Volle Kanne. Offenbar befanden wir uns hier auf einer schnurgeraden Strecke der Landstraße, einer heimlichen Teststrecke von Porsche oder Ferrari. Dachte ich. Hoffte ich. Also bitte, sagte die Tapfere, nämlich ich.

Was dann links und rechts an mir vorbeiflog, erahnte ich nicht einmal.

Jana keuchte und japste nach Luft. »Atmen, Jana … Langsam atmen!« Hilft fast immer gegen Pressdrang und bei Hyperventilation.

Ich schielte auf den Tachometer. Er kletterte und kletterte. Der schwere Wagen vibrierte. Wie weit will der Typ in seiner Coolness gehen? Er dachte nicht daran, den Fuß vom Gaspedal zu nehmen.

»Äh, bei 200 meldet sich mein Magen«, wollte ich ihm sagen, denn in den Kaldaunen wurde es schon ziemlich mulmig. Aber er hörte mich nicht. An unserer Kommunikation mussten wir noch arbeiten.

Eine Bodenwelle. Ich machte mir fast ins Hemd. Den LKW hob es beinahe aus, aber der verwegene Kerl ließ sich nicht beirren. Danach stieg die Straße an. Scheiße! Du siehst nicht, ob dahinter gerade jemand überholt. Auf deiner Spur. Ebenfalls beschleunigt, keine Frage. Aber das ist dann auch schon egal. Ob man bei einer Aufprallgeschwindigkeit von 200 oder 230 Stundenkilometern mit dem anderen schmust, es zerbröselt dich in jedem Fall. Oder du touchierst ein Reh. Ich war auf dem Land …

Die nächste Wehe war im Anmarsch. Jana stöhnte in den Äther. Ich drehte die Freisprechanlage etwas zurück. Die Geschwindigkeit auch.

»How long, Ursula?«

»Fünfzehn«, schummelte ich. »Du machst das toll! … Entspann dich wieder!«

Mr. Speed in seinem Rennlaster ging vom Gas, gerade rechtzeitig, bevor das Speibsackerl überlief. Eine Ortschaft kündigte sich an. Sein garantiert triumphierendes Lächeln sah ich nicht. Und er sah meine leicht ins Grünliche changierende Gesichtsfarbe auch nicht.

»Meine Hausstrecke«, würde er achselzuckend sagen. Ah ja, klar, ein im normalen Leben schwarzer-Golf-GTI-Fahrer, tippte ich.

Am Ortsausgang beschleunigte er nicht mehr. Er blinkte und drehte ab. Ich hupte lange und voller Anerkennung. Und Dank.

So etwas hatte ich noch nie erlebt. Irgendwie schade, ich hätte den Typen gerne gefragt, ob das seine heimliche Übungsstrecke war. Vielleicht würde er an dieser Stelle erwähnen, dass er der amtierende Weltmeister im Amateur-Rennsport der Möbeltransporter war. Oder doch Special-Free-Style?

Für den heutigen Kick reichte es jedenfalls, atmete ich auf. Mein Lächeln war allerdings etwas schmallippig. Die nächste Wehe kam und wir veratmeten sie gemeinsam.

Rechts und links der Fahrbahn war nun Wald – wie unheimlich. Ich war immer noch mit ordentlichem Tempo unterwegs. Jetzt ein Reh und es war vorbei, überlegte ich. Mit dem Reh und mit mir, denn hier fand mich niemand. Schlimmer ist nur noch Wald in der Nacht mit Nebel.

»How long, Ursula?«, dröhnte es laut, Jana musste wohl direkt ins Handy schreien.

»Fünf Minuten«, triumphierte ich leise. Soeben hatte mein Navi die Zeit nach unten korrigiert. »Wie finde ich das Haus, Jana? Und den Eingang?« Es war stockdunkel und manchmal waren die Zugänge nicht beleuchtet.

»Du bleibst, von meiner Mutter kommend, auf dieser Straße, sie führt dich nach Prezid. Fahr bis ans Ende des Ortes, immer die Hauptstraße entlang. Mein Vater wird dich auf der Straße erwarten.«

»Okay.«

Ich hörte, wie sie schnaufte, stöhnte und ächzte. Mitten in die freundliche Ansage meines Navis »Sie haben ihr Ziel erreicht« drang verhaltenes Pressen an mein Ohr. »Nicht drücken!«, rief ich, dem Ziel so nahe. »Ich bin gleich da! Einatmen, ausatmen! Ja, prima, du machst das super!«

Jana keuchte und japste nach Luft. Das Haus, an dem ich soeben vorbeigeprescht war, hatte ich kaum registriert. Jetzt ging es wieder durch einen Wald.

Plötzlich, mitten im Nirgendwo eine drastische Geschwindigkeitsbeschränkung. Ein Bahnübergang in dieser Wildnis? Glücklicherweise hatte ich abgebremst. Wie aus dem Nichts tauchte ein kleines Kabäuschen auf, vor dem sich die Straße teilte. Erst als mich der Uniformierte hinter der Glasscheibe nachdenklich anschaute, checkte ich, dass er meinen Pass sehen wollte. Na klar, das war der Grenzposten kurz vor Prezid.

Der Penner hatte natürlich alle Zeit der Welt in dieser Einöde. Genüsslich seinen Schnurrbart zwirbelnd blätterte er in meinem Dokument. Komm schon, soll ich in Schönheit erstarrt da Wurzeln schlagen oder kann ich fahren? Ich gebe ja zu, dass mein Pass mit den bunten Visastempeln sich wie die Bildzeitung liest, aber wir wollen doch beide nicht, dass Jana die nächste Wehe bekommt. Wenn er ihr Stöhnen über die Freisprechanlage mithört, habe ich vermutlich ein Problem. Wer an diesen Grenzposten strafversetzt wurde, spricht garantiert kein Englisch. Und meine Blässe und die immer noch schlotternden Knie müsste ich auch irgendwie erklären.

Ich schenkte ihm ein Lächeln, das so entwaffnend war, dass er unwillkürlich zurücklächelte. Und mir meinen Pass aushändigte. Na schau, geht doch. Kaum außer Sichtweite, gab ich Gas.

Oskar senior war nicht zu übersehen. Mit quietschenden Reifen hielt ich vor dem auf der Straße hüpfenden und winkenden Mann. Es war filmreif.

Er deutete zum Eingang. Die wenigen Stufen nahm ich im Laufschritt. Gepresstes Stöhnen drang an mein Ohr und wies mir den Weg. An der Türschwelle gelang es mir sogar noch, meine Schuhe wegzukicken. Dann stand ich mitten im Wohnzimmer, mitten im Geschehen.

In dem großen Raum gab es nur eine Essecke rechts und eine schokoladenfarbige Sitzgarnitur links. Den Rest an Möbeln hatte man entweder entfernt, oder noch nicht beschafft. Zwischen Esstisch und Polstermöbeln stand ein mit Wasser gefüllter Geburtspool. Jana kniete am Boden, den Oberkörper auf das braune, zottelige Sitzmöbel gelegt, und presste. Während der Wehe war der Kopf schon zu sehen, aber er war noch nicht auf Höhe des Beckenbodens. Meine Anleitungen während der letzten halben Stunde, nicht mitzupressen, stellten sich im Nachhinein als goldrichtig heraus.

»Hi Jana!« Ich umarmte die junge Frau, die mir einen sehr erleichterten Blick zuwarf.

»Oh Ursula, it's so terrible!«, seufzte sie nach Abklingen der Wehe.

Bevor ich die Lage des Kopfes untersuchte, hörte ich die Herztöne ab. Dem Kind ging es gut. Nun begrüßte ich die Leute ringsum und ermutigte Jana, in den Pool zu steigen. Dorijan, ihre Schwester samt Mann und ihr Vater halfen ihr dabei, versorgten sie mit Saft, wischten ihr den Schweiß von der Stirn und lasen ihr jeden Wunsch von den Lippen ab. Jana thronte wie eine Königin im Wasser und lächelte huldvoll. Bis die nächste Wehe kam.

Nun aus Leibeskräften pressend, schrie die Frau wie am Spieß. Kurz war ich verunsichert, weil ich zuvor einen großen Kopf getastet hatte, doch sofort spürten meine Finger nun unter der Wehe, dass genug Platz war. Ich bat um ein Öl und verteilte es in der Wehenpause zwischen den Labien. »Damit das Kleine herausflutscht wie ein Fisch.«

Nach zwei weiteren Presswehen, bei denen Jana perfekt den Eindruck vermittelte, als würde sie jeden Moment das Zeitliche segnen, ergoss sich missfärbiges Fruchtwasser in das glasklare Wasser des Pools. Ich überprüfte die Herztöne, sie waren noch in Ordnung. In der anschließenden Wehe schob sich der Kopf in das hell erleuchtete Wasser. Die Wohnzimmerlampe hing direkt über dem Pool, aber Jana wollte sie nicht ausdrehen – vielleicht, damit Fotoapparat und Videokamera die Heldentat in bestem Licht aufnahmen.

Routinemäßig schob ich einen Finger zwischen Kopf und Janas Beinen vorbei an den Hals des Kindes. Verdammt! Ich war mir sicher, mehr als eine straffe Nabelschnur zu tasten.

»Sorry, Jana«, rief ich, »aber du musst da jetzt raus, und zwar flott!« Vor Nabelschnurumschlingungen hatte ich im Allgemeinen keine Angst, jedenfalls nicht die Angst, die man allgemein verbreitete, aber mit dem Kopf unter Wasser und ohne Aussicht auf die nächste Wehe sah es anders aus. Kinder mit Stress begannen unter Wasser zu atmen – und konnten auch ertrinken.

Gestikulierend wandte ich mich an die umstehenden Herren: »Sie muss sofort aus dem Wasser!«

Die schwerfällige Jana sah das offensichtlich anders, zumal der Kopf des Kindes zwischen ihren Beinen war, denn sie half nicht wirklich mit, aus dem tiefen Becken herauszukommen. Partner, Vater und Schwager schafften es nur mühsam, die hundert Kilo aus dem Geburtspool zu hieven. Kaum war sie an Land und auf dem Sofa, kam die nächste Wehe. Die restlichen vier Kilo verließen Janas Körper. Um den Hals des Kindes war vier Mal eine straffe Nabelschnur geschlungen.

Hastig wickelte ich das kräftige Mädchen aus den dünnen Schlingen, es war blass, aber nicht schlaff. Mit dem sofortigen Absaugen und der anschließenden Massage und Kältereizen begann es umgehend zu schreien, nach ein paar Minuten schon war die Kleine rosig und fit.

Ich richtete mich auf, meine Knie schmerzten von dem harten Holzlaminat. Bei Jana war alles okay, sie hatte nicht einmal eine Schürfwunde.

Was für ein beschissener Tag heute. Im Nachhinein ist man ja immer gescheiter, das gilt ganz besonders für die Geburtshilfe. Hätte man Jana, wie in den ex-jugoslawischen Geburtenstationen üblich, Oxytocin gegeben, vor allem um die Austreibungsphase abzukürzen, hätte es weit schlimmere Probleme gegeben. Denn dann wären die Erholungsphasen zwischen den Wehen kürzer gewesen, das Kind hätte dementsprechend mit Herztonabfall reagiert. Die schon seit Wochen um den Hals gelegene Nabelschnur hätte keine Zeit gehabt, sich so weit zu dehnen, dass sie trotz der Vierfachumschlingung auf dem Weg nach unten das Kind dennoch mit genügend Sauerstoff versorgt hätte. Vor allem am Schluss, wenn die Option eines Kaiserschnitts längst nicht mehr gegeben gewesen wäre, hätte eine dann zu kurze Nabelschnur das Kind beeinträchtigt. Die Vierfachumschlingung war natürlich auch der Grund dafür, dass ich noch rechtzeitig gekommen war.

Müde setzte ich mich an den Tisch und beobachtete die Runde. Wie so oft, war hinterher alles nur halb so schlimm gewesen. Jana begutachtete die Fotos und Videoaufnahmen, ich sah an ihren Reaktionen, wie glücklich sie war. Dorijan nickte nur und der stolze Großvater schleppte Oskar junior durch die Gegend, der unbedingt aufgeweckt werden musste, um sein Schwesterchen zu begrüßen. Schwester und Schwager beschäftigten sich mit ihren Smartphones. Hier war ein gewisser Hang zu selbstzufriedenem Hinterwäldlertum vorhanden. Hauptsache, die Fotos waren gelungen.

»Kind da. Alles okay«, smste ich meinem Mann trotz der späten Sunde. Vielleicht war der Glückliche schon in einem Zustand, in dem er mithilfe des Körpers Wein in Wasser verwandelte, sich also wenn schon nicht göttlich, so zumindest jesusähnlich fühlte. Soll er nur. Aber ich würde ihn in zwei, drei Stunden ohnehin aus dem Schlaf reißen, damit er mich unterhielt. Das machte ich seit einem Jahr immer dann, wenn ich keine akzeptable Möglichkeit für einen erholsamen Schlaf vorfand, oder aus einem anderen wichtigen Grund nach Hause fahren musste und irgendwann unterwegs die Augen nicht mehr offenhalten konnte. Autobahnen sind um fünf Uhr morgens tödlich. Da halfen kein Radio und keine offenen Fenster. Ich wusste wovon ich sprach. Peter wusste es auch und gab sich immer größte Mühe.

Bevor ich nun länger dasaß und trockene Saharakekse einspeichelte, beschloss ich mich auf den Heimweg zu machen. Ich bin ja nicht wählerisch oder über die Maßen anspruchsvoll. Aber manchmal gab es nicht einmal das. Nur Wasser. Deshalb die Banane in meiner Tasche als eiserne Notration.

Dabei probierte ich gerne fremde Küchen. Junge Menschen experimentieren oft ganz originell. Man soll ja für Neues aufgeschlossen sein – damit meine ich nicht das beharrliche Vordringen in immer neue Gewichtsklassen, wie es die Waage morgens niederträchtig verkündet.

Dann entdeckte ich doch noch einen Apfel, der in der Obstschüssel auch schon das Zeitliche segnete, aber ich dachte, besser als nichts. Oskar senior fand sogar noch eine halbe Tafel Schokolade. Das reichte fürs erste, es gab unterwegs ja Gott sei Dank Autobahnraststätten. Vielleicht würde ich auch ein Nickerchen halten, im Sommer ging das im Auto, da bestand nicht die Gefahr der spontanen Vergletscherung, wenn man den Motor abstellte. Genau für dieses Powernapping unterwegs hatte mir meine Tochter Anna ein Kissen gehäkelt, das beruhigenden Kräuterduft verströmte. Anlass dafür war ein Sekundenschlaf, der mich im Vorjahr um fünf Uhr früh erwischt hatte, aber Gott sei Dank nicht bei hundertsechzig auf der Autobahn, denn dann … Na ja, da braucht man jetzt nicht viel Fantasie.

Im Auto befiel mich eine große Leere. Diese Nacht ließ mich um gefühlte fünf Jahre altern. Aber wahrscheinlich nehmen wir uns ja alle viel zu ernst. Wir sind hier unten nur elende unbedeutende Wichte, wie im Wind wirbelnde Blätter. Ohne Halt, ohne Ziel. Ich lachte. In den Jahrzehnten, die ich für diese einfache Einsicht gebraucht hatte, dachten sich andere aufsehenerregende neue Theorien zur Quantenphysik aus. Das ist der Unterschied: Ich bin eben keine Physikerin, nicht einmal Wissenschaftlerin. Ich bin nur eine Frau mit etwas mehr Empathie und Geduld als viele andere. Und einem großen Vertrauen in die Weisheit der Natur.

Um einiges gemächlicher als noch vor ein paar Stunden, zuckelte ich durch die Nacht. Ich befand mich am A der Welt, an der nächsten Raststation würde ich mir ein Red Bull kaufen und einen buttertriefenden Toast. Es sind die kleinen Freuden, die das Leben versüßen.

Im Mondschein ins Tal

Der mühsame Abstieg zur ersehnten Wassergeburt

Unsere Nachbarn Marcos und Neli sind Ur-Kanaren. Ur-Palmeros sogar. Das kann sehr vorteilhaft sein, weil die Nachfahren der Guanchen sehr hilfsbereite Menschen sind, vor allem Neli war eine hinreißend warmherzige Person. Es hat aber auch Nachteile, vor allem, wenn man gewisse Eigenheiten der Ureinwohner nicht kennt. Um sein Gegenüber nicht unhöflich schulterzuckend abzuspeisen, wird, wenn man keine Antwort parat hat, einfach eine erfunden. Wir sagen dazu lügen, aber die Kanaren machen das nicht aus böser Absicht, oder um sich keine Blöße zu geben, sondern weil sie niemanden enttäuschen wollen. Und da ihnen des Öfteren die Antwort fehlt, erzählen sie eben viele schöne Geschichten. Mit der Zeit erkennt man schon, was wahr ist und was geflunkert.

Mein Mann schätzt diese Menschen ebenso, aber wenn er zu tief ins Glas geschaut hat, wird er leicht hämisch. Nicht jeder verzeiht ihm das, aber Marcos und Neli konnten damit umgehen. So pflegten wir über die Jahre, die wir in La Palma verbrachten, einen engen nachbarschaftlichen Kontakt mit allerlei vergnüglichen Unternehmungen. Grillen zum Beispiel war so ein beliebter Anlass.

Auch kanarische Machos grillen am Wochenende mit großem Vergnügen. Lautstark und vielbeachtet hängen sich die Möchtegern-Grillmeister die Kochschürze um, auch wenn sie – ähnlich wie die österreichischen Schaumschläger-Kollegen – die ganze Woche nicht einmal den Salzstreuer finden. Wir waren eingeladen und als die *Austríacos* natürlich verpflichtet, etwas typisch Österreichisches zur Grillage beizusteuern. All die Jahre über waren das meist Mehlspeisen, damit konnte ich einfach immer reüssieren. Auch heute stand ich wieder in der Küche und mühte mich, mit dem einzig erhältlichen, wässrigen Topfen eine Topfentorte zustande zu bringen. Peter stand schon ganz in Grilllaune mit einer Flasche Bier in der Hand im Türrahmen und gab mir verbale Unterstützung.

In Wahrheit wollte er mich antreiben, weil ich wie immer knapp dran war. Vor allem beäugte er mit Argusaugen mein Handy, damit es mich nicht unnötig ablenkte.

»Du bist ja schon sowas von kanarisch!« verbesserte jedoch nicht die Chancen, früher von zu Hause wegzukommen.

»Und du«, konterte ich, »du stehst schon mit dem ersten Bier rum, dabei sind wir noch meilenweit von jedem Griller entfernt!« Vorsichtig hob ich die geschlagenen Eiklar unter die Topfen-Dottermasse. »Und welche der netten Eigenschaften unterstellst du mir diesmal?«, fragte ich herausfordernd, seine Pünktlichkeitsmanie ignorierend. Generell war er selbst ja nie zimperlich, andere mit einem Misstrauensvorschuss zu bedenken. Die Unterstellung der Unpünktlichkeit war allerdings berechtigt. Sie fängt ja schon bei den Spaniern an und je südlicher man kommt, umso schlimmer wird sie. Und spanische Gene habe ich definitiv.

Seine gerunzelte Stirn sagte mir, dass er sich doch nicht den ganzen Abend verscherzen wollte, denn er war trotz brauchbarer Spanischkenntnisse immer noch auf meine Dolmetschertätigkeit angewiesen, wenn das Gespräch über Weinanbau oder Automarken hinausging. Nicht, dass dies der Horizont seiner Bildung wäre. Aber es war manchmal die Spitze der Fahnenstange seines Gegenübers und er wollte die auf Knöchelhöhe gedrückte Niveaulatte nicht noch durch fehlende Spracheloquenz unterlaufen.

»Äh, sagen wir so: Dein Zeitmanagement ist interessant und nicht ganz europatauglich …«

Ich drehte mich zu ihm um. »Sie sind in deinen Augen doch feig und äh … sehr erfinderisch, wie du immer sagst. Und weit weg von Europa!« Genüsslich meine Finger ableckend fixierte ich ihn mit einem erwartungsvollen Blick.

Mister Alles-besser-Wisser wich aus. »Edi *ist* feig.«

Edi ist unser Medianero, der sich um den Bananenanbau auf unserer Finca kümmerte, und er fürchtet sich vor unserem Hund. Wer sich vor unserer Inka fürchtet, ist definitiv feig, denn sie war die Sanftmut auf vier Beinen.

Geht es um Heldentaten, mutiges Handeln oder Konfliktlösungen, stehen die Nachfahren der Guanchen, der Ureinwohner der Kanarischen Inseln, auch nicht an vorderster Front. Damals, im fernen Neandertal, stellte sich auch in unseren Gefilden der Mutige vor die Höhle und der Bestie entgegen, während sich die Memme drinnen hinter den Weiberfellen versteckte und diese dann schadenfroh lüftete. Anthropologen zufolge war aber genau das der Grund, warum das Böse ungeachtet aller Zivilisationserrungenschaften, Humanismus und Aufklärung immer weitergegeben wurde und wird: Die mutigen Helden bissen ins Gras und die Bettnässer vögelten dann ihren Harem.

Dennoch war die Nostalgie auf den Kanaren ungebrochen, die Besinnung auf die Steinzeitmenschen stand hoch im Kurs und war ein lukratives Geschäft. Dabei sind Herkunft und Sprache der Guanchen Gegenstand von Spekulationen, es wird aber eine Verbindung zu den Berbern als sicher angenommen. Verlieren sich auch ihre Spuren im Nebel der Geschichte, tauchen die Kanaren 1402 schlagartig auf der politischen Bildfläche auf. Seit damals ein gewisser Jean de Béthencourt die Eroberung für Kastilien begann, gehören die Inseln politisch zu Spanien. Das Einzige, was mir an dem Getue um das steinzeitliche Völkchen wirklich gefiel, war, dass sie angeblich eine matriarchalische Gesellschaft waren.

Ich drehte die Augen über und wandte mich wieder der Torte zu, die ich nach einem kritischen Blick in den Backofen schob. Perfekt, in einer Dreiviertelstunde konnten wir los.

Auch Peter atmete auf. Ganz konziliant meinte er: »Zweifelsfrei gibt es auch einige kulturelle Errungenschaften, die die Menschheit dieser Sippschaft verdankt …«

»Ach!« Ich stellte den Küchenwecker und wischte noch einmal über die Arbeitsfläche. »Bist du dir sicher?«

»Doch. Stockfechten zum Beispiel.« Er überlegte. »Und das Silbo.«

El Silbo war die Pfeifsprache der Guanchen. Sie ist heute noch auf der Insel La Gomera gebräuchlich. Um dieses kulturelle Erbe zu bewahren, wurde die Sprache 2008 von der Regierung der Kanarischen Inseln vorläufig zum Kulturgut erklärt und wird in den Schulen auf La Gomera als Pflichtfach unterrichtet.

Ich lief an ihm vorbei ins Bad und Peter trollte sich nach draußen. Für Haarwäsche, Schminken, Umziehen und das eine oder andere unvermeidliche Telefonat blieben mir eine knappe Dreiviertelstunde. Plus die kanarische Toleranz für ein etwas schwammiges Zeitmanagement.

Welche Nation nun den diesjährigen Weltmeistertitel im Grillen holte, wusste ich nicht, La Palma war es jedenfalls nicht – konnte es nicht sein. Egal, das *conejo* a la Neli war dafür Weltklasse. Die in Paprika-Tomatensoße geschmorten Hasen waren vom Feinsten! Wer braucht da schon eine Sohle von einem Schweinskotelett oder gar den Witz von einem Würstchen? Als Beilagen gab es *papas arrugadas* und den typischen spanischen bunten Salat, dessen grob zerkleinerte Zutaten mit viel Olivenöl so richtig »kalorienarm« zubereitet werden. Allein der Salat deckte locker meinen Tagesbedarf. Aber was soll's. Ich bin längst darüber hinweg, mir von einer Kalorie – oder mehreren – den Abend verderben zu lassen.

Nelis Bruder schenkte Wein nach. Ich schüttelte bedauernd den Kopf, während Neli ihm gleich heftig ins Gesicht stieg. »Wenn Ursula sagt, sie ist in Rufbereitschaft, dann meint sie damit, dass sie bereit ist, gerufen zu werden. Und nicht mit Schlagseite zum Auto zu wanken!«

Sofort erkannte er die Logik darin. Pacos Mundwinkel zogen sich nach unten. »Schade«, bedauerte er.

Hier baute jeder, der einen Streifen Land zur Verfügung hatte – und den besaß jeder Einheimische irgendwo auf der Insel –, seinen eigenen Wein an. Immer wieder kam ich in Situationen, wo ich Spontanverkostungen nicht auskam. Aber nur selten würde ich, als Liebhaberin sonniger Weißweine, für diese hellen Roten, Marke Eigenbau, einen Mord begehen.

»Nicht ein Glas?«, versuchte Marcos zu vermitteln. Offensichtlich war er schon jenem Zustand nahe, in dem er keine Angst mehr vor Neli hatte.

»Marcos!« Nelis Stimme bekam einen scharfen, inquisitorischen Unterton.

Ich schenkte mir demonstrativ Wasser nach. Es war noch nicht lange her, dass man im Hospital das Glas Wein, das jeder Patient zum Essen erhielt, gegen Wasser tauschte. Wein war auf den Inseln weniger ein Genuss- und Rauschmittel, als mehr ein Begleiter zum Essen. Von Peter wusste ich, dass La Palma ein Weinbauerbe von unschätzbarem Wert erhalten hatte. Seltene Rebsorten, die im 16. Jahrhundert von Siedlern auf die Insel gebracht worden waren, sind geschützt und globale »Modetrauben« in diesem Anbaugebiet nicht zugelassen. La Palma blieb wie die übrigen Inseln von der Reblaus verschont, was eine große Vielfalt an roten und weißen alteingesessenen Trauben erhielt. Es ist ein Echtheitszertifikat eingeführt worden, die *Denominación de Origen*, das die kontrollierten Weinkellereien auf der Rückseite ihrer Weinflaschen anbringen dürfen.

Auch der Fischlieferant, Nelis Cousin, war heute bei mir abgeblitzt. Ich hatte seine mitgebrachte Fischsuppe abgelehnt, weil ich Fischsuppe grundsätzlich nicht mag. Sonst bin ich gastronomisch unkompliziert. Na ja, Innereien esse ich keine. Und Fleisch nur in Ausnahmefällen, wenn ich weiß, dass es artgerecht gehalten worden war. Also eigentlich bin ich fast Vegetarierin.

Nun warf mir José von schräg gegenüber erneut einen bedauernden Blick zu. Ich tat mir fast selbst leid. Dabei liebe ich Fisch. Und trinke ab und zu gerne Wein. »Sag José, hast du Neli auch frische Fische gebracht? Ich würde dir gerne welche abkaufen.«

Der agile Endvierziger mit grau durchsetztem Dreitagesbart formte sein belebtes Gesicht zu einem lebhaften Fragezeichen.

»Nein ehrlich, es geht nichts über ein Fischfilet a la plancha!«, beteuerte ich und schob mir ein zerpflücktes Weißbrot in den Mund.

»Klar!«, grinste José erfreut. »Vom *Peto* gibt's noch was, nicht wahr, Neli?«

Neli nickte und aus ihrer ähnlich lebhaften Mimik schloss ich, dass sie wirklich welchen übrig hatte.

»Wie fischst du denn?«, erkundigte sich Peter, der sich in jungen Jahren eine top Anglerausrüstung angeschafft hatte.

José rieb sich das Doppelkinn. »Natürlich Uferangeln mit Naturködern, vor allem mit Gambas und Brot, da fange ich immer wieder Meeräschen und Hornhechte. Oder ich begleite Freunde im Boot, die zum Grundangeln mit Naturködern rausfahren, wo wir regelmäßig verschiedene Fischarten von der Rotbrasse bis zu Haien und Rochen fangen.«

»Und Dynamit?«, werfe ich ein. »Gibt es das noch?«

José warf die Hände in die Luft. »Solche Verrückte wird es immer geben. Leider. Idiotas!«

»Wir haben im Hospital einen Kerl als Hilfsdienst«, erklärte ich in die Runde, »dem beim Fischen mit Dynamit das Zeug in der Hand explodierte. Seither schiebt er die Patienten in den Betten durch die Gegend, aber das macht er echt geschickt …«

»Das ist kein Fischen«, ereiferte sich José, »das ist Fische betäuben auf die blödeste Art, die ich kenne!«

Josés Frau legte ihre Hand auf seinen Unterarm. »Mein Vater erzählte mir, wie sie hier früher Fische fingen. Fischfang wurde von den Jungen von Land aus betrieben. Dazu wurde der Saft der bei uns verbreiteten Wolfsmilchgewächse verwendet, um die Fische zu betäuben.«

Marcos nickte. »Das war schon vor den Spaniern üblich.«

»Ein kulturelles Erbe!« Peter unterdrückte seinen Sarkasmus ritterlich und hütete sich, mir einen verschwörerischen Blick zuzuwerfen.

»Ganz genau.« Marcos strich sich versonnen über seine breite Brust. Er war blond und grünäugig wie so manche

Palmeros aus dem Norden. Hartnäckig hielt sich die Mär, dass sie alle von einigen wenigen Lendensprossen Jean de Béthencourts abstammten, jenes moralisch nicht unumstrittenen normannischen Adligen, der die Kanaren für die spanische Krone eroberte.

Vom Fischen kam man auf die Jagd. Ein Lieblingsthema von mir. Vor allem in Gegenwart kanarischer Jäger lief ich zu geradezu kreativer Wortbrillanz auf. Auch in Spanisch. Allein der Gedanke an Juan Carlos, royaler Reisekoffer aus Spanien, genügte. Gut, auf den Kanaren gibt es nur Niederwild und da genaugenommen nur Hasen, die sie mit eigens gezüchteten Kötern hetzen, aber es ging ums Prinzip. Hätten sie die Möglichkeit, auf Bären zu schießen, würden sie es auch tun.

»Warum Tiere töten, die nicht in unserem Suppentopf landen?«, warf ich in die Runde. Danach kehrten wir auf bewährtes Terrain zurück. Abgesehen von meiner Vermutung, dass Großwildjäger erotische Schwachstellen und Selbstdarstellungsdefizite haben, geht es wohl um den billigen Reiz, einmal kurz Herr über Leben und Tod eines eindeutig Stärkeren zu sein.

Wir schritten zum Nachtisch, begleitet von *Cortado* oder *Cafe solo* und viel Anís. Da fiel mir auf, dass ich zu Hause die Schlagsahne vergessen hatte. Zu blöd!, fluchte ich. Es war zwar nur Haltbarobers, aber immerhin, es ließ sich cremig aufschlagen.

»Halb so schlimm!«, beschwichtigte Neli und flüsterte: »Es ist bei uns ohnehin nicht üblich, *crema* zu den Nachspeisen oder Kuchen zu reichen.«

Eben. Darum bedauerte ich es ja. »Na, Marcos, was ist mit dem *salto del pastor?* Jetzt wäre die perfekte Gelegenheit!« Ich nickte in Richtung unseres Hauses.

Paco lachte. »*Den* Stecken gibt es nicht!«

»Eindeutig zu gut gemästet – wie eure Haserln«, zwinkerte José seiner Cousine zu.

Der *salto del pastor*, der Hirtensprung – eine weitere kulturelle Errungenschaft, sagte mir Peters Blick, wir verstehen uns da wortlos. Um in möglichst kurzer Zeit in gebirgigem Gelände Höhenunterschiede schnell und sicher zu überwinden, benutzen die Viehhirten an entlegenen Stellen heute noch einen mehrere Meter langen Holzstab, um die Terrassen zu überspringen, am leichtesten natürlich bergabwärts.

In diesem Augenblick rührte sich Peters Handy. Es war unser Sohn Nico. Er war bei seinem Meister des *Juego de Palo*, des palmerischen Stockfechtens, und bat seinen Vater ihn abzuholen. Peter lehnte bedauernd ab – auch wenn die Blicke der Einheimischen ein grundlegendes Unverständnis erkennen ließen. Er fuhr nie, wenn er getrunken hatte. Und ich würde in der Nacht niemals dorthin finden. Wir fanden eine andere Lösung, und Nico wurde von seinem Meister nach Hause gebracht.

»So schnell kann es gehen!«, lachte Neli zu mir herüber.

»Bitte, verschrei es nicht!«, mahnte ich. »Die Nacht hat erst angefangen!«

»Wo musst du denn hinfahren – im Falle des Falles?«

»Ja, das ist ja der Wahnsinn! Ich kann da gar nicht hinfahren, ich kann dort nur hinkraxeln.«

»Wie bitte?« Nelis Stirn schob sich fragend in Falten und in die Gesichter der übrigen Damen trat ein ähnlicher Ausdruck.

»Die wohnen in einem *pajero* hoch über Tijarafe und haben keinen Anschluss an die Straße, die endet unterhalb.«

»Wie, die endet unterhalb …?« Pacos angetraute Nebelkrähe schüttelte den Kopf.

Es erheiterte immer sehr, die Kanaren an die Zustände von vor fünfzig Jahren zu erinnern, das war damals wie Mittelalter im Rest Europas. Nur hören wollte es keiner. Bestimmt hatte auch ihr Vater irgendwann den Führerschein in der Tombola gewonnen, aber bis dahin erreichte er seine Hütte zu Fuß.

»Sie haben einen *pajero* restauriert.« Ein *pajero* war bis vor noch nicht langer Zeit ein Hirtenunterschlupf aus Stein. Es gab unzählige davon in dem unwegsamen Gelände der Insel. Heute gelten sie als kulturelles Erbe und stehen unter Denkmalschutz. Auch wenn von ihnen nicht mehr als ein paar verfallene Mauern übrig sind. Ich habe nie verstanden, was an diesen Steinhaufen so schützenswert ist.

»Deutsche?« Das kam von Josés besserer Hälfte Maria. Die Gnädige war aufgeputzt wie ein Christbaum und funkelte mit Neli um die Wette.

»Ja«, nickte ich. »Nadine hat den *pajero* von ihrer Mutter geerbt und recht nett restauriert. Nett, aber entlegen …« Ich besuchte die junge Familie vor ein paar Wochen, Nadine lebte mit Partner Felix und Söhnchen in dem einsamen *pajero*, hoch über den letzten Häusern am Hang des Roque de los Muchachos. Die Lage war idyllisch, der mit Liebe restaurierte Schuppen, ohne Strom, Wasser und Zufahrt, wild romantisch. Doch die Idylle endet jäh, wenn man sich in dieser Situation eine Wassergeburt in den Kopf setzt. Um mit dem Auto zu Teresas Appartement zu fahren, wo wir uns treffen wollten und die Geburt stattfinden sollte, musste Nadine erst den steilen Abstieg schaffen. Mit Wehen und Kleinkind würde das Unterfangen gewiss mehr wild als romantisch werden.

Der Christbaum klimperte und glitzerte. »Und sie will das Kind unbedingt *dort* zur Welt bringen?« An ihren Worten war nichts auszusetzen, nur der Ton war falsch. Doch hier auf Verständnis für meine Art von Geburtshilfe zu stoßen, hatte ich ohnehin nicht erwartet und ehrlich gestanden, es war mir auch völlig egal, was sie dachten.

Nur nicht nachdenken. Der natürliche Geisteszustand des denkenden Menschen wäre die Depression. Wo las ich das unlängst? Egal, Christbäume werden jedenfalls nicht depressiv. Schulterzuckend angelte ich mein Handy aus der Tasche, das vor ein paar Minuten eine eingegangene SMS-Nachricht angekündigt hatte. Den beiden Drachen hier auch noch zu verklickern, dass Nadine eigentlich im Ferien-Appartement meiner Freundin Teresa eine Wassergeburt geplant hatte, wäre noch sinnloser gewesen. Völliges Unverständnis war ja schon jetzt die Folge meiner unbedachten Äußerung. Geburt, die schiere Komplexität hinter dem angeblich Banalen – oder umgekehrt, die Metapher, die für unseren ganzen Lebenswandel steht …

Es war eine SMS von Nola. Nola war neben Teresa die zweite Assistentin meines Vertrauens im Hospital und glücklicherweise mit Teresa sehr eng befreundet. So konnten sich die beiden ganz gut absprechen und sich zu fast allen meinen Diensten eintragen, sodass ich immer sehr angenehme Arbeitsbedingungen hatte. Heute war Nola im Nachtdienst mit meiner Kollegin Cecilia, die zurzeit schwanger war. In Spanien war das kein Grund für vorzeitigen Mutterschutz.

»Ursula«, las ich, »perdona, Cecilia geht es kreislaufmäßig nicht gut. Nola«

Oh verdammt! Eine weitere Kollegin war krank und die vierte Hebamme war auf Teneriffa. Sofort wählte ich Nolas Nummer. »Sag Cecilia, ich komme, okay? Habt ihr jemanden im Kreißsaal?«

»Warte …«, flüsterte Nola und ich hörte schlurfende Schritte. »Das ist es ja! Da ist eine ziemlich mühsame Zicke … erstgebärend, also viel Spaß. Danke, dass du kommst.«

Ich sah auf die Uhr, es war erst halb zehn. »Kein Problem, ich tausche Cecilia den Nachtdienst gerne. Bis gleich!«

Von gerne war natürlich keine Rede. Aber dafür, dass wir im Hospital den geburtshilflichen Dienst aufrecht erhielten, hatten wir unsere Freiheiten und nicht zuletzt auch großzügig bemessene Entschädigungen.

Cecilia lag in unserem Dienstzimmer und hatte schon wieder etwas Farbe im Gesicht. Sie war wild entschlossen, ihren Dienst wieder aufzunehmen und wollte sich nur noch ein wenig ausruhen.

»Du solltest keine Nachtdienste mehr machen, Ceci.«

»Dann müsstet ihr mehr Dienste übernehmen, du weißt, dass niemand für ein paar Monate nach La Palma kommt.«

»Das ist nicht dein Problem. Ich bleibe also, bis du wieder fit bist, okay? Wer ist da nebenan?« Ich nickte Richtung Kreißsaalbereich.

»Eine Tussi aus Garafía.« Cecilia zuckte die Schulter. »Die ist schon seit dem Nachmittag hier. Mühsam. Sie ist erst bei drei oder vier Zentimetern.«

»Okay. Überleg es dir – das mit dem Heimfahren. Ich werde jetzt mal schauen, dass da was weitergeht.«

Im Wehenzimmer des Kreißsaals lag Maria de los Angeles und stöhnte vor sich hin. So hatte sie sich das nicht vorgestellt. An ihrer linken Seite saß ihr Märchenprinz, ein schmächtiges Bürschchen, das nicht annähernd so viel Kampfgewicht in die Arena mitbrachte wie seine gewichtige Perle. Der Arme machte den Eindruck, als ob er mit ihr im Allgemeinen und mit der Situation im Besonderen absolut überfordert wäre. Aber da musste er jetzt durch.

Ich war wirklich nett zu den beiden, begrüßte sie freundlich, erkundigte mich nach ihren Anliegen und heuchelte Interesse für den Namen des Kindes. »Wie soll es denn heißen?«

»Texenery.«

Ah ja. Eine stämmige Guanchenbraut, ich hätte es mir denken können. Ich wettete, Texenery war eine wunderschöne Guanchenprinzessin. Nette spanische Vornamen wurden ja kaum noch gewählt, es liefen auf der Insel entweder Prinzen und Prinzessinnen oder kleine Kevins und MacGyvers herum. Auch auf den anderen Inseln war das Phänomen des Kevinismus gang und gäbe.

»Verstehe. Woher kommt denn der Name?«

»Das war eine Guanchenprinzessin.«

Na bitte. Nola und ich warfen uns Blicke zu. Nachgewiesen sind lediglich ein paar Könige, die man auf Teneriffa *mencey* nannte, und Göttinnen, aber natürlich musste es auch Prinzessinnen und Königinnen gegeben haben. Dutzende, denn mittlerweile gab es sogar ein eigenes Buch nur mit Guanchenvornamen, die alle von Prinzessinnen stammten. Wie Teguise, nach ihr wurde die zeitweilige Hauptstadt Lanzarotes benannt. Sie war zu ihrer Zeit wirklich so etwas wie eine mächtige Frau, denn sie war als Tochter eines Guanchenkönigs mit dem Neffen von Jean de Béthencourt verheiratet worden, dem Statthalter Lanzarotes.

»Und wie schreibt man das?« Nachdem sich die Gynäkologen zumindest beim Geschlecht selten irrten, notierte ich mir den Namen schon einmal für die Dokumentation.

Angeles buchstabierte. Wie ich befürchtet hatte. Aber gewiss würde das Personal in der Verwaltung, das meinen an sich simplen Namen bis heute falsch schreibt – oder den irgendeines deutschen Patienten nicht einmal richtig abschreiben kann –, nicht das geringste Problem mit dieser Orthografie haben. Ein Jammer, dass die Sprache der Guanchen nach der spanischen Eroberung ausstarb.

Nach der vaginalen Untersuchung und Auswertung des Wehenschreibers machte ich der Gebärenden unmissverständlich klar, dass es so nicht weiterginge. »Raus aus dem Bett und rumlaufen, Madame!«

Maria de los Angeles schaute mich verstört an. Ich wusste, dass sie sich Cecilia zurück in den Kreissaal wünschte, aber das wagte sie nicht anzusprechen. Dafür warf sie ihrem angetrauten Pygmäen einen hilfesuchenden Blick zu.

Der Dödel blies sich auf wie eine Unke. »Und Cecilia?«, maulte er. »Wo ist die Frau seit Stunden? Sie ist einfach verschwunden! «

»Ich gebe zu, unter uns Hebammen ist die eine oder andere, die entmaterialisiert sich bei Einbruch der Dämmerung.«

Mister Ober-Cool schnaubte und Nola unterdrückte ein Grinsen. Sie kannte meinen Zynismus, wenn ich auf unmotivierte, uninformierte, träge Paare traf, deren vorrangigstes Interesse die opulente Taufe und die Marke des Kinderwagens waren. In Garafía! Als ob es nicht völlig gleichgültig wäre, mit welcher Kutsche man dort die zwei Straßen rauf und runter stöckelte!

»Hopp, hopp!«, befahl ich und hängte den Wehenschreiber ab. Bis Angeles dann mit Nolas Hilfe stöhnend und schnaufend endlich aus dem Bett gestiegen war, dauerte es.

Kein Wunder, dass Cecis Kreislauf aufgegeben hatte. Unterbrochen von einer Wehe und gestützt von ihrem Partner schleppte sich Angeles Richtung Toilette. Sie wankte derart entmutigt, dass sie mir schon fast wieder leid tat.

Ich zog Nola am Ärmel aus dem Zimmer. »Gott!«, stöhnte ich. »Wir können ihr aber auch etwas vorsingen – du, meine ich. Wenn ich singe, bleibt das Kind unter Garantie drinnen.«

Nola lachte.

»Ich könnte höchstens etwas vortanzen.« Ich machte ein paar launige Bewegungen, derweil Nola besorgt die Stirn in Falten schob.

»Äh, was genau hast du gegessen?«

In diesem Moment bog Luci um die Ecke. Als sie meine schwer einzuordnenden *dance moves* sah, hüpfte sie leichten Fußes herbei und zeigte, wie man sich eindeutig cooler bewegt. Gut, Luci könnte meine Tochter sein, aber das allein war nicht die Erklärung. Luci war einfach das personifizierte Temperament.

»Luci«, strahlte ich die junge OP-Gehilfin an, »du kommst gerade rechtzeitig. Vielleicht kannst du unsere etwas schwierige Kandidatin da drinnen ein bisschen motivieren? Sonst landet sie nämlich irgendwann auf eurem Tisch. Zeig ihr einfach ein paar Bauchtanzbewegungen. Ich hol gleich die Musik.«

Lucis Blick war unergründlich. Was sie Nola zuflüsterte, weiß ich nicht, aber ich galt in der Abteilung ohnehin als leicht angeschrägte Eigenbrötlerin mit verhaltenskreativer Weltanschauung, da ich in ihren Augen dermaßen rückschrittlich sein musste, weil ich Hausgeburten begleitete – also wie im tiefsten Mittelalter arbeitete, das man ja Gott sei Dank überwunden hatte.

Als ich mit meinem Handy zurückkehrte und wir zu dritt den Wehenraum betraten, traute ich meinen Augen nicht: Maria von den Engeln thronte im Bett und der Bräutigam saß Händchen haltend daneben.

»Irrtum!«, rief ich und machte drängende Gesten, das Bett schleunigst zu verlassen. Diesmal ging es ein wenig flotter. »Sieh mal, Angeles, Luci wird jetzt mit dir tanzen. Du machst es einfach ihr nach und versuchst dich so locker es geht zu bewegen, okay?«

Ich hatte nur einen richtig fetzigen arabischen Song gespeichert, aber mit Salsa ging es auch. Wahnsinn, wie Luci sich bewegte! Nola und ich nickten uns zu. Und sogar Angeles Züge heiterten sich auf.

Tanz und Gesang waren bei den Guanchen ja sehr beliebt. Der Tanz, der heute *canario* genannt wird und bei keinem Volksfest fehlt, stammt mit seinen kurzen und zügigen Schritten aus der Zeit der Ureinwohner. Luci hatte allerdings eher den aufregenden Hüftschwung Ricky Martins vor Augen und erfreute damit ganz besonders den werdenden Vater, der endlich etwas entspannter wurde.

Angeles tat ihr Bestes. Der *canario* hätte auch nicht mehr Schwung in die Bude gebracht, zumal er mehr Platz brauchte. Von der Musik angelockt, erschien Cecilia im Türrahmen. Sie lächelte unergründlich.

Bei der vierten Nummer, mitten in die Musik hinein, das Signal einer SMS. Nach dem Song öffnete ich die Nachricht. Felix. Gott! Wir hatten vorhin den Teufel an die Wand gemalt. Ich schlich mich hinaus, während die anderen noch Macarenas Refrain wieder und wieder anstimmten.

»Bitte komm! Felix.«

Oh verdammt. Sofort wählte ich seine Nummer, aber es kam keine Verbindung zustande. Ich wusste, dass sie in ihrem *pajero* keinen Empfang hatten. Felix musste zum Telefonieren die Rinne hinabsteigen, aber selbst dort waren manchmal nur SMS-Nachrichten möglich. Und selbst diese kamen nicht immer zeitgleich. Mir blieb keine andere Wahl, als mich auf den Weg zu ihnen zu machen. Die Anfahrtszeit betrug gut eine Stunde.

Die langen Fahrten zu meinen Einsätzen verbringe ich mit Telefonaten, Musikhören, oder Englisch- und Französisch-Audiokursen, ich habe ein ganzes Arsenal von CDs im Auto. Irgendwann gehe ich Arabisch an. Oder Baskisch. Ich habe sehr liebe Freunde dort.

Cecilia war Gott sei Dank wieder so fit, dass sie den Dienst übernehmen konnte. Ich hatte ihren Blutdruck gemessen, der immer noch niedrig war, und ihr Rosmarin empfohlen. Weil ich immer ein Fläschchen als Notfalltropfen bei mir hatte, konnte ich ihr schnell einige Tropfen in ein steriles Röhrchen abfüllen.

»Unterschätze die ätherischen Öle nicht! Über die Nasenschleimhäute aufgenommen, wirken sie wirklich rasch!« Ich drückte den roten Gummistöpsel auf das Röhrchen und hielt es ihr unter die Nase. »Gib es am besten in die Handtasche, dann kannst du schnell daran schnuppern, wenn dir bei Hitze oder im Auto schwindlig wird.«

»Mach ich.«

Dann war ich die Wolke.

Zügig kurvte ich die steile Felswand des Barranco de las Angustias hinauf. Es war eine klare Nacht, helles Mondlicht flutete durch die Scheibe. Als ich hoch über dem Barranco auf der Bundesstraße zwischen den Bananenplantagen entlangzog, erhielt ich eine Nachricht. Es war knapp vor Mitternacht. Ich parkte den Wagen am Rande und las.

»Es wird ernst. Kommst du?«

Natürlich kam ich! Wieder gab es keine Verbindung. »Bin bei Amagar«, tippte ich, »kurz vor El Time. Bis gleich.« *Joder!*, überkam es mich. Ich musste also mit meiner Ausrüstung den Berg hinauf.

Bald hatte ich den Steilhang der Schlucht aus dem Krater des größten Vulkans von La Palma überwunden und raste auf dem Hochplateau Richtung Norden. Verkehr gab es um diese Zeit selbst auf der einzigen Verbindungsstrecke von Nord nach Süd so gut wie keinen mehr.

Nach etlichen Kilometern bog ich rechts ab. Bald begann die Straße zu steigen, teilte sich einige Male und ging dann in eine einspurige kurvige Fahrbahn über, bei der am Ende nur noch die Fahrspuren asphaltiert waren. Links und rechts zweigten Hauszufahrten ab, ging es zu verwilderten Gärten und verlassenen Parzellen. Die Feldterrassen hier in dieser Höhe wurden nicht mehr bestellt, nur hie und da deutete saftiges Kraut auf den Anbau von Kartoffeln, die hier drei Mal im Jahr geerntet wurden.

Nachdem ich an den letzten Mauern mit wuchernder Bougainville vorbeirollte, parkte ich den Wagen auf den letzten Metern Asphalt. Dicht am Hang, hinter Felix' kleinem Panda. Da ich mit der Geburt in Nadines *pajero* rechnete, blieb mir nichts anderes übrig, als das Wichtigste in einen Sack zu werfen, den ich schultern konnte. Mit meinem großen starren Geburtshilfekoffer würde ich in dem unwegsamen Gelände nicht weit kommen.

Dann stand ich ungefähr dort, wo die thermophile Buschwaldzone endete: bei neunhundert Metern Seehöhe. Mitten in der Wildnis. Die Wildnis der Macchia mit Wacholder, Lorbeer, Baumheide, vereinzelten Zistrosen. Der Pfad ging vom Rampenweg der letzten Häuserzufahrt weg und führte direttissimo nach oben. Eigentlich war es kein Pfad. Es war ein Steig. Eigentlich auch kein Steig, sondern einfach ein wildes Bachbett. Ohne Bach. Die seltenen Male, die Wasser hinuntergeschossen war, hatte es eine Rinne, eine winzige Schlucht, nicht tief, in den Hang geschnitten.

Ich sah den Berg hinauf. In die Stille darüber. Zwischen hohen, flüchtigen Wolkenbänken funkelte ein Sternenteppich am pechschwarzen Himmel. Viele Europäer und eine internationale Riege an Astrophysikern kamen wegen der klaren Sicht auf die Sterne ins Observatorium von La Palma.

Ich beschritt den Steig, der kein Steig war, sondern doch eher ein Pfad, der sich in der Rinne entlang verfallener Wasserkanäle immer höher zog. Gespenstisch erhellte meine Stirnlampe die Vegetation über mir, während ich mit der

Taschenlampe jeden Stein beleuchtete, bevor ich darauf trat. Das Geröll war glatt, oft lose und bemoost, und lauerte nur darauf, mich zu Fall zu bringen.

Ein Fauchen zerriss die Stille. Ich fuhr herum und leuchtete in ein Paar gespenstischer Augen. Verwilderte Hauskatzen und ausgesetzte Jagdhunde streunten überall durch die Barrancos.

Großblättriger Yams besetzte die Ufer und meine Lampen hauchten ihm Leben ein. Durch die Bewegung meiner Stirnleuchte umgab mich ein spukhaftes Spiel aus Licht und Schatten. Immer wieder tauchten am Rande funkelnde Punkte in der Dunkelheit auf und ich wusste, dass ich Begleitung hatte. Es ging steil aufwärts. So steil, dass ich manche Stellen nur auf allen Vieren überwinden konnte. Zu beiden Seiten säumten Hänge in Form wilder, über und über mit Sukkulenten und Baumheide gespickter Klippen die Rinne.

Auf halber Höhe hielt ich inne. Der Wind pfiff leise über den Hang. Am Tag lohnte sich der Fernblick nach Westen über das bis zu den Klippen der Steilküste leicht abfallende Plateau: im Grün der Plantagen leuchteten die Häuser der Fincas wie weiße Bausteine. Schweiß stand auf meiner Stirn. Ich wischte ihn flüchtig ab, denn ich musste weiter. Ich fluchte. Von der verkehrsfernen Schluchtenbeschaulichkeit hatte man in der Nacht nicht viel. Wild wuchernde Vegetation machte den Pfad oft schmal und schenkte Moos und Flechten im Unterwuchs die notwendige Sonnenfilterung und Feuchtigkeit. Ich trat auf große, von Sturzwasser gefährlich rund geschliffene Steine.

Verdammt!, fluchte ich erneut, bestimmt zum zehnten Mal. Beinahe wäre ich böse gestürzt. Wie bescheuert ist denn das, nun mit zwei kleinen Kindern so hoch oben am Berg zu wohnen! Geradewegs weiter hinauf, und man wäre irgendwann auf dem schrägen Plateau des Roque, auf dem im Winter bisweilen Schnee lag.

Ich musste das nicht verstehen. Schon meine Generation lebte ja anders, aber gezeugt wurde ich von zwei Menschen, die stolz darauf waren, mit einem VW-Käfer in den Urlaub nach Lignano zu fahren. Den Rest des Jahres lebten sie in einem netten Häuschen, nicht am Nabel der Welt, aber mit guter Kommunikation. Nelis Schwägerin kam mir in den Sinn, mit ihrem klimpernden Behang hätte sie hier ein lustiges Bild abgegeben. Aber ganz unrecht hatte sie nicht …

Unerwartet gingen linker Hand gemauerte Stufen weg – ein zivilisatorischer Akzent. Ich wusste, ich hatte mein Ziel erreicht.

Vom Rand der Rinne weg erstreckte sich ein fast ebenes Plateau von der Größe zweier Fußballfelder und unterbrach das abschüssige Gelände. Nadines Garten Eden. Des einen Hölle, des anderen Himmelreich. Ich musste wieder an meine Grillbegleitung von heute Abend denken: Der gichtigen Nebelkrähe und dem diabetischen Drachen würde ein täglicher An- und Abstieg vermutlich alle gesundheitlichen Probleme lösen. Und die anderen auch.

Nach kurzem Verschnaufen klopfte ich an die blau gestrichene Tür und trat ein. Nadine rannte schnaufend im Kreis und winkte mir zu. Etliche Kerzen verströmten ein gedämpftes Licht. Die mit bunten Tüchern bespannten Wände gaben dem niederen Raum eine sehr heimelige Atmosphäre. Jedes liebevolle Detail, dachte ich, war diesen beschissenen Weg heraufgeschleppt worden. Unweigerlich brachte man diesen Dingen eine andere Wertschätzung entgegen, wenn man sie aus dieser Perspektive betrachtete.

»Schön, dass du da bist, Ursula!«, rief Felix und umarmte mich etwas halbherzig, denn auf seiner linken Hüfte saß der zweijährige Finn. »Magst du Tee oder Saft?«

»Erst mal nur Wasser, bitte. Ich werde Nadine gleich mal untersuchen, damit wir wissen, woran wir sind, okay?«

Das Ergebnis, vier bis fünf Zentimeter Muttermundweite, war etwas enttäuschend, zumindest für mich. Nicht so für Nadine. Das dunkle Blau ihrer Augen nahm einen besonderen Glanz an.

»Dann schaffen wir es also noch rechtzeitig zu Teresa!«

Ich sah bestimmt drein wie eine Idiotin. »Wie bitte?«, krächzte ich. Nicht mit mir!, bedauerte ich insgeheim, sorry. Ich renne da jetzt nicht wieder hinunter in der Finsternis. »Das meinst du doch nicht im Ernst, oder?«

»Na sicher! Wir sprachen doch die ganze Zeit von einer Wassergeburt!«

Ja schon, aber … Also doch. Na bravo! Das verrückte Huhn, wetterte ich, will tatsächlich mit Wehen, im Dunkeln, diese Rinne hinabrutschen.

»Nadine, du hast Wehen, die dir schon ganz schön zusetzen«, war ein schwaches Argument, aber immerhin.

Die großen Augen sahen mich herausfordernd an. »Was denkst denn du, wie lange es noch dauern wird?«

Gott! Wenn ich weniger als eine Stunde sage, war das eine leicht durchschaubare Lüge, die spätestens nach einer weiteren Stunde Wehen aufflog. Schätzte ich mehr, ginge sich ein Umzug locker aus. Ich hatte keine Chance.

»Vielleicht zwei Stunden …« Ich holte Luft. »Also gut. Dafür bleibst du aber ein paar Tage bei Teresa – gilt der Deal?«

»Yep!« Nadine sprang auf. Bevor sie sich daran machte, ziemlich wahllos Klamotten und andere Utensilien in einen Rucksack zu werfen, klammerte sie sich am Türstock fest und veratmete eine Wehe.

Na bitte, jetzt kamen schon die langen, starken Wehen. Aber über Nadines hübsche, herzförmige Lippen drang kein Laut. Sie suchte noch, auf dem Boden rutschend, nach den Schuhen von Finn, dann richtete sie sich auf und strich sich das Kleid glatt.

»*Vámonos!*«, rief sie. Es klang wie eine Kampfansage.

Auf der romantischen, von Wein beschatteten Terrasse überkam sie die nächste Wehe. Kaum war diese veratmet, musste Finn Pipi. Und nach dem Pipi musste er dringend etwas trinken. Das Protestgeschrei von Zweijährigen wollte jetzt niemand hören, erstens, weil die lieben Kleinen immer gewinnen, zweitens, weil es nur unnötig verwilderten

Besuch angelockt hätte. Schon ertappte ich mich dabei, wie eine Fußspitze auf die eingelegten Keramikscherben tippte. Gut, Geduld während einer Geburt war eine Sache, aber für derartige Aktionen war ich toleranztechnisch gewiss nicht die optimalste Begleitperson. Bevor die nächste Wehe kam, schulterte Nadine den kleineren der beiden Rucksäcke und reihte sich hinter mich. Ich ging voraus und Felix machte mit Finn auf den Armen und dem schweren Rucksack auf dem Rücken das Schlusslicht.

Nicht nur Alpinisten wissen, dass der Abstieg auf unangenehm rutschig-schottrigem Gelände mühsamer ist als der Aufstieg. Über die Passagen mit den großen rundgeschliffenen Steinen kroch Nadine verkehrt herum, auf allen Vieren. Einige Male verharrte sie, gleichfalls im Vierfüßlerstand, heftig atmend. Ich hörte, dass sie kaum genug Luft bekam.

»Komm, setz dich«, riet ich ihr, »wir haben genug Zeit. Versuche gleichmäßig, langsam und tief zu atmen.« Ich sah in Felix' von wirren strohblonden Haaren umrahmtes Gesicht. »Sonst fängt sie noch an zu zittern.«

Felix nickte und rückte den schlafenden Finn zurecht, der wie ein Äffchen mit gespreizten Beinen vor seiner Brust hing und seine weißen Ärmchen um Felix' Hals geschlungen hatte. Vermutlich bekam der Vater zeitweilig auch nicht genug Luft.

Der Schweiß an meiner Stirn trocknete. Es fröstelte mich.

Wir nahmen die zweite Hälfte in Angriff. Die Wehen kamen zwar aufgrund der Adrenalinausschüttung in größeren Abständen, dafür umso heftiger.

»Ich spüre schon einen leichten Druck«, gestand Nadine und fügte schnell hinzu: »Aber nur während der Wehe.«

»Ich weiß. Wir haben es ja bald geschafft.«

Irgendwann erreichten wir mit zitternden Knien unsere Fahrzeuge. Während Felix alle im Wagen verstaute, versuchte ich Teresa zu erreichen. Wider Erwarten hatte ich Empfang.

»Tere, lass bitte den Pool ein, wir sind schon auf dem Weg. *Lo siento.*«

»Ist schon okay, Ursula. *Ningun problema.*«

Das war Teresa, auf sie konnte ich mich hundertprozentig verlassen. Auf sie und auf Nola … Wie es ihr wohl mit der Guanchenbraut erging? Ein paar Kehren noch und wir erreichten die Hauptstraße. Nach wenigen Kilometern ging es rechts ab Richtung Steilküste. Von Weitem schon sah ich das Licht in Teresas Küche. Vermutlich kochte sie starken Kaffee.

Nadine wankte in den von Eisenkraut und Lavendel bedufteten Salon. In den Geburtspool plätscherte warmes Wasser, in das Teresa bereits die ätherischen Öle und Salz untergemischt hatte. Auf dem Nachtkästchen des nahen Bettes drang diffuses Licht durch ein bemaltes Schirmchen.

Wir halfen Nadine aus den Kleidern und in den Pool. Sie räkelte sich, streckte sich wohlig und schloss die Augen. Es musste die entspannende Wirkung des warmen Wassers nach der körperlichen Anstrengung gewesen sein, dass Nadine, wenige Minuten später, ihre Finger in den Rand des Pools krallte. Mit einem seligen Lächeln auf den Lippen gebar sie die kleine Nicole in das duftende Wasser.

Am Ufer des Titicacasees

Zwischen Ausgrabungen und Gebärstube

Die Wolken hingen tief, der Himmel am Horizont leuchtete azurblau. Wie so oft hatte man auf den schnurgeraden Straßen des Altiplano das Gefühl, die fetzigen Stratuswolken würden irgendwann das Dach des Busses streifen.

Wir waren von Arica, Chile, aus gestartet und viele Stunden einem Tal am Rande der Atacama Wüste gefolgt, dann ging es an schroffen Sandsteinwänden in sämtlichen Beige- und Brauntönen und an stahlblauen Seen in versteppten Ebenen vorbei, und hie und da durch unwirkliche Mondlandschaften. In der Ferne leuchteten die weißen Gipfel verschneiter Vulkane. Die Straße, die sich weiter und weiter den Pass hinaufschraubte, war gut ausgebaut und wenig befahren. Irgendwann klagten die Ersten über Schwindel und Übelkeit und ich war froh, dass ich ein paar Tage zum Akklimatisieren an die Höhe eingerechnet hatte. Für die Rückreise planten wir – meine Tochter Nina, ihr chilenischer Freund Daniel und ich – die »Lagunenroute«, vorbei an farbenfrohen Lagunen mit Flamingos bis nach San Pedro de Atacama, mit einem Abstecher zum Salzsee von Uyuni – denn nichts würde bleiben wie es jetzt war, und wer weiß, wann ich wiederkäme. Der Salzsee von Uyuni beherbergt nämlich eines der weltweit größten Lithiumvorkommen, in den entlegenen Salzlaugen schlummert das Lithium für die Akkus unserer Handys und die Batterien der Elektrofahrzeuge … Rund um diesen größten Salzsee der Erde mit einer Salzkruste von zwei bis sieben Metern erstrecken sich die Wüstenlandschaften des Altiplano im bolivianischen Südwesten, mit Geysirfeldern und grünlich-türkisen Seen unter so mächtigen Vulkanen wie dem Licancabur, der mit seinen 5.916 Metern aus dem Nichts der kargen Wüstenlandschaft ragt. Und auch das Zeugnis der Eisenbahngeschichte Boliviens findet sich ausgerechnet dort in dieser ariden Gegend in Form des »Friedhofs der Züge«, auf dem gleich südlich der

Stadt Uyuni zahlreiche alte Dampflokomotiven und Waggons ihrer vollständigen Auflösung entgegen rosten.

Unser erster Stopp in der kargen Einöde war eine Lagune, in der sich gerade eine Herde Vikunjas erfrischte, die so wirkte, als wäre sie nur für das Foto dorthin gestellt worden. Die Szene war so perfekt, dass jeder der wenigen Touristen im Bus sie lachend mit Handy oder Kamera einfing. Und es war nicht das letzte Mal auf dieser Wüste-Anden-Altiplano-Route, wo es mir genauso ging. Als Nächstes hielten wir kurz nach einer weiteren beeindruckenden Lagune am chilenisch-bolivianischen Grenzübergang unterhalb des Kraters *K'isi K'isini.*

Während wir auf unseren Fahrer warteten, gab es Gelegenheit zu einem Restaurant- und Kioskbesuch. Es wehte ein eisiger Wind und die Flipflop-Träger begannen zu jammern. Was dachten sie bloß, wir waren schließlich auf fast 4.000 Metern Höhe und auf allen Seiten umgeben von weiß gekrönten Vulkanen! Während wir uns mit unseren Rucksäcken in die Schlange an der Passkontrolle einreihten, verfrachtete unser Fahrer das bereits gescannte Gepäck wieder in den Bus. Selbst hier am Pass Chungará, zwischen den beiden Nationalparks Lauca in Chile und Sajama in Bolivien, gab es X-Ray-Gepäck-Scanner.

Nachdem wir alle unsere Stempel in den Pässen hatten, ging es weiter. Wir umrundeten den majestätischen Sajama, und die Sonne tauchte seine mächtigen Hänge in ein unwirklich gleißendes Licht. Mit 6.542 Metern ist der Sajama der höchste Berg Boliviens und einer der höchsten Vulkane der Welt.

Selten, aber doch, zweigten Straßen von der Hauptroute ab. Ich glaubte ja nicht, dass sich in dieser Pampa irgendjemand freiwillig aufhielt – außer vielleicht einige unerschrockene Neurodermitiker. Tatsächlich bewirtschafteten entlang der Schotterpisten fernab der Bundesstraße eine Handvoll dort Geborener das öde karge Land.

Bolivien war neben Mexiko definitiv das kulturelle Highlight meiner Südamerikareisen. Bolivien ist anders. Bunt.

Geheimnisvoll. Voller Mythen und Legenden. Immerhin befindet sich hier die eigentliche Wiege der Inkas – nein, nicht in Machu Picchu. In Bolivien fühlt man sich wie in einer anderen Welt. Nicht nur ältere Frauen laufen in der klassischen Tracht herum und sind mit ihren flachen, runden Gesichtern, den schwarzen oder grauen Zöpfen und den schwarzen Melonen-Hüten, die nach europäischem Verständnis zwei Nummern zu klein sind, eine bunte, folkloristische Erscheinung. Dabei beruht die heutige Tracht auf der rigiden Kleiderordnung der Spanier, die Ende des 18. Jahrhunderts der indigenen Bevölkerung das Tragen ihrer ursprünglichen Trachten verboten hatten. Die Frauen verwendeten dann europäische Schnitte, aber zusammen mit ihren traditionellen Materialien, Farben und Mustern. Die traditionell gekleideten Frauen werden in Bolivien, Peru und Chile *cholitas* genannt. Der Name ist die Verniedlichung von *cholo,* einer abwertenden spanischen Bezeichnung für Menschen mit indigenen Wurzeln. Aber das Erscheinungsbild täuscht. Heute spielen selbstbewusste *cholitas* Fußball und sind sehr gute Geschäftsfrauen. Von ihnen lässt man sich auch die Zukunft aus Cocablättern vorhersagen. Und bei Erkältungen oder anderen Unpässlichkeiten geht man lieber zum nächsten Hexenmarkt und dem Stand einer *cholita* als in die Apotheke – die Fülle an endemischen Kräutern ist beeindruckend.

Allein La Paz ist eine Reise wert. Dabei zählt Boliviens Hauptstadt zu den gefährlichsten Städten Südamerikas, wie mediale Quietscher immer wieder verlautbaren. Wie La Paz zu seinem schlechten Ruf kam, war mir allerdings nicht ganz klar. Ich fand die Stadt ziemlich aufregend. Dass sie weder eine studentische Schickeria besitzt noch Celebritys anlockt, die Schönen und Reichen dieser Welt, liegt auf der Hand, denn La Paz ist laut, eng und zum Teil schmutzig. Dennoch hat die Millionenstadt einen ganz eigenen Charme. Schon allein die Lage in diesem Kessel war außergewöhnlich, denn die expandierende Stadt nutzte jeden Quadratmeter und jeden Hang für Wohnzwecke, und war er auch noch so steil. Die Hütten und Schuppen, ohne zivilisatorische Errungenschaften und entgegen aller statischen Erkenntnisse übereinander gebaut, wuchsen mittlerweile die gesamten Hänge hinauf. Je höher die Lage, desto ärmer die Bewohner. Der Höhenunterschied zwischen den weiter talabwärts gelegenen südlichen Stadtteilen mit den Villen und dem Stadtrand am oberen Ende des Talkessels beträgt knapp tausend Meter. Aber nicht nur zwischen der Lage der Wohnviertel und dem sozialen Status ihrer Bewohner existiert eine eindeutige Beziehung, auch die Temperatur nimmt nach oben hin um sechs Grad Celsius im Jahresmittel ab.

Ein paar Tage später und gut an die rund 4.000 Höhenmeter akklimatisiert, verließen wir La Paz Richtung El Alto. Bei jeder Kehre genossen wir einen Blick hinunter in den Talkessel der brodelnden Stadt. Auf der Anhöhe, auf der El Alto und auch der internationale Flughafen lagen, gab es seit wenigen Jahren eine Schweizer Seilbahn, die umgerechnet keine 50 Cent kostete und die die »neue« mit der »alten« Stadt in wenigen Minuten verband. Schließlich gelangten wir zur Ausfallstraße nach Norden, die zwar breit, aber dennoch verstopft war. Die im Schritttempo dahinkriechende Kolonne nutzten unzählige Einheimische, um genervten Autofahrern alles Mögliche anzudrehen. Und ich meine nicht nur Wasser, Nüsse und Kaugummis. Einfache Garküchen reihten sich am Straßenrand aneinander und Burschen wie Frauen wuselten mit Plastiktellern voll dampfender Speisen zwischen den Autos hindurch. Auch an unseren Wagen klopften Indiofrauen, die meisten mit bunten Tüchern am Rücken, in die Säuglinge oder Kleinkinder gewickelt waren.

»No«, riet Paco, Daniels bolivianischer Freund, völlig unnötigerweise, denn ich hätte ohnehin keinen Bissen des undefinierbaren Eintopfs hinuntergebracht. »Marke Ratatouille«, fügte er hinzu und zog die Mundwinkel hinab.

Also ein Potpourri von ansonsten unverdaulichem Zeug, das sich in grausamer Verkennung seiner lustfeindlichen Bestimmung Gemüsepfanne nannte.

»Igitt!«, stöhnte die Rückbank unisono und auch ich rümpfte die Nase. Außerdem war mir nach dem gestrigen Nahtoderlebnis mit dem Chili con Carne seiner mexikanischen Haushälterin absolut nicht nach Essen zumute.

»Gegen Nüsse ist aber nichts einzuwenden«, meinte meine Tochter, und so kaufte ich von der nächsten Einheimischen Paranüsse und geröstete Ur-Erdnüsse, gilt Bolivien doch als das Ursprungsland der Erdnuss. Aus ihrem offensichtlich gut gefüllten Tuch im Rücken ragten zwei kleine Köpfe.

»Darf ich ein Foto machen?« Ich winkte mit meiner Kamera. Im Allgemeinen stieß man in Bolivien mit diesem Ansinnen auf keine große Gegenliebe. Doch Madame fühlte sich offenbar geschmeichelt. Kokett rückte sie sich die schwarze Melone zurecht. Klein und wichtig thronte sie in der Mitte ihres Kopfes und streckte so die übertrieben ausladende Silhouette mit dem weiten, bunten Volantrock.

»Gracias!«, rief ich und bekam dafür ein Lächeln, in dem ein Goldzahn aufblitzte.

Knabbernd und gut gelaunt saßen wir in Pacos Wagen und lauschten meiner Tochter, die aus einem Reiseführer zitierte – auf Spanisch, so wie unsere gesamte Konversation. Vor uns lagen siebzig Kilometer Bundesstraße, die wir immer häufiger mit Eselskarren und anderem Gespann teilten. Doch die Sonne färbte den Himmel in ein kitschiges Blitzblau, vor dem die schleierartigen Cirrostrati aussahen wie ätherische Quallen.

Zu linker Hand zogen in der Ferne karge, baumlose, fast unwirtliche Hügelketten vorbei. Diese Unwirtlichkeit war wohl der starken Sonneneinstrahlung, den heftigen Winden und krassen Temperaturdifferenzen geschuldet. »Menschen wie Tiere oder auch Pflanzen«, las die bemühte Dozentin, »besitzen eine besonders hohe Frosttoleranz. Wie zum

Beispiel die Maca – die Wurzel ist das Aphrodisiakum der Anden. Keine andere Feldfrucht der Welt wird in solch extremer Höhenlage kultiviert …«

Paco nickte. »Maca wird seit ein paar tausend Jahren hier oben angebaut. Die Inka …«

»Die Inka gab es damals noch gar nicht«, unterbrach Nina ihn. Unsere Lehrerin verdrehte die Augen nach oben, einen süffisanten Unterton gerade noch verkneifend.

»Also der Legende nach«, ließ Paco sich nicht aus der Ruhe bringen, »war es während der Hochblüte des Inkareichs so, dass die Männer vor kriegerischen Auseinandersetzungen vermehrt Maca zu sich nahmen – das machte sie zu wild entschlossenen und ausdauernden Kämpfern. Nach dem Sieg gab man ihnen jedoch kein Maca mehr, um die armen Frauen der besiegten Stämme vor ihrem unersättlichen Trieb zu schützen.«

»Das ideale Superfood!«, rief Daniel begeistert und grinste. »Also ich weiß schon, was ich heute esse!«

»Mhm«, meinte Nina, »sicher kein Maca.«

Strohgedeckte und mit Lehm verputzte Häuser aus Stein oder Ziegel lösten die mit Wellblech gedeckten Häuser des Stadtrands ab, bis auch sie nur noch ab und an als Gehöfte auftauchten, die von Steinmauern umgeben waren. Auf den mit Steppengras durchsetzten Weiden rundum grasten Kühe, Schafe, Lamas und Pferde, und häufig warteten angepflockte Esel vor den Scheunen auf ihren Einsatz.

Drei oder vier Mal bat ich Paco anzuhalten, um Fotos von Land und Tieren zu machen. Nach dem letzten Stopp bekam ich gerade noch mit, dass es im Fond des Wagens laut geworden war.

»Gott, ich brauch einen Kaffee!«, stöhnte Nina.

Ich zuckte eine Schulter. »Den wirst du hier nicht bekommen.«

»Und Wasser.« Sie winkte mit der leeren Flasche. »Ich sterbe nach all den salzigen Nüssen!«

Paco lächelte. »So schnell stirbt man nicht.«

Und Ninas Freund setzte hinzu. »Es sei denn, man rafft sich einmal noch auf, wie der vom Sammler aufgespießte Schmetterling.« Er seufzte sarkastisch. »Der legt Eier, ehe er hinscheidet.«

»Was, soll ich jetzt Eier legen?«, alterierte sich Nina und warf die Wagentüre zu. Wahrlich, Daniel hatte es auch nicht einfach.

Paco ließ den Motor an und gab Gas. »Kaffee oder direkt nach Tiwanaku?«, grinste er. Dann nieste er. Die kurzen Stopps hatten genügt, um ihm die Tränen in die Augen zu treiben.

»Jesús!«, rief ich, was soviel wie »Gesundheit!« bedeutete, aber in Wahrheit natürlich »Jesus« heißt und ein beliebter spanischer Vorname ist.

»Shit!«, fluchte Paco nach einem erneuten spontanen Reflex, irgendwelche nasalen Reizstoffe loszuwerden.

Die Natur kann ja den Menschen hassen, finde ich, das kann jeder Allergiker bestätigen. Mein Vater zum Beispiel hatte ein sehr esoterisches Verhältnis zu Bäumen – er rannte bei jeder Gelegenheit in den Wald – und meine Mutter musste die Pollenallergie auf ähnliche Weise wie Paco büßen. Deshalb gab es bei uns auch prophylaktisch kein Haustier, nicht einmal eine unproblematische und reinliche Katze, rangiert doch die Tierhaarallergie angeblich gleich hinter den Pollen. Und meine Mutter wusste, dass das süße Kätzchen Kreuzsensibilisierungen gegenüber anderen Tieren auslösen konnte. Platz drei belegt übrigens die Hausstaubmilbenallergie. Auch die gab es bei uns zu Hause definitiv nicht.

»Soll ich fahren, Paco?« Das Angebot kam von Daniel.

»Oder ich?«, warf ich schnell dazwischen. Zu schnell. »Na ja, das kurze Stück«, planierte ich eventuelle Restzweifel. Doch Nina sah mich an, als wäre schon der Gedanke daran irrsinnig. Ihr Blick, der sagte: »Du bist nur die Mutter«, schmerzte. »Gott!«, seufzte ich und hüllte mich den Rest der Fahrt in Schweigen.

Daniels Freund fuhr niesend, aber mit etwas gedrosselter Geschwindigkeit weiter. Wenn ich ehrlich war, zog ich Paco vor, trotz der Mini-Explosionen mit hundertsechzig Stundenkilometern in seinem Gesicht und daraus resultierenden Sekundenbruchteilen nicht ungeteilter Aufmerksamkeit im Straßenverkehr. Er war ein äußerst routinierter Fahrer. Daniels Stärke war die Großstadt, genauer gesagt Santiago de Chile. Streng genommen das Viertel Pedro de Valdivia Norte, ein Villenviertel mit breiten Boulevards und wenig Verkehr.

An den Vortagen hatten wir mit Paco den Norden von La Paz erkundet und den beeindruckenden Titicacasee besucht. Es war unglaublich gewesen. Die zwei Aymara-Wörter bedeuten »Pumafelsen«. Der Legende nach ist der erste Inka über diesen Felsen auf die Erde gestiegen. Mit der dreizehnfachen Fläche vom Bodensee ist der Titicaca der größte Süßwassersee Südamerikas und auf 3.800 Metern Höhe gelegen ist er zudem der höchste schiffbare See der Welt. 1973 hatte ihn Jacques-Yves Cousteau mit Tauchern und Tauchbooten erforscht. Gefunden hatte er in den Tiefen nicht viel, zumindest keine Schätze oder versunkene Kulturen, nur große Lachsforellen und den Titicaca-Riesenfrosch, der jedoch nicht die Ausmaße des westafrikanischen Goliathfrosches erreicht. Ein Extrakt aus den Fröschen wird unter dem Namen »Viagra peruano« als Aphrodisiakum verkauft. Dies, die Delikatesse seiner Schenkel und die Verschmutzung des Sees haben zu einer hohen Gefährdung des Titicacafrosches geführt.

Zwei Fähren hatten uns zur Copacabana-Halbinsel übergesetzt, auf der wir den berühmten Wallfahrtsort mit Kathedrale besuchen wollten. Die Fahrt hatte etwas Magisches an sich. Unter dem Bug der Gesang des Wassers, in der Ferne die dunklen Hügel, die das weite Tal und den See säumten. Und zwischen Bug und Ufer blendende Sonnenblitze, die vom tiefen Blau des Wassers abprallten.

Die Fähre, auf der Pacos Wagen stand, hatte solchen Tiefgang, dass wir, vom Passagierboot aus, jeden Augenblick befürchteten, sie würde endgültig in den dunklen Fluten versinken. Und die waren dort dreihundert Meter tief. Vielleicht ist die Tiefe des Sees mit ein Grund für die Existenz einer bolivianischen Marine, auch wenn Bolivien als eines der wenigen Länder Südamerikas keine Küste besitzt. Der Wallfahrtsort Copacabana wurde, wie jeden Tag, von Individualurlaubern und Rucksacktouristen überrannt. Autoweihen mit verschwenderischen Gladiolen in allen Farben sind eine farbenprächtige Angelegenheit, vor allem Taxis kommen hierher, um von der Virgen de la Candelaria unfallfreie Fahrten zu erbitten. Schließlich hatten wir auch noch den Gipfel des Cerro Calvario bestiegen, den Hausberg der Stadt. Der Aufstieg auf dem steilen, mit Kreuzen gesäumten Pfad aus dem Stadtzentrum war auf Grund der dünnen Luft zwar unerwartet anstrengend gewesen, hatte uns aber in der sonnigen, klaren Luft mit einem tollen Ausblick über den See belohnt – bis hin zur sagenumwobenen Isla del Sol mit dem Pumafelsen, hinter der mitten im See die peruanisch-bolivianische Grenze verläuft.

Nun steuerten wir Tiwanaku an.

»Soll ich weiterlesen?«, erkundigte sich Nina und schlug mit dem Buch nach einer Fliege.

»Unbedingt!«, rief ich, ehrlich interessiert.

Paco grinste, nach einem gerade noch abgefangenen Jesus, in den Rückspiegel: »Nicht schwächeln, Nina!«

»Verdammt!«, fluchte Nina, und ich hörte am Tonfall, dass ihr Zorn dem nicht erwischten Zweiflügler galt.

»Tja«, meinte Daniel leicht süffisant, »die Insekten werden uns Menschen überleben …«

»Kann schon sein«, schnaubte Nina. »Aber dieses *bicho* nicht!«

Ich vernahm einen weiteren Rundumschlag mit dem Buch und wandte mich zu Daniel in den Fond des Wagens. »Mit

Ausnahme der Filzlaus vielleicht. Die stürzt unser Aussterben in eine Sinnkrise.«

»Sinnkrise?« Daniel runzelte die Stirn.

»Na ja, die wird dann merken, egal was sie macht, dass es niemanden juckt!«

»Der ist gut!«, lachte Daniel und klopfte sich auf die Schenkel. Dann öffnete er in seiner ruhigen, besonnenen Art das Fenster und wedelte die Fliege hinaus.

Nina hatte das Vorlesen wieder aufgenommen. »Kulturell teilen die Aymara vieles mit anderen Völkern der Anden, zum Beispiel mit den quechuasprachigen Ethnien. Dies gilt auch für die andine Religion, von der viele Elemente bis heute überlebt haben, obwohl die Aymara nominell fast durchwegs Katholiken sind. Hierbei ist es zur Verschmelzung indigener und christlicher Vorstellungen gekommen. Bis heute verehren die Aymara die Mutter Erde, *Pachamama*, und bringen ihr Opfer dar. Evo Morales Ayma, ein Aymara, ist seit 2006 Präsident Boliviens …«

»Super Typ«, schwärmte Paco.

»Und ihre Herkunft?«, rätselte ich.

Paco legte den Kopf schief. »Über die Herkunft der Aymara gibt es verschiedene Thesen.«

»Hm …«, sagte Nina, einige Zeilen überfliegend. »Ah ja, hier: Indigene Autoren vertreten hauptsächlich die These, dass die Kultur der Aymara von der andinen Hochkultur Tiahuanaco – 1580 vor Christus bis 1172 nach Christus – abstammt …« – Daniel pfiff durch die Zähne. – »Das ehemalige Reichsgebiet stimmt ungefähr mit dem heutigen Sprachraum der Aymara überein. Ihre Hauptstadt«, sie nickte die Straße entlang in Richtung unseres Ziels, »hatte im 12. Jahrhundert vermutlich über 40.000 Einwohner.«

Wie auf Kommando sahen alle interessiert in die Gegend, denn wir näherten uns langsam den Ausgrabungsstätten von Tiwanaku. Soweit das Auge blickte, war die Gegend baumlos. Das Gehörte war schwer vorstellbar. Bereits 1.500 vor Christus lebten hier also die ersten Prä-Inka-Kulturen …

»Was ist schon Zeit?«, monierte ich. »Zeit ist nur eine Illusion …«

»Einstein«, ergänzte meine Tochter.

»Genau. War ja nicht blöd, der Mann.«

»Was soll's«, mischte Daniel sich ein. »In acht Milliarden Jahren ist es angeblich mit unserer Kugel eh vorbei. Da dehnt sich die Sonne aus und verschlingt unsere Erde.«

»Richtig.« Paco nieste das letzte Mal und presste, wie ich es ihm gezeigt hatte, wieder den Zeigefinger quer oberhalb der Lippe unter die Nase, ein Akupressurpunkt, der das Niesen abschwächen sollte.

»Diese Kultur«, setzte Nina fort, »gilt als eine der ersten Gesellschaften Südamerikas überhaupt, die mit Stein bauten. Obwohl Archäologen diese Stätte bislang erst zu einem Sechstel freigelegt haben, gilt sie schon jetzt als eine der wichtigsten Sehenswürdigkeiten Südamerikas. Die Ruinen gehören heute zum Weltkulturerbe – auch wenn tatsächlich nur ein Prozent der Bauten bislang ausgegraben wurde …«

»Ein Prozent nur?« Ich warf Paco einen vorwurfsvollen Blick zu. Als ob Paco irgendetwas dafürkonnte.

»Okay«, lächelte er verschmitzt, »vielleicht sehen die sichtbaren Ruinen nicht ganz so spektakulär wie Machu Picchu aus, aber mit ihren rätselhaften, großen Steinstatuen erinnern sie ein wenig an die Osterinseln. Ihr werdet sehen.«

Eine Asphaltstraße mit unzähligen Schlaglöchern führte uns zu den Stätten der alten Tiahuanaco-Kultur. Paco parkte den Wagen neben einem SUV, dessen geöffnete Hintertüre von einem jeansbetuchten Hinterteil ausgefüllt wurde.

»Früher«, ich nickte zur besorgten Mutter, die genervt an Kindersitzgurten hantierte, »schliefen die kleineren Kinder im Auto auf der Hutablage, heute werden sie mit einem Fünfzehn-Punkt-Gurt angetackert.«

»Du redest wie eine alte Oma«, bemerkte Nina. »Die den Anschluss nicht schaffte.«

Das brachte mich noch nicht aus dem Konzept, im Gegenteil. »Hallo …!«, rief ich vergnügt. »Bitte den Klugscheißermodus wieder runterfahren. Ist doch eklig.«

»Ui ui ui, das ging wohl nach hinten los«, kicherte Daniel.

Ich seufzte. »Na ja, ich wurde noch so transportiert. Bei Nina hatten wir aber schon den modernen Römersitz mit Drei-Punkt-Gurt. – Der Sicherheit wegen«, fügte ich hinzu.

Daniel lachte und stieß Nina in die Seite. »Doch overprotected.«

»Das nicht«, entgegnete ich. »Und sie wuchs ohne Handy und Frühförderung auf.« Vielleicht liegt der große Unterschied zu heute auch nur daran, dass heute alle Kids frühgefördert werden. Auf YouTube sieht man Vierjährige, die perfekt die Mondscheinsonate rauf und runter spielen – japanische Wunderkinder. Wenn bei uns früher ein normales Kind mit vier die Blockflöte spielen konnte, war es eh schon knapp am Genie.

»Sie sagte mal was von Flöte und Gitarre …«

»Aber nicht mit vier!«

»Jolín«, mischte Paco sich ein, »ich wurde zu Klavier genötigt, und zwar mit zarten sechs.«

»Jeder hat Angst, dass aus seinen Kindern nichts wird …«

»Du meinst, sie selbst haben eh schon aufgegeben?« Ninas hochgeschobene Braue sprach Bände.

»Das wird für einige so stimmen.« Ich öffnete die Tür.

»Klavier? Shit.« Daniel stöhnte. »Ich kam über Jingle Bells nie hinaus. Sieben Mal der gleiche Ton, dann wusste ich schon nicht weiter. Klang irgendwie wie Morsezeichen.«

Wir kletterten aus dem Wagen und streckten uns. Allen war klar, dass wir auf historischem Grund standen. Ich stieg auf ein Steinmäuerchen und ließ den Blick rundum schweifen. Wenn gerade kein Auto vom oder zum Besucherparkplatz rollte, herrschte eine Stille, wie man sie bei uns nur an heißen Sommertagen hören kann. Es war beinahe magisch.

Weniger magisch war dann die Schlange vor der Kassa, etwas abseits in einem modernen Bau, mit dem Namen *Museo del Sitio de Tiwanaku.* Sie setzte sich zusammen aus dem Inhalt des einzigen Busses, ein Ungetüm mit der Aufschrift »XL-Tours«, unmissverständlich nordamerikanischer Provenienz.

»Verdammt!«, entfuhr es Nina und auch ich fluchte. Meine Unlust kam allerdings von einem drängenden Gefühl unter der Gürtellinie, und die Lösung meines Problems schien im Bereich hinter der Kassa zu liegen.

Am Schalter diskutierte ein Ami-Pärchen, das sich nicht entscheiden konnte, ob sie nur die Ausgrabungen besuchen sollten, oder auch das *Museo Cerámico.* Der Haarschnitt der Lady war kriminell und auch die Rock-Blusen-Kombi sehr retro. Kurz wurde der Ton der Nebelkrähe schärfer, dann verschwanden sie und machten der Dame vor uns Platz. Die Gnädige hatte offensichtlich ein anderes Problem. Auf dem mit Goldreifen verzierten linken Arm, unter ihrem dekorativ in Falten gelegten Dekolleté, chillte der laut Wikipedia populärste Haushund: ein kleiner Chihuahua. Der ansonsten im Louis-Vuitton-Köfferchen in ihrer Rechten lebende Hundert-Gramm-Hund sah mich feindselig an. Von einem Bein aufs andere steigend hüstelte ich wiederholt. Diese höfliche Form der nonverbalen Interaktion wurde überhaupt nicht verstanden. Ich rückte näher an die Ziege heran. Angst hatte ich keine. Dabei stammte auch dieser kleine Wadenbeißer vom Wolf ab. Die Kreatur konnte einem höchstens leidtun, wir Österreicher sind ja ausgewiesene Tierliebhaber. In vierzig Prozent aller Haushalte sind Hunde, Katzen und Kleintiere mit Fell anzutreffen. Meist befindet sich das Problem aber am anderen Ende der Leine. Wie hier. Schließlich gelangte aber auch die Gnädige zu einem Ticket und trollte sich mit der Töle.

Wir bezahlten den Eintritt und Nina und ich verschwanden auf die Toilette. Erleichtert suchten wir nach unseren Begleitern. »Dort ist ein Cooler mit Wasser.« Ich zeigte auf einen Automaten mit Dosen und Getränkeflaschen.

Nina nickte und sah sich um. »Okay, geh du bitte. Ich will einen Kaffee mitnehmen.«

»Nina«, lachte ich, »hier leben sie noch nicht in einer To-go-Gesellschaft!«

»Oh doch. Ab heute«, versicherte sie. »Du wirst sehen.«

Minuten später kam sie mit einem triumphierenden Lächeln und einem Cappuccino im Pappbecher auf mich zu. Mir drückte sie einen Brownie in die Hand und selbst biss sie herzhaft in einen fetten Donut. Vom anderen Ende der Halle aus winkten uns Paco und Daniel. Sie unterhielten sich mit einem Angestellten des Museums. Der Indio mit Baseballkappe wurde uns als Pedro, unser Führer, vorgestellt. Pedro war Anfang dreißig, trug Jeans, einen dunkelblauen Pullover und darüber eine ärmellose beige Jacke, die mit indianischen Symbolen in Bordürenform bestickt war.

Pedro nickte zum Zeichen des Aufbruchs und übernahm die Führung. Im Gang zu einem der Seitenausgänge wurde er langsamer. Eine Delegation von Einheimischen, die den Gang blockierte, drängte sich um einen Mann mit schlohweißem Haar und eingefallenen Wangen. Auch Pedro machte Anstalten, sich dem Alten anzudienern. Das irritierte mich etwas.

»Wer ist denn dieser Tattergreis?«, erkundigte ich mich.

»Der Oberhäuptling des Tals«, flüsterte Pedro.

Daniel schmunzelte. »Da haben sie wohl einen Toten zum Anführer gewählt.«

Nina nippte an ihrem Cappuccino. »Vermutlich haben sie sich die Gegenkandidaten angesehen, und dieser hier wirkte am dynamischsten!«

Auch Pedro lächelte und schlängelte sich an der Gruppe vorbei. Der Mann hatte Humor, Gott sei Dank.

Das Gelände der Ausgrabungen war weitläufig. Immer wieder musste ich daran denken, dass erst ein Sechstel der Stätte freigelegt worden war. Auch die Besucher verliefen sich zwischen den Steinmauern und Erdhügeln und nur selten trug der Wind einen Fetzen *American* an mein Ohr.

Schon der Zugang war ein Weitwanderweg, aber vermutlich latschten wir ohnehin bereits über geweihte historische Erde. Irgendwann wandte Nina sich zu Daniel um und schob ihm den Rest des fettigen Donuts in den Mund. Er konnte nur nuschelnd protestieren, wollte er nicht ausspucken oder sich die Finger fett machen.

Nina lächelte süß. »Daniel liebt sie.«

»Sieht gerade nicht so aus«, bemerkte Paco und legte den Kopf schief.

»Unfug. Oder denkst du jetzt, Daniel ist das Hausschwein?«

»Dafür habt ihr doch eine Katze.«

»Bah!«, lachte ich. »Inti ist keine Katze, sondern ein tigerartiger WG-Bewohner mit in etwa denselben Rechten wie der Rest. Nein, nein, es sind Daniel und die Biotonne, die sich quasi auf Augenhöhe begegnen …«

»Na bravo!« Paco pfiff durch die Zähne.

»Das sagt jetzt nichts über deine Kochkünste aus, Nina, *perdona* …« Ich deutete in ihre Richtung eine Verbeugung an.

»… aber alles über die Partnerschaft!«, feixte Paco und stieß Daniel in die Seite.

Daniel ließ ein archaisches Grunzen hören. »Ha ha«, witzelte er, »ich stelle jetzt sicher keine Vergleiche darüber an, was Inti so generell im Schüsserl hat und was ich … Wenn er in freier Wildbahn zufällig einmal eine Maus erlegen sollte, weil die sich zuvor zu Tode gelacht hat, würde er sich jedenfalls sehr wundern, wie Maus in Natur schmeckt. Er bevorzugt die Geschmacksrichtungen Lachs und Goldfisch.«

»Mann!«, stöhnte Paco und schritt aus. »Ihr habt so einen Schaden, *amigo*, da halte ich nicht mal ansatzweise mit.«

Als Erstes, und um einen guten Rundumblick zu bekommen, erklommen wir einen Hügel. Wie nicht anders zu erwarten, hatte der ein Innenleben. Nur, dieses war bis dato weder erkundet noch erforscht worden. Man brauchte allerdings nicht viel Fantasie, um sich auf der großflächigen Dachebene der Akapana so einiges vorzustellen.

»Wie überall in Lateinamerika«, erklärte Pedro, und ein schalkhaftes Lächeln zog seine vollen Lippen auseinander, »schlummern auch hier – wie kann es anders sein – Pyramiden unter der Oberfläche.«

Der Plural kam jetzt doch irgendwie überraschend. Sofort suchten wir den Horizont nach weiteren verdächtigen Erhebungen ab.

Als wir uns einem Wasserloch auf der Akapana näherten, meinte Nina, wie nebenbei: »Meine Mutter ist nicht schwindelfrei …«

Pedro nickte. »Kein Problem.«

»Ihr wird schon schlecht, wenn sie am Perser steht und aufs Parkett hinunterschaut – nicht wahr?« Nina drehte sich grinsend zu mir um.

»Geht's noch?« Mehr fiel mir ob einer solchen schamlosen Übertreibung nicht ein, doch dann zuckte ich nur die Schulter. »Mein Gott«, wandte ich mich an Pedro, »ich wäre gerne so schwindelfrei wie dieser Indianerstamm in Nordamerika, die kennen ja keine Furcht vor noch so hohen Höhen …«

Pedro lächelte. »Du meinst die Mohawk.«

»Sí. Unglaublich. Vor diesen Leuten habe ich allergrößten Respekt. Ein Wahnsinns-Job …«

»Was machst du?«

»Ich bin Hebamme – unter anderem.«

»Ich auch.«

»Wie bitte?« Ich sah ihn bestimmt an wie eine Idiotin.

Pedro grinste. »Wir Aymara haben auch *parteros*, während bei den Quechua nur *parteras* die Geburten begleiten.«

»*Tradicionales …*«

»Ja klar.«

Laienhebammen. Na bitte. So einfach war das hier. Am Vormittag in den Ruinen, am Abend zu privateren Happenings.

Wir blickten in das Wasserloch, in dem gewiss große Geheimnisse schlummerten, und verließen daraufhin den Hügel. Hier war wirklich noch viel zu tun. Schon von Weitem sahen wir eine mitten auf der Wiese aufgestellte Steinwand mit einer Öffnung. Dann standen wir vor der einsamen Puerta del Sol, dem Sonnentor, dem Wahrzeichen der Ruinen von Tiahuanaco, wie die Kultur richtigerweise heißt. Tiwanaku nennt sich nur der Ort, und das bis heute.

»Das Monument«, erklärte Pedro, »ist weltweit bekannt und das beste Beispiel für den Grad der Perfektion, den diese Kultur sowohl in der Kunst als auch in der Symbolik ihrer Flachreliefs erreichte. Es wird angenommen, dass in den Flachreliefs des oberen Teils des Denkmals eine Botschaft enthalten ist, damit die Menschheit nicht aussterbe, die aber nicht entziffert werden konnte.«

»So ein Pech!« Paco rückte seine Sonnenbrille zurecht.

»Na, an die Arbeit, *amigo!«,* raunte Daniel.

»Dieses steinerne Portal wurde aus einem einzigen Andesitsteinblock von etwa zehn Tonnen Gewicht herausgearbeitet. In der Vergangenheit stand es jedoch nicht hier isoliert, sondern war Teil eines größeren Gebäudes.« Pedro zeigte nach Osten und dann nach Süden. »Möglicherweise stand es auf der Spitze der Pyramide oder irgendwo im Tempel.« Das erklärte vermutlich auch die Bruchstelle am Türbogen quer durch das Relief.

Wir folgten Pedro in südlicher Richtung zu einer der berühmten Stelen. Immer wieder ertappte ich mich dabei, wie ich Pedro von der Seite beobachtete und mir vorstellte, wie er wohl mit den Frauen unter der Geburt umging. Dann deutete der Indio auf den einsamen Monolith. Die Sonne stand am Zenit und warf einen kurzen scharfen Schatten in den Sand. Unweigerlich erinnerte mich der mehrere Meter hohe *Fraile* an die Figuren der Osterinsel. Ich umrundete den steinernen Mönch einmal und betrat danach Kalasasaya, einen zwei Hektar großen Tempelbezirk. Innerhalb der gut erhaltenen Mauer wandte sich Pedro nach Osten und wir wanderten zu einem erhöhten Durchgang, der auf eine flache, unbebaute Wiese führte. Unfassbar, wie präzise die Steinquader zu beiden Seiten des Durchgangs aneinandergefügt waren – ohne Mörtel, für die Ewigkeit.

Wir standen vor den breiten Stufen am Fuße des »Durchgangs zur Ewigkeit«, als ein paar Knaben wild gestikulierend auf Pedro zustürmten. Das Aymara verstanden wir nicht, wohl aber die drängenden Gesten. Irgendwo musste etwas passiert sein und Pedro wurde gebraucht.

»Eine Geburt?«, scherzte ich.

»Exactamente.« Pedro nickte. Der Kleinste unter den Knaben zog am Saum seiner Jacke, doch Pedro ließ sich nicht aus der Ruhe bringen.

»Fahr schon«, sagte ich, »wir stiefeln hier allein weiter. Kein Problem.«

Die schwarzen Augen über den prominenten Backenknochen musterten mich. »Komm mit!«

»Wie bitte? Ich soll dich begleiten?«

»Sí.« Pedro hatte offenbar ein Zögern nicht in Betracht gezogen, denn er hatte schon auf dem Absatz kehrt gemacht.

»Na geh schon. Wir warten irgendwo auf dich.« Paco lachte sein typisches Lachen. »Kann ja nicht ewig dauern, so etwas.«

Hast du eine Ahnung!, dachte ich bei mir, und warf Mr. Supercool im Davoneilen einen Handkuss zu.

Pedro drehte sich noch einmal um. »Pillapi!«, rief er den Namen der betreffenden Ortschaft der zurückbleibenden Gruppe zu. Dann beschleunigte er seine Schritte und lenkte sie Richtung Besucherzentrum.

Im Hinterhof zwischen den beiden Museen bestiegen wir einen alten Hilux und für einen Moment fühlte ich mich ans andere Ende der Welt versetzt, genaugenommen in die Westsahara, den Handlungsort zahlreicher meiner Einsätze. Während der Fahrt führte Pedro offensichtlich wichtige

Gespräche, in denen nur selten ein spanisches Wort fiel – vermutlich immer dann, wenn es keine Entsprechung dafür in der Sprache seines Volkes gab.

Eine Schule, eine Kirche und ein dreistöckiges Gebäude, das höher als der Kirchturm war. Das war Pillapi. Wir passierten den Hauptplatz und bogen von der einzigen asphaltierten Straße ab. Stärkerer Wind kam auf und wehte staubige Erde durch die Gassen. Am Ende der Schotterstraße parkte Pedro vor einem Gehöft. Er nahm einen alten Lederranzen von der Rückbank und nickte zum Tor in der Mauer. Mit festgezurrten Jacken marschierten wir gegen den Wind an.

Auf einer geschützten Steinbank neben dem Eingang saß rauchend ein junger Mann an die Hausmauer gelehnt und lächelte uns entrückt an. Er zog sich offenbar nicht nur die wärmenden Strahlen der Sonne hinein. Irgendwie erinnerte er mich an Goofy. Goofy mit Verstopfung und deutlich dunklerer Haut. Aus dem Hinterhof drangen fröhliche Stimmen, Lachen und Klappern von Geschirr an unser Ohr. Bevor Pedro die Kate betrat, nickte er Richtung Hof. Wir bogen um die Ecke und winkten einer Gruppe Indiofrauen. Die um den Brunnen versammelten *cholitas,* die allesamt das füllige Schönheitsideal pflegten, erwiderten unseren Gruß mit teils erleichterten, teils besorgten, aber auch neugierigen Mienen.

Die große Wohnküche des kleinen zweiräumigen Steinhauses war mit Kerzen und Öllämpchen geschmückt. Ihr flackernder Schein tauchte den Raum in ein warmes, schummriges Licht. Sämtliche Fensterläden waren geschlossen. Eine herbe Note von Rosmarin lag in der Luft und bestätigte meine Vermutung einer vorangegangenen Räucherung. An einer Wand des Raums befand sich ein Ofen. Das Flackern des offenen Feuers erinnerte mich an eine Geburt vor einem Kaminfeuer, die ebenso romantisch wie dramatisch geendet hatte und wirklich nur mit viel Glück gut ausgegangen war. Sofort wischte ich den Gedanken mit einer energischen Handbewegung beiseite. Hier war ich nur Statist und Pedro wirkte nicht im Mindesten unsicher. Im Gegenteil. Er war die Ruhe selbst.

Obwohl er Laienhebamme war und für seine Dienste keinerlei Geld bekam, genoss er als *partero* offensichtlich höchstes Ansehen. Bei unserem Eintritt hatte sich sofort eine Handvoll Frauen uns zugewandt. In ihren Gesichtern stand grenzenloser Respekt und Erleichterung. Mich als seine Begleitung trafen zwar keine feindseligen Blicke, doch stellten sie eindeutig klar, dass ich hier nichts zu suchen hatte.

In ihrer Mitte und unmittelbar vor dem Ofen wippte eine junge India in leichter Hocke über einem Schaffell. Zenobia. Kleinwüchsig. Kurzstämmig. Meine Güte!, dachte ich sofort, doch dann ermahnte ich mich, dass auch kleine Frauen gesunde Kinder bekämen, sonst wären die Aymara oder Maya längst ausgestorben. Zenobia war die Prinzessin des Tages und ihr gehörte alle Aufmerksamkeit. Ihr Blick war der unfreundlichste aller Anwesenden. Zum Zeichen, dass ich den *partero* keinesfalls ablenken wollte, schenkte ich ihr mein entwaffnendstes Lächeln. Eine neue Wehe kam und der soeben noch abweisende Blick wich purer Verzweiflung. Den zusammengepressten Lippen entwich ein leises, zorniges Stöhnen, während sie monoton mit den Hüften wippte. Dann sank sie in sich zusammen. Sofort schwebte ein Becher über ihrem Kopf.

»Zenobia«, erklärte Pedro mit leiser und doch fester Stimme, »ich habe hier eine Freundin mitgebracht, eine weise Schamanin und Heilerin. Sie ist in ihrer Heimat in Europa sehr angesehen. Darf sie dich auf deiner Reise begleiten?«

Zenobia sah mich nicht an, nickte aber zögerlich. Sie musste noch sehr jung sein. Alles an ihr war rundlich und fest, so weit man dies überhaupt feststellen konnte, denn sie war vollständig bekleidet – auf die Schnelle zählte ich acht Kleidungsstücke. Vermutlich würde sie diese auch anbehalten, selbst wenn sie von Blut oder Fruchtwasser nass werden würden. Vielleicht war das auch mit ein Grund für die tropische Hitze in der Hütte, eine finnische Sauna war nichts im Vergleich. Aber auch die begleitende Sippschaft wollte schwitzen. Um nicht auszutrocknen, schütteten sie sich mit Kräutertee zu. Ich wusste um den Brauch, und auch, dass die Hardliner zum Räuchern nicht nur Rosmarinzweiglein glühen ließen. Das sah man den puppenhaften Tanten in ihren bunten Dirndltrachten nicht an. Doch wer denkt, Folklore bedeutet immer brav und harmlos, ist wirklich von gestern.

Pedro kniete sich nieder und gab Zenobia einige Anweisungen auf Aymara. Daraufhin legte sich die junge Frau auf den Boden und nestelte umständlich an ihren Kleidern über ihrer Mitte. Die fünf Unterröcke und den Überrock, die weite wollene *pollera*, schob sie nach unten und die Pullover und Bolerojacke nach oben. Köstliche Zitrusdüfte breiteten sich aus, je mehr sie den Bauch von den bunten Stoffen befreite. Prall und rotbraun glänzend wölbte er sich Pedro entgegen.

Zunächst nahm der *partero* Zenobias Handgelenk und kontrollierte ihren Puls. Er nickte und lächelte, als eine Wehe kam, die er geduldig abwartete. Ruhig, beinahe andächtig legte er seine schlanken Hände auf ihren Bauch und senkte den Kopf. Wie in Trance oder tiefer Meditation ließ er seine Hände über Zenobias Bauch wandern. An manchen Stellen drückte er etwas stärker, an anderen schob oder rüttelte er leicht, um die Lage des Kindes zu ertasten. Von den Leopold'schen Handgriffen hatte der gute Mann natürlich keine Ahnung, aber ich wettete, dass er genauso viel erahnte wie unsereins.

Ohne aufzusehen signalisierte er mir, näher zu rücken. »Es gibt zwei Arten von Geburten«, raunte er nahe an meinem Ohr, »die leichten und die hässlichen.«

»Und was für eine erwartest du hier?«

»Die hässliche.« Dann grinste er. »Deshalb bist du ja da.«

»Ah ja …!« Der Mann hatte wirklich Humor.

Die nächste Wehe erfasste Zenobia und sie turnte hoch, um noch rechtzeitig in die bequemere Hockstellung zu gelangen. Die Wehen waren lang und kräftig. Geduldig wartete Pedro, bis aller Schmerz aus Zenobias Gesicht gewichen war. In klaren Worten erklärte er ihr und ihren Adjutantinnen die weitere Vorgehensweise, die offensichtlich darin bestand, der schwitzenden und stöhnenden Gebärenden nicht nur den Schweiß von der Stirn zu wischen, sondern sie von den wärmsten äußeren Kleidungsschichten zu befreien. Als erstes fiel die Manta, der breite gewebte Schal. Dann zwei Pullover, die *pollera* und ein paar Unterröcke. Für mich war sie immer noch vollständig bekleidet. Bestimmt war ich diejenige, die nach Ablegen der Jacke am wenigsten von allen Versammelten anhatte. Sogleich wirkte Zenobia um einiges schlanker. Die bis zu zehn Unterröcke und die sechs bis acht Meter Stoff der *pollera* lassen die Indias rundlich bis übergewichtig erscheinen, oder, wie Nina es treffend ausdrückte, wie eine Kugel mit Hut und Stöckchen. Dabei hingen Umfang und Länge der Röcke von der Region und der finanziellen Situation der Trägerin ab, ebenso wie der begleitende Schmuck. Der konnte teuer werden, denn im Moment waren Goldzähne der letzte Schrei.

Mit Pedros Erscheinen legten die älteren der Sippschaft das allzu gefühlsbetonte Getue ab. Mutter, Oma und Tante sahen sich nun bestärkt, die Geburt ebenfalls voranzutreiben. Zenobia wurde auf die Beine geholfen und sie wurde angehalten, in der Hütte herumzulaufen. Wieder andere machten sich über eine gusseiserne Pfanne her. Es dauerte nicht lange, und mir stieg beißender Rauch in die Augen.

Pedro zog sich mit mir auf eine Bank in einer Ecke des Raumes zurück. »Das Kind scheint mir etwas groß zu sein und der Kopf ist noch nicht eingetreten.«

»Das denke ich auch.« Ich nickte. »Die Form ihres Bauches ist … beunruhigend, er ist zu hoch und zu prominent.«

»Sí.« Zum ersten Mal nahm Pedro seine Baseballkappe ab und strich sich über sein dichtes schwarzes Haar. »Die Hocke ist viel zu früh, das ist nicht gut fürs Kind.«

»Nein, aber du weißt ja nicht, wie weit sie ist.« Ein klein wenig störte es mich doch, dass er mich nicht gebeten hatte, ebenfalls den Bauch abzutasten.

»Sie ist erst halb geöffnet.«

»Wie willst du das wissen?« Ich hatte ihn bisher eher nüchtern, pragmatisch eingeschätzt und ihm ungeachtet seiner Jugend eine gewisse Erfahrung zugetraut. Wandte er doch Voodoo-Praktiken an? Glaubte er, Hellseher zu sein? Wie sonst sollte er die Muttermundsweite beurteilen können?

Meine Gedanken zumindest konnte er lesen, denn er ätzte: »Ich bin ihr Nachbar und nicht ihr ... ein Mösengrapscher!« Seine halb gesenkten Lider verbargen seinen spöttischen Blick.

»Perdona!«, flüsterte ich, überrascht ob der Schärfe seiner Stimme. »Rumlaufen ist jedenfalls nicht schlecht, ich würde das auch empfehlen. Gott sei Dank hat sie gute Wehen.« Bis jetzt jedenfalls.

»Wir unterstützen das noch mit den Kräutern. Sie sind ein Hammer, du wirst sehen.«

Ich schaute wohl nicht sehr überzeugt drein. Auf den Kanaren und in der Sahara hatte ich mit Ritualen und Voodoo-Zauber so meine Erfahrungen gemacht. Es hatte nie funktioniert.

»Die Menschen hier glauben an Rituale, an die Macht der Kräuter, an K'oa ...«

Rituale, grübelte ich. Gut, die haben wir auch. Beim Würfelspiel spucken wir den Würfel an, um eine Sechs zu bekommen. Der Würfel weiß davon aber nichts. Oder das Glücksritual, bei Hochzeiten Reis zu werfen – für eine glückliche Ehe. An den Sorten lag es nicht. Im Grunde war das nichts anderes. Ich zuckte eine Schulter. »K'oa?«, forschte ich.

»Das sind traditionelle Räucherungen. K'oas werden zu allen möglichen Gelegenheiten veranstaltet, sie haben immer mit Pachamama, unserer Mutter Erde, zu tun.«

Na bitte, Opferrituale. Ich beobachtete, wie Zenobia sich unter der Wehe krümmte und vor Schmerzen in die Hocke ging. Ihre Wehen waren wirklich gut, daran konnte es nicht liegen. Sie stöhnte und wimmerte und zwei junge Begleiterinnen strichen ihr beruhigend über das zu zwei dicken Zöpfen geflochtene Haar.

»Ich hörte, ihr verwendet da auch allerhand scharfes Zeug – na ja, nicht nur Gänseblümchen, sondern echt Grenzwertiges …«

»Drogen?«

»In gewisser Weise, ja.«

»Da hast du recht.« Pedro setzte ein schelmisches Lächeln auf.

Eine India schwebte auf uns zu und reichte uns ein Tablett mit dampfenden Keramikschalen und gerösteten Erdnüssen. »Manchmal«, verriet Pedro leise und schlürfte an seinem Kräutertee, »setzen wir Kräuter mit psychedelischer Wirkung ein, zum Beispiel bei sehr schmerzhaften Wehen, oder bei Mutlosigkeit und Verzweiflung.«

Ich lächelte. »Es roch ja schon so, als wir kamen.«

Pedro schüttelte den Kopf. »Die erste Räucherung gilt der Reinigung des Raumes, ein Opfer an Pachamama. Wir machen einen … geweihten Ort aus dem Haus.«

»Wie jeden ersten Freitag des Monats?« Ich hatte von dem Brauch gehört.

»Zum Beispiel. Bei dieser K'oa werden symbolische Figuren, Klimbim, Kräuter, Hölzer, bis hin zu getrockneten Lamaföten verbrannt. Sie ist ein Brauch der alten Tiahuanaco-Kultur und Ekeko, dem Gott des Hauses, gewidmet. Er soll dem Haus Glück bringen.«

»Verstehe«, nuschelte ich an den Erdnüssen kauend und beobachtete Zenobia während ihrer nächsten Wehe. »Hier roch es eher nach Rosmarin …« Ich nahm einen Schluck Tee, eine sehr herbe Mischung mit einer Orangennote.

»Schon möglich. Zenobias Mutter«, Pedro nickte zu einer grauhaarigen India am Herd, »hat bestimmt ihre Spezialmischung.« Er lachte. »Viel wichtiger sind die Kräutertees. Melisse zum Beispiel beruhigt eine nervöse bis hysterische

Gebärende, während der Jesuitentee oder ein Sud von den Kernen der Chirimoya die Cervixöffnung begünstigt. Rosmarinzweige und Brennnesselkraut reinigen, klären und vertreiben schlechte Energie. Auch Tees aus Oregano, Kamille, Basilikum und Kerbel sind hilfreich, je nach Wehentätigkeit. Am wirkungsvollsten aber sind Einreibungen. Zenobias Körper wurde großzügig mit Ölen eingerieben, ich roch Bitterorange und *cedrón*. Ihre Mutter, oder die Schwiegermutter«, er nickte zu einer kleinen, lächelnden Alten, die gerade Holz hereintrug, »führte damit Massagen durch, um das Kind von den Uteruswänden zu lösen und in die richtige Position zu bringen. Okay, okay«, beeilte er sich auf mein Stirnrunzeln hin zu versichern, »daran müssen wir noch arbeiten. Aber alle diese Maßnahmen erwärmen den Körper.« Pedro erhob einen Zeigefinger. »Der Körper der Gebärenden darf niemals auskühlen, denn dann verliert er Elastizität und Geschmeidigkeit.«

Das klang absolut logisch, war aber bei gefühlten vierzig Grad plus überhaupt nicht möglich, selbst ohne Tee und Öleinreibungen. Auch wenn die *cholitas* glühen, gibt es nicht immer glückliche Geburten, im Gegenteil, die Müttersterblichkeit ist in Bolivien extrem hoch, genaugenommen um das Hundertfache höher als bei uns; die Kindersterblichkeit um das Zehnfache.

»Woran denkst du?«, erkundigte sich Pedro und schob sich eine Handvoll Erdnüsse in den Mund.

»Äh, ich dachte gerade daran, dass ich in meinem Garten in La Palma einen *cedrón* hatte.« Vielleicht nicht den in Lateinamerika heimischen Zitronenstrauch direkt, aber einen nahen Verwandten aus der Familie der Eisenkrautgewächse. Seitdem verwende ich die Verbenenart in Form des ätherischen Öls als Kreislauf aufputschendes, Wehen förderndes Mittel.

Pedro erhob sich und bedeutete Zenobias Mutter, ihre Tochter wieder auf den Boden zu legen. Ich blieb auf der

Bank in der Ecke und wartete die weitere Vorgehensweise ab. Nach neuerlichem sorgfältigen Abtasten und Fühlen des Pulses winkte er mir, mich zu nähern.

»Es hat sich nichts verändert, außer, dass sie nun vollständig eröffnet ist. Möchtest du mal? Zenobia ist einverstanden.«

»Ja, gerne.« Ich warf der jungen Frau ein aufrichtiges Lächeln zu und legte meine Hände auf ihren Bauch. Die Diagnose, ein hoher Geradstand, war nicht schwer zu stellen und im Westen eine eindeutige Kaiserschnittindikation. Hier nicht. Der nächste OP war ein paar Stunden von hier entfernt und wahrscheinlich würde die Familie sowieso dagegen plädieren. Außerdem hatte sich schon mancher hohe Geradstand gedreht und eine problemlose Geburt zur Folge gehabt. Und überhaupt war ich für diese Geburt nicht im Geringsten zuständig. Deshalb hütete ich mich, irgendeinen Ratschlag zu geben. Ich nickte nur und sagte: »Das sehe ich auch so. Der Kopf ist immer noch nicht eingetreten.«

In einer geschmeidigen Bewegung sprang Pedro auf die Füße. Er gab wenige, aber klare Anweisungen in Aymara und wartete dann. Als man ihm die *manta* reichte, nickte er Zenobias Mutter zu. Diese zog den Schal unter dem Rücken ihrer Tochter durch und hielt Pedro die beiden Enden über Zenobias Bauch hin. Ich kannte die *rebozo* genannten Manöver von den Mayas in Mexiko, und ich denke, dass sie bei allen indigenen andinen Völkern Brauch sind. Mit dem sanften Rütteln und Schütteln will man die Lage des Kindes im Uterus ändern und eine gute Einstellung erreichen.

Zunächst rüttelte Pedro das Tuch in Zenobias Rückenlage, wobei er breitbeinig über ihr stand und in schneller Abfolge die *manta* an einer Seite anzog und simultan an der anderen nachließ. Dann bat er die Frau, in die kniende Position zu wechseln und dabei ihren Oberkörper oberhalb der Brust auf einen Stuhl zu legen. In dieser Stellung lief das Tuch unter ihrem Bauch durch. Eine Zeitlang bewegte er die *manta* konzentriert, mit geschlossenen Augen, während er monoton irgendetwas vor sich hinmurmelte. Dann stoppte er abrupt, zog das Tuch unter dem Bauch durch und reichte es mir. Er steuerte die Bank in der Ecke an und ich folgte ihm.

»Das passt jetzt«, lächelte er und nahm auf der Bank Platz.

»So?«, sagte ich nur, denn mehr fiel mir im Moment nicht ein. Entweder war er ein Anhänger der Adrenalinausschüttung oder er sah das alles wirklich ganz entspannt. Ich betrachtete die bolivianische *manta* in meinen Händen und begann, das in den Anden seit Jahrhunderten für Lasten und zum Transport von Kleinkindern benutzte Tuch zusammenzulegen. Es hatte ein wunderschönes Webmuster mit prä-inkaischen Motiven und bestand aus sehr festem Material. Früher wurde es traditionell aus Lama-, Alpaka- und Schafwolle von Hand gewebt, aber dieses war maschinell aus Baumwolle gefertigt.

Eine *cholita* brachte uns neuerlich Tee und köstliche *empanadas*. Die frisch herausgebackenen Teigtaschen waren mit Gemüse und Hühnerfleisch gefüllt. Während ich andächtig kaute, registrierte ich, dass Zenobias Stöhnen heftiger und lauter wurde. Ich hatte ja längst genug Erfahrung, um einen Geburtsfortschritt einer mir bekannten Gebärenden allein an ihren Lauten zu erkennen. Aus den Augenwinkeln schielte ich zu Pedro, der sich einen gewissen Stolz ritterlich verkniff. Dennoch nickte ich anerkennend.

Das Stöhnen wurde immer lauter und herzzerreißender, doch war es nicht das von uns herbeigesehnte Drängen, das knapp bevorstehende Presswehen ankündigte. Zenobias Mutter kam und unterhielt sich mit Pedro. Zum ersten Mal öffnete er seinen Lederranzen und entnahm ihm ein Kraut, das er Zenobias Mutter reichte. Dann eilte sie mit einer zweiten Frau aus dem Raum. Wenig später erschienen sie mit einer gusseisernen Pfanne, aus der es ordentlich qualmte. Gut, das war vermutlich der letzte Pfeil, den Pedro im Köcher hatte. Von wegen Pfeil. Es war die Keule. In Kürze sah man die eigene Hand nicht mehr vor den Augen, denn die beiden Damen umrundeten die umherwatschelnde Gebärende mit der Pfanne unaufhörlich, um sie einzuhüllen. Der Rauch waberte in jeden Winkel des Raumes. Es roch irgendwie nach Pinien und Tannen.

»Dein letzter Trick?«, schmunzelte ich. Ich sah in das schmale Gesicht mit den hohen Backenknochen.

Pedro lächelte schief. »So ungefähr.«

»Und was soll es bringen? Wie heißt das Kraut?«

»Fabiana und Supotola. Heidekraut. Sie sind in der Schwangerschaft gefährlich und verboten ...«

»Supotola«, wiederholte ich. Damit konnte ich gar nichts anfangen, vermutlich war es ein endemisches Kraut der Region. Ich zuckte die Achseln.

»Beim Verräuchern verströmen die getrockneten Zweigspitzen des Fabianastrauchs einen nicht unangenehmen Duft. Aber der Rauch wirkt schon in kleinen Mengen psychoaktiv und hat eine meditative, euphorische und leicht berauschende Wirkung. Sagt dir *Pichi-Pichi* etwas?«

Ich schüttelte den Kopf. »Nein, aber ich merke schon, wie entspannt ich werde. Gefährlich tiefenentspannt ...«

»Das ist der Plan.«

Ich kicherte. Oh mein Gott, das würde mir keiner glauben: *Pichi-Pichi,* die Rauschdroge der Anden, bei einer Geburt.

Der aromatisch-harzige Duft mit seiner süßherben, zitronigen Würze hatte es in sich. Lange Zeit war nur das Knarren und Quietschen der rostigen Scharniere zu hören, wenn sich die eine oder andere Angehörige aus dem Raum schlich. Auch ich wankte einmal zur Toilette in den Hof. Von der Gebärenden war nichts mehr zu hören, außer ein hohes Wimmern während der Wehen. Sie kamen jetzt in rascher Folge. Zenobia hing an den Schultern ihres Mannes, den man nun hereingeholt hatte, da sich die junge Frau kaum noch auf den Beinen halten konnte. Auch ich lümmelte mittlerweile auf dem Boden, die Hosenbeine aufgekrempelt bis zu den Knien und recht zufrieden mit dem Geschehen rund um mich. Etwas Musik, fand ich, wäre nett gewesen, aber eigentlich hatte ich gar keine Energie zum Tanzen.

Da drangen seltsame Töne an mein Ohr. Das Wimmern und Jammern verstummte und ging über in gepresste Laute, die von einem kurzen Luftholen unterbrochen wurden. Pedro und ich sahen uns an. Wir lachten. Ich hob meine Rechte und schlug sie in die erhobene Hand meines Gegenübers. Wir frohlockten wie Kinder, obwohl wir wussten, dass die Schlacht noch nicht gewonnen war.

»Na schau!«, rief ich vergnügt, »das Heidekraut!« Doch etwas auf der nach oben hin offenen Voodoo-Skala. Fabiana, welch schöner Name für ein Kraut. Traditionell eine Heil- und Gewürzpflanze, außer man zog sie sich als Rauch hinein.

»Schon, gell?« Pedro sprang auf. »Fuego, fuego!«, rief er laut und scheuchte die ebenfalls auf dem Boden ausgestreckten Damen auf. »Das Feuer«, rief er mir über die Schulter zu, »ist ein mächtiges Element in der Stunde der Geburt. Es verkörpert Kraft, Macht und Läuterung – und schafft eine geeignete Umgebung.«

Das Feuer im Kaminofen loderte, der Wasserkessel summte und der Nebel in der Hütte hatte sich endgültig verzogen, als der *partero* Zenobia anwies, sich vor dem Ofen auf die Knie niederzulassen. Goofy tat es ihr gleich und Zenobia schlang ihre Arme um seinen Nacken. Mit seinen Händen stützte der Ehemann wiederum ihren Kopf, damit durch die Anstrengungen des Pressens der Geist nicht den Kopf verließ. So kamen und gingen einige Wehen, in denen die junge Frau mit aller Kraft presste. Pedro befettete seine Hände mit Öl und massierte Zenobias Rücken.

Ich hockte an Pedros Seite auf dem Boden und beobachtete Zenobia. Nach einer Weile verzog ich das Gesicht und rümpfte die Nase. Meine Erfahrung sagte mir, es wäre besser, nun einige Wehen zu veratmen, denn Zenobias Kraftanstrengungen führten nur zu geplatzten Äderchen in Gesicht und Augen.

Pedro hatte mich aus den Augenwinkeln beobachtet und wusste meinen Ausdruck durchaus zu deuten. »Ein Mittel habe ich noch …«, raunte er an mein Ohr.

Das kam jetzt nicht wirklich überraschend. »Ja?«, tat ich furchtbar überrascht. Ich nickte voller Begeisterung, in der verwegenen Hoffnung, er hätte eine weitere Droge, die uns zwei Stunden Pressen ersparte.

Seufzend stemmte Pedro sich hoch und suchte seine Ledertasche. Aus dieser zog er ein Papiersäckchen. »Asche vom Schildkrötenpanzer«, murmelte er und übergab die Tüte Zenobias Mutter, damit sie der Tochter das Pulver einflößte. »Und was würdest du empfehlen?« Sein Ton klang wie nebenbei, aber nicht ganz desinteressiert.

Nachzuschauen, dachte ich, um den Höhenstand, die Rotation und vieles mehr festzustellen. Aber vaginale Untersuchungen waren verpönt. Nicht mal das grünliche Fruchtwasser, das Zenobia seit ein paar Wehen die Schenkel hinablief, brachte hier irgendjemanden aus der Ruhe. »Abwarten«, riet ich. »Zwischendurch Seitenlage und nicht jede Wehe pressen lassen.«

Pedro legte die Stirn in Falten. »Keine Frau hier würde sich hinlegen. Bei uns wird immer in aufrechter Position geboren.« Dennoch trat er an Zenobia heran.

Nach einer Reihe von Wehen, von denen sie einige in Seitenlage veratmet hatte, veränderte sich Zenobias Verhalten. Gestützt von Ehemann und Mutter stellte sie sich hin, griff unter ihren Rock und holte ruhig Luft. Mit geschlossenen Augen presste sie, bis ihr die Luft ausging, atmete mit weit aufgerissenem Mund und presste dann noch einmal. Ein spitzer Schrei begleitete das Austreten des Kopfes, dann sank Zenobia in sich zusammen.

Sie verharrte in der Hocke, ohne sich zu rühren. Ich hatte ein ungutes Gefühl. Große Kinder kamen nicht immer mit einem Schwung zur Welt, oft dauerte es, bis eine neuerliche Wehe auch den Körper herausgleiten ließ – vor allem, wenn sie die ersten Kinder waren. Selten gab es aber auch eine Komplikation mit den Schultern. Oder es lag eine Hand vor. In jedem Fall ging es in so einer Situation um Minuten. Minuten, die über das Wohl des Kindes entschieden. Ich entschloss mich zu handeln.

»Darf ich?«, fragte ich und lüftete im selben Augenblick den Unterrock. Es war der *worst case:* Schulterdystokie. Der Kopf war ausgetreten, aber die Schultern waren im Moment des Tiefertretens nicht in das kleine Becken eingetreten. »Umdrehen!«, zischte ich leise. »Auf die Knie!«

Zenobia sah mich erstaunt an. Unsanft half ich ihr aus der tiefen Hocke und drückte ihren Oberkörper weit gegen den Boden. Dann hob ich den Rock. Ich erheischte ein kurzes, nervöses Zucken über Pedros linker Augenbraue. Er wusste Bescheid.

»Nicht pressen, amor!«, befahl er, dann wechselte er ins Aymara, um Zenobia zu beruhigen. Sein schmales Gesicht aber nahm den Ausdruck größter Ratlosigkeit an.

Ich kniete mich hinter Zenobias Hinterteil. Komm schon, verdammt!, beschwor ich das Kind insgeheim, während ich mit meiner Linken Zenobias Schambein suchte. Dort, wo ich die Schulter vermutete, legte ich meine Faust auf das Schambein und schob sie mit Druck nach oben. Der Kopf drehte sich.

Pedro grinste. »Pressen!«, rief er jetzt leise. Er hatte wohl nicht mehr den Nerv, die nächste Wehe abzuwarten.

Langsam schob sich der kleine Körper aus Zenobias Leib. Ich legte das Kind vor mir auf das vorbereitete Schaffell. Das kräftige Mädchen begann sofort zu schreien.

Pedro lehnte sich entspannt zurück. Durch die Gruppe der Anwesenden ging ein Aufatmen und erleichtertes Stöhnen, nur der junge Vater sah mich nachdenklich an.

Man half Zenobia, sich bequem auf den Boden zu setzen und schob ihr Tücher unter den Po. Pedro wickelte die Nabelschnur um die große Zehe des rechten Fußes der Mutter, während eine alte Frau der Kleinen ein Stück schwarze Wolle auf die Fontanelle legte, damit keine Luft eintreten könne. Dann warteten alle.

Die Geburt der Plazenta war aus der *Cosmovision andina* die zweite Periode der Geburt, die die Aymara in zwei Phasen einteilten. Das warme, dunkle, ruhige Umfeld beruhigte das Kind und half der Gebärenden, das unaufgeregte Neugeborene anzunehmen. Um die Blutung kümmerte sich niemand. Ich sah an der prallen Nabelschnur, dass sie noch pulsierte und die Plazenta noch nicht gelöst war.

Als sie sich schließlich mit einer starken Nachgeburtswehe löste und von einem Schaffell aufgefangen wurde, durchtrennte Pedro die schlaffe Schnur geschickt mit einer scharfen Glasscherbe. Dann las er aus der Plazenta das Schicksal von Mutter und Kind. Schließlich schob er sie beiseite, damit sie gewaschen, ausgeblutet und danach mit Asche, Salz und Salpeter bestreut werden konnte, bevor man sie mit Bestattungsriten beisetzte.

»Wichtig ist für uns nur eines«, erklärte er mir, während wir uns über einer uns gereichten Wasserschüssel das Blut von den Händen wuschen, »wo ist unsere Plazenta vergraben? Dorthin kehren wir immer zurück. Denn dort ist unsere Seele.« Er sah mich an. »Viele glauben, die Plazenta hätte eine eigene Seele …«

»Also, Seele zu Seele.«

Pedro nickte. »Wie einst, im Mutterleib.«

Unterdessen hatte der Vater das Kind hochgenommen und damit auch angenommen. Das war angeblich auch bei uns einmal Brauch gewesen, zumindest bei den Germanen. Wieder warf er mir über den Kopf seiner Frau hinweg einen nachdenklichen Blick zu.

»Sag, warum sah mich der Vater vorhin so seltsam an?« Ich reichte Pedro das Tuch zum Abtrocknen.

Der *partero* grinste. »Jetzt wird das Kind so sein wie du.«

»Was heißt das genau?«

Er lachte. »Das weißt du besser, denke ich! Die Aymara glauben, dass die Eigenschaften der Person, die das Kind als Erster sieht, auf das Kind übergehen. Dein Charakter.« Pedro senkte den Blick. »Weiße Menschen sind schwächer – es ist eine Eigenschaft des Blutes. Verstehst du?«

»No.« Ich streckte mich durch.

Pedro lenkte ein. »Auch wir haben schwache und starke Menschen, schon klar. Die schwachen Frauen haben öfters Abgänge und die Geburten gehen leichter.« Er sah mich an. »Weil der Widerstand geringer ist.«

»Ah ja.« Das klang zumindest logisch. Anderswo würde ich so etwas kreative Argumentation nennen. Hier nicht.

Eine India brachte uns zur Stärkung Api und Pastel. Das traditionelle heiße Getränk, das aus lila Mais hergestellt wird, passte gut zu den warmen, mit Käse gefüllten Teigtaschen. Eine Weile kauten wir schweigend, dann öffnete ich einen Spaltbreit den Fensterbalken über uns und sah hinaus. Die tiefe Abendsonne ließ eine ferne Wolkendecke orangerot glühen. Ich kramte nach meinem Handy in der Tasche und fand einige entgangene Anrufe. Nina und Paco. Ich rief Paco zurück und reichte das Handy dann an Pedro weiter, damit er ihm Adresse und Weg ansagen konnte. In einer halben Stunde, meinten sie, würden sie da sein.

»Okay, Pedro, lass dir sagen, dass ich dir für dein Angebot, dich zu begleiten, unheimlich dankbar bin. Das … das sieht man nicht alle Tage. Ich meine, eine Europäerin sieht das sonst nicht.« Meine ausladende Handbewegung schloss die Hütte, Pillapi, halb Bolivien mit ein.

Ein breites Lächeln überzog sein Gesicht. »Vielleicht komme ich ja einmal nach Österreich, wer weiß!«

»Ja klar, gerne! Du hast meine Nummer. Sag mir noch eins: Laufen alle Geburten bei euch so ab?«

Pedro verschluckte sich beinahe. »Oh Gott, nein! Das wäre ja furchtbar!«

»Quatsch«, entgegnete ich lächelnd und spülte den letzten Bissen Teig mit Api hinunter, »ich meine nicht die Komplikation mit den Schultern, dass das Kind mit den dicken rundlichen Schultern sichtliche Schwierigkeiten hatte, aus seiner kleinwüchsigen Mutter zu schlüpfen, sondern das Prozedere. Dunkel, leise, die Gebärende eingehüllt in Wärme, oder sagen wir Hitze, die vielen Frauen um sie, keine Untersuchungen …«

»Da muss ich dir vehement widersprechen. Ich habe Zenobia mehrmals untersucht.«

»Den Bauch abgetastet und den Puls gefühlt, aber nicht vaginal untersucht.«

Pedro musterte mich. In den schwarzen Augen lag ein schwer zu deutender Blick. »Hätte das etwas geändert?«

Alle Achtung. Ich ließ mir Zeit und wählte meine Worte mit Sorgfalt. »In diesem konkreten Fall nicht.«

»Gut«, er nickte zufrieden. »Dann vertraue ich dir an, dass ich den Geburtsfortschritt mittels Pulsdiagnose ermittelt habe. Am Rhythmus und an der Fülle lässt sich ein Fortschritt erkennen – mit etwas Erfahrung.«

Ich sah ihn an, als wäre er eine Erscheinung. »Aha … wenn du das sagst, glaube ich es dir. Schwer vorstellbar, aber warum nicht.« Ich erhob mich und Pedro begleitete mich. »Eure Geburtshilfe ist sehr … sanft, oder sagen wir, es gibt wenige Interventionen. Das gefällt mir.« Siebzig Prozent des menschlichen Verhaltens steuert das limbische System, und das reagiert auf Emotionen. Dazu kommen unter der Geburt die Hormone. Ein komplexes Geschehen, auf das die Schulmedizin nicht eingeht.

»So ist es.« Pedros Mundwinkel kräuselten sich. »Kein Öffnen der Blase, kein Nähen, dafür Bäder und Kräuter. Respekt vor dem mütterlichen Schamgefühl. Und der Kaiserschnitt wird vehement abgelehnt.«

Wie ich bereits an den Vortagen erfahren hatte, war das Gesundheitssystem überwiegend privatisiert, und ein Kaiserschnitt in einer Privatklinik kostete eineinhalb Jahresgehälter eines Lehrers oder einer Krankenschwester. Dazu kam, nach den Zwangssterilisationen an 200.000 Indias in den Siebzigern, die Angst der Frauen vor einer Ligatur ohne ihr Wissen. Diese Angst war auf dem Land noch immer spürbar.

Müde, aber überglücklich verabschiedete ich mich von allen Anwesenden und wünschte der jungen Mutter noch viel Glück und weitere so gesunde Kinder. An der Tür begegnete ich einem greisen Mann, die Augen glasig, die Backe gebläht von eingespeichelten und stundenlang gekauten Coca-Blättern. Bevor ich durch die Tür schlüpfte, sah ich aus den Augenwinkeln, wie er voller Demut auf die junge Familie zuschlurfte.

Ich ging hinaus in die frühnächtliche Stille. Die Nacht brach in diesen Breiten sehr rasch herein. Dann brannten die weißen Spitzen der fernen Vulkankegel für kurze Zeit in einem leuchtenden Rot, das in der Höhe schnell verblasste, in zartes Blau überging und sich schließlich in Violett verwandelte.

Im Patio des kleinen Hofs herrschte absolute Finsternis, unsicher tastete ich mich die Hausmauer entlang. Kein Funken, nicht einmal das kleinste Photon hatte sich hierher verirrt. Erleichtert bog ich um die Ecke der Kate und trat nach wenigen Schritten durch das offene Tor. Entfernt schwenkte Scheinwerferlicht um eine Mauerecke. Winkend lief ich auf Pacos Wagen zu, der unschlüssig die Schotterstraße entlanghoppelte, und stieg lachend – vermutlich noch immer nicht ganz frei von berauschenden Substanzen – ein.

Nebel in La Palmas Bergen

Ein nobler Tennisclub in Wien

Von Zeit zu Zeit besuche ich meinen Bruder in Wien. Wenn dieser Besuch auf einen Freitag oder Samstag in den Sommermonaten fällt und der Wochenendbeginn nicht verregnet ist, stehen die Chancen gut, meinen Lieblingsbruder wieder in Verlegenheit zu bringen, denn dann begleite ich ihn in einen der Nobelclubs in den Prater, wo die Eltern meiner Schwägerin ihre Kinder aufgezogen hatten, sprich, wo die Familie ihre Wochenenden verbracht hatte. Diese standen natürlich unter dem hehren Motto, sich sportlich zu betätigen und den Kids Team- und Kampfgeist beizubringen, ob die Kleinen sich nun für Tennis interessierten oder nicht. Man hatte in Wien keinen Garten, und wenn doch, nicht die illustre Gesellschaft eines Clubs, der nicht nur die Kinder mit einem bunten Programm unterhielt, sondern auch die älteren Generationen.

Eines Freitags zog ich wieder alle Register und erzählte in einer Runde betuchter High-Life-Spießer, wie das Leben abseits der Großstadt, der High-Tech-Medizin und überhaupt ganz ohne Designer-Schuppen ablaufen kann. Dass sie mir nicht alles glaubten, las ich in ihren Blicken, aber das machte mir nichts aus. Keiner hier konnte sich wirklich vorstellen, an welchen Orten ich mich manchmal abmühte und versucht war, aufgrund dieser bescheidenen Verhältnisse mein Honorar nochmals zu halbieren. Doch das erwähnte ich mit keinem Wort in diesem Kreis der unter totalem Realitätsverlust leidenden Schicki-Micki-Runde. Völliges Unverständnis wäre die Folge. Business geht über alles, Hauptsache, es kommt ein guter Deal raus. Das, was sie ihrem Steuerberater an Honorar zahlten, damit er einige Posten umfärbelte, hätte ich gerne als Gehalt gehabt …

Einer der Schnöselbürger, ein vollkommen in Weiß gekleideter Endfünfziger, schüttelte gereizt den Kopf, weil offensichtlich der Empfang seines am Ohr klebenden Handys nicht zufriedenstellend war. »Der Junior ist in den Bergen – typisch!«, lästerte er. »Sie kennen das wahrscheinlich.« Er winkte mir mit einer bedeutungsvollen Geste mit seinem Handy zu.

»Sie kommt ja auch von hinter dem Semmering!«, grinste sein Nachbar und warf meinem Bruder einen süffisanten Blick zu.

Ich nickte Mr. White zu. »Ja, auf La Palma hatte ich ständig das Problem mit schlechtem Empfang. Da braucht man gar nicht erst in die Berge.« Ich zwinkerte dem mir bekannten Schwafler an seiner Seite zu, der in Anspielung auf den Heimatort meines Bruders und meiner Wenigkeit meinte, wir »Wilden« hinter dem Semmering seien in jedem Falle auch technologisch zurückgeblieben.

»Apropos Berge«, holte ich aus. »Wenn man auf der westlichsten Kanareninsel, auch *La Bonita* genannt, den größeren und interessanteren Teil der Insel umrunden will und der Straße in den Norden folgt, also die flache, dünn besiedelte Spitze im Süden auslässt, muss man für eine relativ kurze Distanz Luftlinie ziemlich lange radeln. Mit dem Fahrrad wäre dies ein tagelanges Unterfangen, per pedes ginge überhaupt der ganze Urlaub drauf. Denn unzählige *barrancos,* tief einschneidende Täler, kreuzen den Weg. Aus der Vogelperspektive betrachtet mäandert die über der Steilküste in den Norden führende Straße in unübersichtlichen Kurven dahin, führt vom Meer ins Landesinnere und wieder zurück. Nicht immer ist die Straße auch zweispurig. Dieser Umstand relativiert sich, wenn man das Verkehrsaufkommen bedenkt, das, je weiter nördlich man kommt, umso geringer wird. Aber wie so oft im Leben gilt: Es reicht einer.« Mr. White nickte. »Ein Palmero, der einem zu schnell entgegenkommt, ein Fahrzeug, dem man tagsüber von der Sonne und des Nachts von den Scheinwerfern geblendet, zu weit ausweicht, oder ein waghalsiges Überholmanöver, weil man einem Bananentransporter, der schon in Vorkriegszeiten treue, wenn auch langsame Dienste geleistet hat, nicht länger hinterherkriechen will. Und schon ist es passiert …«

»Aus, vorbei, tot. Leute …!« Kurt hob sein Glas und wir alle prosteten uns zu.

»Im Norden Teneriffas ist es ähnlich«, erklärte Lydia mit wissendem Blick und hob ihr Glas. Die kleinen Äuglein ihrer Mutter an ihrer Seite wurden dagegen rund wie Haselnüsse. »Dass ein Ausweichen auf den ungesicherten Straßen in dem steilen Gelände nicht die Lösung ist, zeigen die jährlich sich wiederholenden tödlichen Abstürze in die *barrancos*.«

»Tja«, spöttelte Kurt, der trendige Großstadt-Single, dem der hochglanzpolierte, in der Einfahrt hingeklotzte Sportwagen Frau und Hund ersetzte, »wenn man im Gelände nicht fahren kann, sollte man es lassen.«

»Dort sind nicht nur Wiener unterwegs!«, lachte mein Bruder schallend.

»Chapeau!« Ich nahm einen Schluck Wein und lächelte. »Also heißt es, sich konzentrieren. Ich hörte nebenbei immer Musik. Telefonieren als Zeitvertreib während der elendslangen Fahrten scheidet als Ablenkung ohnehin aus. Drei Viertel der Strecke hat man sowieso keinen Empfang. Nur wenn man sich aus dem Schatten der *barrancos* heraus dem Meer nähert, kann man über der steilen Küste schnell eine kurze Info erhaschen, ein ›Ich bin gleich wieder weg!‹ in den Äther rufen oder eine SMS verschicken, bevor man wieder entlang immergrüner Steilhänge in den nächsten tiefen Taleinschnitt des Roque de los Muchachos abtaucht. Ob allerdings das Tippen von SMS während der Fahrt sinnvoll ist, sei dahingestellt. Bei palmerischen Straßen habe ich da meine Zweifel.«

»Wozu auch?« Kurt schüttelte den Kopf. »Genieß den *flow*.«

Lydia lächelte. »Ursula kurvt dort doch nicht rum, um einen bestimmten mentalen Zustand zu erreichen.«

»So isses.« Ich nippte am Sommerspritzer. »Eher achte ich darauf, weder irgendwelche mentalen noch körperlichen Zustände zu haben, denn die Strecken sind wirklich gefährlich. Man ist ja nicht ganz allein unterwegs. Selten zwar, aber doch ab und an, begegnet man einem Radfahrer. Sie leben weniger gefährlich, als man denkt, denn jeder Palmero macht einen riesigen Bogen um die enthemmten Eddy-Merckx-Nachfolger. Nicht, weil er die – meist deutschstämmigen – Imitationen des Belgiers so schätzt oder bewundert. Im Gegenteil. Er traut ihnen nicht, jedenfalls nicht über den Weg. Ob dieses inselbeherrschende Gebirgsmassiv tatsächlich ein Eldorado für Radfahrer ist, kann ich nicht sagen, für Wanderer ist es das bestimmt. Und die sind nicht auf die einzige Straße angewiesen.«

»Ganz schön misanthropisch, was?«, warf der schwafelnde Nachbar ein.

Misanthropisch. Ich. »Wie bitte?« Ich stockte. Kurz spürte ich ein bisserl Magensäure im Rachenbereich.

»Du magst die Deutschen nicht …«

»Ich mag gewisse Deutsche nicht. Und zwar die, die dort ihre eigenen Landsleute ausnehmen. Das kann ich überhaupt nicht ausstehen. Ich schätze deinen Scharfsinn, aber …«

»Na ja, an den Einheimischen lässt du auch kein gutes Haar …«

Der hämische Tonfall schmerzte. So so. Er war wohl der einzige nicht karrieregeile Typ hier, der sich überhaupt nichts pfiff – abgesehen von meinem Bruder, der ja in die Gesellschaft quasi eingeheiratet hatte. Auch wieder sympathisch.

»Ha!«, donnerte Mr. White gut gelaunt in die Runde. »Es geht nichts über ein differenziertes Vorurteil!«

Lass es einfach, keppelte mein Alter Ego dagegen, doch ich erwiderte: »Man muss bei euch wohl jedes Wort auf die Goldwaage legen. Ich sagte, ›die Palmeros sind freundlich, wenn man sie nicht irrtümlich auf Deutsch anspricht.‹ Das ging wohl irgendwie nach hinten los. Aber das hat seine Gründe. Doch nicht alle Palmeros hegen einen Groll gegen die … ich sage jetzt mal ganz neutral: unsere Nachbarn. Okay?«

»Okay, okay«, mischte Kurt sich ein. »Ich lausche deinen geologisch-sozialanthropologischen Ausführungen furchtbar gerne – solange es nicht um Geburten geht, ist mir alles recht.«

»Wie interessant!«, murmelte Lydias Mutter. »Aber erzählen Sie doch von einer Geburt!«, bat sie, »Bestimmt haben Sie dort einiges erlebt.«

Diese Aufforderung kam immer, wenn ich erwähnte, dass ich Hausgeburten begleite. Selbst wenn nur eine einzige Frau in der Gruppe war, die schon einmal geboren hatte. Aus den Augenwinkeln nahm ich noch wahr, wie mein Bruder die Augen verdrehte, aber das konnte mich auch nicht mehr stoppen.

»Hm …«, begann ich und warf Kurt einen triumphierenden Blick zu. »Einmal bin ich des Nachts zu einer Geburt hoch oben in den Bergen gerufen worden. Die Leute lebten in einer Höhe, in der normalerweise keine Häuser gebaut werden dürfen, weil der höher gelegene Teil des Roque vor Jahren zum Nationalpark erklärt worden ist. Die Eltern der jungen Frau besaßen dort oben einen *pajero,* einen aus groben schwarzen Steinen erbauten Unterstand der Hirten. Mehr war es ehemals nicht. Nach dem Wegzug vieler Palmeros nach Kuba, während der mageren Jahre vor einem Jahrhundert, verfielen die meisten dieser Unterstände. Heute werden sie restauriert und ausgebaut und dienen vielen Familien als Grillplätze am Wochenende.«

»So wie überall«, warf Robert ein und nickte rundum.

Ich bezweifelte, dass es rund um Wien *pajeros* gibt. Der Endvierziger, von meinem Bruder liebevoll als Golfwichser bezeichnete äußerst erfolgreiche Immobilienhai, gehörte zu jenen Privilegienrittern weit rechts meiner bescheidenen Trostideologie einer besseren Welt, mit denen ich eigentlich nichts zu tun haben wollte. Ich schaute in das spitznasige Gesicht mit den engstehenden Rattenaugen und beschloss, den Mann am Ende des Tisches zu ignorieren. Seine an ihm klebende Freundin – eine Kunststoffmaus mit einem IQ schon knapp über der Körpertemperatur – nickte auf jeden Fall zustimmend.

»Nicht ganz. Die Restauration der verfallenen Gemäuer ist kompliziert und teuer, das Gelände meist unwegsam. Da es kaum Quellen gibt – La Palma und Teneriffa haben ja keine Flüsse oder Bäche –, gibt es auch kein Wasser. Aber aus Ermangelung echter historischer Immobilien steht heute jeder Steinhaufen auf der Insel unter Denkmalschutz.« Ich zuckte mit den Schultern. »Stellt euch vor, ihr habt einen Steinhaufen in eurem Garten und dürft ihn nicht wegräumen.«

»Ich kenne ja nur Gran Canaria«, mischte sich Lydias Mutter ein, »aber die Inseln scheinen mir recht grün zu sein.«

Energisch schüttelte ich den Kopf. »Nicht alle, die Inseln im Osten sind wüstenhaft trocken. Früher besaß jede Finca einen *aljibe,* ein unterirdisches Depot, in dem das Regenwasser gespeichert wurde. Heute wird Wasser im Tagbau abgebaut. Klingt lustig, oder?«

Mr. White orderte eine neue Runde. Allmählich begann es zu dämmern und der Kellner stellte Bier, Antipasti und Karaffen mit Weißwein und Wasser auf unseren Tisch im Gastgarten des Clubs. Auch die Nebentische füllten sich langsam mit den frisch geduschten Spielern, die die Plätze geräumt hatten.

Offenbar spürte Lydia meinen Wunsch, den Club bald zu verlassen und fürchtete ein fluchtartiges Aufbrechen, denn sie sagte rasch: »Jetzt erzähl uns noch schnell, wie diese Geburt abgelaufen ist!« Der Klang ihrer Stimme ließ erkennen, dass sie keinen Aufschub dulden würde.

»Ganz kurz, okay.« Ich kaute eine Olive und spülte sie mit der Weißweinmischung hinunter. »Ich fahre möglichst immer zumindest einmal vorher dorthin, wo die Geburt geplant ist. Situationen, in denen ich in der Finsternis auf irgendeinem Acker stehe und nicht weiter weiß, weil es dort keinen Empfang gibt und die Beschreibung mir bei Nebel oder dem *Calima* auch nicht weiterhilft, sind zum … nun ja, jedenfalls nicht lustig.«

Lydias Mutter seufzte. »Kann man sich vorstellen!«

»Nebel und was?«, wollte Kurt wissen.

»*Calima*. Das ist ein Sandwind, der aus der Sahara herüberweht«, erklärte ich. »Sturm ist es eigentlich keiner. Kurioserweise ist der fast staubfeine Sand rötlich, dringt überall ein und überzieht alles mit einem dünnen Film. Er kann tagelang wehen und trübt die Sicht genauso wie Nebel. Dieser kommt in höheren Lagen ebenfalls vor, weil die westwärts ziehenden Wolken an den hohen Bergen hängen bleiben und die Feuchtigkeit abgeben. Der Grund, warum La Palma so grün ist.«

»Und Lanzarote nicht.« Mein Bruder nickte kennerisch.

»So ist es. Aber um zu einem Ende zu kommen: Genau das passierte damals, weil ich – aus welchem Grund auch immer – vorher nie dort gewesen war. Ich glaube, das Paar kontaktierte mich ziemlich spät einmal im Hospital, und die Geburt ging dann los, bevor ich noch Gelegenheit zu einem Besuch gehabt hatte. Fahrten zu Familien, die wie Nicole derart abgelegen wohnten – ich fuhr über zwei Stunden in den Norden –, versuchte ich, wo es ging, irgendwie zu verbinden.

Um zwei Uhr stand ich dann, wo die Füchse sich Gute Nacht sagen – na ja, in dem Fall die *conejos,* wilde Kaninchen, aber auch die schliefen schon tief und fest. Auf dem zerknitterten Zettel auf meinem Beifahrersitz stand: ›Kreuzung mit grünen Briefkästen auf einem Pfahl: links ab‹.«

Aus den Augenwinkeln warf ich Lydias Mutter einen Blick zu. Die alte Dame lauschte aufmerksam und mit leicht gefurchter Stirn.

»Zunächst hatte ich ja noch gedacht, wo es Briefkästen gibt, gibt es auch Zivilisation. Das ist an und für sich ein logischer Schluss, nur eben nicht so weit im Süden und so nahe an Afrika. Nicht ortbare getarnte Briefkästen und von der Straße aus nicht auszumachende Spuren menschlicher Behausungen halfen mir also nicht weiter. Nicht um zwei Uhr morgens irgendwo in der Pampa.« Den Rücken durchstreckend fuhr ich fort: »Da ich insgesamt schon bei drei Kreuzungen vorbeigekommen war, kehrte ich nach einiger Zeit um und fuhr wieder hinab bis zu den letzten Ausläufern urbanen Lebens. Bei dem neuerlichen Versuch, die Waldgrenze zu überwinden, entgingen mir die neben einem Strauch aufgepfählten Briefkästen nicht. Die danach links abzweigende Straße bestand nur noch aus asphaltierten Spurrillen. Ein Jeep wäre jetzt fein gewesen, meine spanische Kiste samt toller CD-Anlage war bei dem Gerüttel ziemlich unpraktisch.

Mit der weiteren Beschreibung – ›nach etlichen Kurven geht rechts ein Pfad ab, auf dem zwei Pinien zusammenstehen‹ – konnte ich ebenfalls nicht viel anfangen. Erstens bestand jede Strecke auf La Palma außer der Landepiste vom Flughafen aus nichts als aneinandergereihten Kurven, zweitens verlaufen im Bergland kreuz und quer irgendwelche Pfade, und drittens war die Sicht in dieser Senke noch durch den Nebel erschwert. Ich sah also etliche Pfade, aber keine Pinien. Jedenfalls nicht von der den Berg hinaufführenden Straße aus. Mein Griff zum Handy war zwecklos, ich hatte dort keinen Empfang. Leichte Panik machte sich breit, ihr kennt dieses Flattern unter dem Rippenbogen. Und die Zeit drängte …« Ich befeuchtete mir die Kehle mit ein paar Schlucken Wasser. »Ich bin ja selten pünktlich …«

»Nein!«, stichelte mein Bruder, »das ist jetzt neu!«

»Schon, gell? Da kommt mir der Dingsda oder die Soundso unterwegs dazwischen, und schon ist es passiert. Doch zu einer Geburt komme ich normalerweise nie zu spät, jedenfalls nicht aus eigener Säumigkeit.« Ich warf meinem Bruder einen warnenden Blick zu, eine Mischung aus ›Vergiss es!‹ und nicht verjährender Strafandrohung, immerhin war ich die ältere. Die angeklebte Braut am Ende des Tisches, bereits gezeichnet vom regen Prosecco-Genuss, ließ ein gackerndes Lachen hören. »Aus irgendeinem Grund dachte ich irgendwann, dass ich von der Höhe her richtig lag, aber das war reiner Zufall. Um die zwei Pinien auszuforschen, die man tagsüber auf dem Weideland natürlich schon von Weitem sah, hatte ich keine andere Wahl, als jedem der Pfade in der Nähe ein Stück lang zu folgen. Mir brach der kalte Schweiß aus, denn es hieß, den Rückwärtsgang einzulegen, ein Albtraum auf den schmalen, ungesicherten Wegen in stockfinsterer Nacht. Wie steil die Hänge dort waren, konnte ich aufgrund des Nebels nicht sehen, aber ich wusste, bei einem Abkommen vom Weg würde mich nichts und niemand aufhalten. Und schon gar niemand finden …« Für einen Moment schloss ich die Augen und sah die Situation von Neuem vor mir.

»Also freier Fall.« Kurt pfiff durch die Zähne. »Na bravo!«

»Kein Scheiß.« Ich schnitt eine Grimasse. Die Rolle tendierte fraglos ins Charakterfach. Aber es war ehrlich grauenvoll gewesen. Ich schüttelte die Erinnerung ab wie einen bösen Traum. »Der dritte Pfad war es dann. An den zwei stattlichen Pinien vorbei, holperte ich einen Erdweg entlang, der sich ein gutes Stück durch Gras- und Strauchland schlängelte. Teilweise war er durch Klee und Dornensträucher fast unpassierbar eng. Meine Beklemmung wuchs. Ich fluchte wie die liederlichste Schlampe, jeder Zuhälter wäre rot geworden. Was, wenn es noch andere Pinien gab? Wenn der Weg mitten in der Botanik endete? Vielleicht ohne Umkehrmöglichkeit? Verdammt!

Da tauchte im Scheinwerferlicht ein sandfarbener alter Jeep auf. Nicoles *pajero* konnte nicht mehr weit sein! Ich ließ meinen Wagen mitten auf dem Weg stehen und hupte. Wenig später erschien ein langhaariger Mitbewohner von Nicole und schnappte sich meinen Koffer. Ich rannte ihm mit meinem Sack hinterher. Über Stufen hinunter, durch einen Garten und an Mauern entlang. In einem von mehreren *pajeros* verschwand er.

Drinnen war es fast so duster wie in der feuchtkalten Nacht, aber meine Augen hatten sich mittlerweile an die Dunkelheit gewöhnt. Im Schein einer Kerze sah ich Nicole mitten in ihrem Ehebett, das den halben *pajero* einnahm. Sie kniete im Vierfüßlerstand und presste. Dicht hinter ihr stand ihr eineinhalbjähriger Sohn auf wackeligen Beinchen. Seine kleine Hand lag auf dem Kopf, der sich langsam aus dem Leib seiner Mutter schob.

Ich werde diesen Anblick niemals vergessen. Diese kleine helle Hand auf dem dunklen Kopfhaar und den ernsten Ausdruck in dem jungen Gesicht. Wir assistierten zu zweit. Als sich meine Hand über seine legte, zog er seine nicht weg. Er ließ erst los, als der Körper des Kindes aus der Mutter glitt. Durch den Schwung landete er auf dem Po, und erst dann fing er an zu weinen. Ich reichte Nicole das Mädchen zwischen ihren Beinen hindurch, und der Vater kümmerte sich um den Jungen.«

Lydias Augen schimmerten feucht. »Wie romantisch«, flüsterte sie. Auch ihre resolute Mutter blickte ehrlich ergriffen drein.

Selbst dem wie ein Christbaum dekorierten Hungerhaken am Ende des Tisches entfuhr ein beeindrucktes »Oh my God!« und Kurt murmelte: »Bist du deppert!«

»Du sagst es«, lächelte ich in die Runde. »Geburten können ungemein romantisch sein.« Dass Nicole und ihre Freunde dort oben ohne Strom und fließendes Wasser hausten, fand ich weniger idyllisch, behielt es aber für mich.

Wir hoben die Gläser und stießen an. »Auf deine wunderbare Arbeit«, hieß es unisono, und das versöhnte mich ein wenig mit dieser Gesellschaft, die ich kurze Zeit später verließ.

Eingeschneit im Doppelpack

Eine Zwillingsgeburt im Skihotel

Endlich klappte es einmal, Carla und Konrad während eines Skiurlaubs in Österreich zu treffen. Meine deutschen Freunde aus La Palma hatten eine Woche in den Weihnachtsferien in Tirol gebucht, und ich hatte mich kurzerhand zu einem Blitzbesuch für drei Tage entschlossen. Meine jüngste Tochter Noa begleitete mich, da Carlas Zwillinge im gleichen Alter waren. Die drei kannten sich von Geburt an und würden gemeinsam bestimmt viel Spaß auf der Piste haben. Da ich das Zimmer von Carlas ältester Tochter bewohnte, die bereits am zweiten Tag aus Liebeskummer wieder zu ihrem Freund abgezwitschert war, konnte ich mir die Nobelhütte sogar leisten.

Nach einem sonnigen ersten Nachmittag auf der Piste, den wir bis zur Sperrstunde des hauseigenen Kinderlifts ausnutzten, ging es erst einmal in die Zimmer, um die Kids aus den klitschnassen Skianzügen zu schälen. Danach stand dem Après-Ski nichts mehr im Wege. Wir dinierten im Speisesaal – ein Unterfangen, das mit drei Grundschulgören und einem fünf Monate alten Baby nicht unbedingt entspannt war –, aber das nette Personal des familienfreundlichen Hotels ließ uns die köstlichen Tiroler Schmankerln dennoch würdevoll genießen.

Während Konrad sich mit unserer Erlaubnis schon mal in die TV-Bar verzog, um die Sportmeldungen zu hören – die den Informatiker normalerweise nicht im Geringsten interessierten –, bemühten Carla und ich uns, die Kinder zu einer Stunde ins Bett zu bekommen, in der spanische Kids noch nicht einmal ans Abendessen dachten. Überraschenderweise waren die drei vom Skifahren so müde, dass sie nicht einmal protestierten. Sonst frage ich mich ja manchmal, ob sie nicht heimlich irgendwo eine Espressomaschine in ihrem Zimmer herumstehen haben. Während Carla noch ihre Jüngste stillte, rief ich zu Hause an und beantwortete ein paar SMS. Dann machten wir uns auf die Suche nach Konrad.

Schon auf dem Weg zur Rezeption nahm ich um uns herum eine veränderte Stimmung wahr, die ich nicht einordnen konnte. Die TV-Bar war zum Bersten voll, wie sonst nur, wenn zu nächtlicher Stunde Mike Tyson, der fleischgewordene »Antichrist«, gegen Evander Holyfield boxt. Oder eben deren Nachfolger. Nur stiller war es. Kein Jubeln, kein Anfeuern, so still, als wäre einer der Kontrahenten auf der Matte liegen geblieben.

Nichts von alledem wurde gezeigt. Auf dem großen Bildschirm sahen wir im Scheinwerferlicht nichts als grelles Weiß. Schneemassen, schoss es mir durch den Kopf. Die eigenartige Beklemmung im Raum übertrug sich auch auf mich, ich hatte mit einem Mal das Gefühl, dass diese gigantischen Schneeberge irgendetwas mit uns zu tun hätten. Einen Augenblick später fuhr der Nachrichtensprecher mit der Berichterstattung fort. Die abgegangene Lawine versperrte die einzige Straße aus unserem Tal. Mit anderen Worten, wir waren von der Außenwelt abgeschnitten.

Ein Teil der Gäste fand dies offensichtlich lustig und orderte Runden von Schnaps. Bestimmt machten die Bars diesseits der Schneesperre heute das Geschäft ihres Lebens. Ich wusste allerdings nicht, was es da zu feiern gab.

Konrad gesellte sich an Carlas Seite und nickte zum Plasmabildschirm. »Scheiße, was? Gut, dass wir nicht morgen abreisen wollten.«

Carla dachte praktischer, wie eine Hausfrau eben denkt: »Dann wird es morgen wohl keine frischen Salate geben. Also wenn nix Schlimmeres passiert! Sind Leute darunter begraben worden?«

Schulterzuckend nahm Konrad einen Schluck Bier. »Das wissen die ja noch nicht.«

Da sah ich Lawinensuchhunde und deutete zum Bildschirm. Kurz verfolgten wir noch die Berichterstattung, dann sagte Konrad, der Schwabe: »Gehen wir, hier sind mir zu viele Deutsche auf engstem Raum!« Energisch drängte er sich zwischen Carla und mich und schob uns um die Ecke zum Abgang in die Kellerbar. Kaum dass wir auf den Barhockern Platz genommen hatten, hielten wir einen Prosecco in Händen.

Tadelnd hob Carla den mit Aperol veredelten Perlwein und prostete uns zu. »Er will ja nur, dass ich trinke, um seine Beischlafchancen zu erhöhen«, flüsterte sie mir zu. »Das wird heute billig, denn als stillende Mutter habe ich schon ewig nichts mehr gepichelt.«

»Na bravo!«, schmunzelte ich, »dann muss ich wohl mithalten, damit ich nebenan nichts mitkriege!«

Ein paar Gläser später, als nur noch Salsa und Latinomix aus den Lautsprechern dröhnten, schwärmten Carla und ich von *flan, queso ahumado* und *tortilla* und versicherten uns gegenseitig, dass Letztere sogar an den kanarischen Tankstellen gekauft noch besser schmecke als das bei uns aufgeblähte Pizzagebäck, ohnehin nur ein Importartikel aus Italien. »Aber nicht einmal den«, behauptete ich, »bekommen wir so g'schmackig hin wie unsere Nachbarn.«

»Wie soll die Pizza sein?«, fragte Konrad.

»G'schmackig!« Ich prostete ihm zu. »Die Pizza g'schmackig, die Mädchen g'schamig. Oder?«

Grinsend hob Konrad sein Bier.

Dann verschwand Carla, um nach den Kindern zu sehen. Sie kam jedoch im Nu wieder zurück, zerrte mich am Ärmel vom Barhocker und mit sich fort. »Na, mach schon, komm mit!«

»Was ist denn passiert?«, wollte ich hinter ihr herstolpernd wissen.

»Die brauchen dich!«

»Wie bitte?«

Kaum befanden wir uns im Foyer, eilte ein livrierter Angestellter auf uns zu, in seinem Schatten folgte der Rezeptionist und dahinter der geschäftsführende Direktor.

»Bitte, Frau Magister, Sie müssen uns helfen! Sie haben die Meldungen von der Lawine ja gehört.« Das kam vom Rezeptionisten, einem schlanken jungen Mann in tadellosem Anzug.

»Ja …«, sagte ich. »Soll ich etwa schaufeln gehen?« Entweder war ich beschwipst, oder Carla hatte etwas ausgelassen. Nun, so viel hatte ich auch wieder nicht getrunken, dachte ich im ersten Moment. Ich wandte mich zu meiner Freundin um, die nur schmunzelnd die Schultern zuckte und den Rückweg Richtung Zimmer antrat.

Der Livrierte ging voran.

»Will mir einer bitte sagen, was hier los ist?« Offenbar hatte ich etwas ganz Entscheidendes nicht mitbekommen.

Der Direktor stotterte: »Es ist zu befürchten, dass bei Frau – äh, Frau …«

»Jansen«, warf der Rezeptionist mit dem Jawohl-Herr-Direktor-Blick hilfreich ein.

»… dass bei Frau Jansen die Geburt einsetzt.«

»Ach, wenn es nur *das* ist«, lachte ich und dachte sofort, wie gut, dass ich vergessen hatte, meinen Hebammenkoffer aus dem Auto zu nehmen.

Der beleibte Direktor warf mir einen dümmlichen Blick zu.

Typisch Mann, dachte ich, seine Frau hatte die Kinder vor dreißig Jahren bestimmt ohne sein Beisein bekommen.

»Wir haben bedauerlicherweise keinen Arzt unter den Gästen, was eigentlich noch nie der Fall war«, beklagte er, und in seiner Stimme lag tiefe Besorgnis über diesen Umstand.

Das ist auch besser so, dachte ich, denn was half ein Zahnarzt oder Radiologe bei einer Geburt? Dass allerdings kein einziger Mediziner in diesem Nobelschuppen abgestiegen war, konnte ich einfach nicht glauben. Ließ sich bestimmt verleugnen oder war schon zu hinüber.

»Bitte«, der Rezeptionist schritt energisch voran, »folgen Sie mir!«

Es ging nicht zu den Liften. Als wir das Hotelgebäude durch den Hintereingang verließen, schwante mir, dass sich das Paar im etwas abseits gelegenen Appartementteil einquartiert hatte. Ich trug zwar keine High Heels, aber wegen des Barbesuchs war ich nicht gerade mit Moonboots ausgerüstet. Der bedrohlich ansteigende Gehweg, den der Rezeptionist entlanghirschte, war durch den jüngsten Schneefall nicht mehr von der Straße zu unterscheiden. Das Appartementhaus lag hell erleuchtet irgendwie direkt über uns. Neben mir watschelte der Direktor her. Ich hatte befürchtet, dass er es die steile Anhöhe nicht hinaufschaffen würde, doch meine Bedenken verflüchtigten sich, als ich diejenige war, die hinter ihm herkeuchte.

»Äh, Sie sehen das aber ganz entspannt, Frau Hebamme …!«, schnaufte der Direktor, als wir ins Foyer traten. »Ich habe mit dem Krankenhaus telefoniert …« Er rang nach Luft, die Stirn tief gefurcht.

Erklärend wandte sich der Rezeptionist um: »Es sind Zwillinge, müssen Sie wissen!«

Gott, dann ging es ja noch schneller! »Junger Mann«, rief ich, zwischen Direktor und Livriertem ausschreitend, »erstens ist das nicht die erste Zwillingsgeburt, die ich alleine bewältige, und zweitens schlüpfen die beiden Kinder nicht gleichzeitig durch.«

»Ah so … Ja, klar«, hüstelte der Direktor und brachte sogar ein Lächeln zustande.

»Außerdem«, erklärte ich im Lift, »wenn man sich fragt, ob man es schafft, braucht man es gar nicht erst zu versuchen.«

Irgendwann standen wir vor Zimmer 411 und klopften. Als die Tür aufging, zog ein Schwall verbrauchter Luft ins Treppenhaus. Ein nervöser Mann in den Vierzigern stand im Türrahmen und reichte mir eine feuchte Hand. Nachdem ich vom Rezeptionisten als die rettende Hebamme vorgestellt worden war, wandte ich mich auf der Schwelle zu dem jungen Mann um. »Warten Sie hier einen Moment. Sollte es wirklich so eilen, muss ich Sie bitten, mir Hebammenkoffer und Waage aus meinem Auto zu holen. Ich möchte mir nur zuerst ein Bild machen.«

»Ja, natürlich«, erwiderte der Rezeptionist beflissen, und ich schlüpfte durch die Tür.

Frau Jansen kniete auf dem Teppich, der unter ihr eine dunkle Verfärbung angenommen hatte. Ich schloss spontan auf Blasensprung, was sich kurz darauf bestätigte. Ihr schmerzverzerrtes Gesicht und die stöhnenden Laute ließen vermuten, dass die Geburt unmittelbar bevorstand.

Ich riss die Tür zum Gang auf. »Ein blauer Toledo mit Grazer Kennzeichen auf dem hinteren oberen Parkplatz. Familie Reiner hat die Schlüssel. Und bitte auf schnellstem Wege!«

Der Rezeptionist verstand und lief mit dem Livrierten zum Lift, gefolgt vom Direktor, der offensichtlich die Flucht ergriff, um die Sache nicht aus nächster Nähe verfolgen zu müssen.

»Ich kümmere mich um einen Arzt in den Nachbarhäusern«, rief er mir über die Schulter zu.

Mach nur, dachte ich und schloss die Tür.

»Hallo, ich bin Ursula«, stellte ich mich der Frau in einer Wehenpause vor und schüttelte ihr die Hand.

Im Gegenzug hörte ich ein erschöpftes »Freut mich, ich bin Anita«, in bayerischem Dialekt.

Anita und Johann Jansen waren nun ein etwas untypisches »Zwillingspaar«. Einerseits in-vitro-fertilisiert, andererseits konstant beratungsresistent, was sämtliche Weisheiten der Schulmedizin betraf. Die beiden waren mir auf Anhieb sympathisch. Es war Anitas zweite Geburt, die ältere Tochter befand sich bei einer Freundin im Appartement nebenan. Bis zum errechneten Geburtstermin fehlten noch drei Wochen. Angst, dass die Kinder früher kommen konnten, hatten die beiden keine gehabt, aber man habe sich doch das nächstgelegene Krankenhaus mit Kreißsaal zumindest auf der Karte angesehen. Luftlinie ein Grillenhupfer – ohne Lawine.

In meinem geräumigen Hebammenkoffer hatte ich fast alles in doppelter Ausführung, ich würde also nur noch eine zusätzliche Person für das zweite Kind benötigen. Da mir der Vater einen recht kompetenten Eindruck machte, verzichtete ich auf den Vorschlag des Direktors, einen Sanitäter aus den Reihen des Personals hinzuzuziehen.

Soviel ich nach der äußeren Untersuchung feststellen konnte, war noch genug Zeit, um auf meine sterilen Handschuhe zu warten. Das abrinnende Fruchtwasser war klar. Inzwischen sah ich mir die beiden Mutterpässe an, die ich schon von meinen deutschen Frauen von La Palma her kannte. Ich fand nur wenige Eintragungen, die nicht mit gelbem Marker als Risikofaktoren gekennzeichnet waren. Seufzend schob ich die Mutterpässe zur Seite, half Anita aus ihren Kleidern und zeigte ihrem Mann, wie er ihr mittels Rückenmassagen die Wehen erleichtern konnte. Dann griff ich zum Zimmertelefon und ließ mich mit dem Chefrezeptionisten verbinden. Sofort hatte ich den jungen Mann an der Strippe.

»Bitte Handtücher, Bettwäsche und wenn möglich Inkontinenzauflagen organisieren. Ist mein Koffer schon unterwegs?«

»Schon auf dem Weg, Frau Magister!«

Ich plauderte mit Johann über die erste Geburt. Zu Anitas Stöhnen gesellten sich Seufzer, vor allem in den Wehenpausen.

»Hör mal, … Himmel …!«, mischte sie sich ein. Mit dem letzten Rest an Geduld korrigierte sie ihren Mann, der alles durcheinanderbrachte. Zumindest chronologisch. Diesen Eindruck hatte ich auch. Entweder er hatte ein ähnlich grandioses Gedächtnis wie ich, oder er war wie viele junge Väter einfach nur zu nervös gewesen, um sich an Details wie Blasensprung, Anzahl der Presswehen oder Positionswechsel zu erinnern. Dass dies keine marginalen Details sind und die meisten Frauen hier noch Jahre später pingelig und gnadenlos reagieren, musste Johann stillschweigend akzeptieren.

»Ist schon sieben Jahre her«, meinte sie entschuldigend und strich sich die blonden Locken aus dem Gesicht. Sie wollte wohl die entschieden fachmännische Massage nicht aufs Spiel setzen. Vermutlich kniete sie aus demselben Grund auch immer noch auf dem Teppich.

»Sicher«, sagte ich und kam nun auf das genaue Prozedere dieser Geburt zu sprechen. Johann sollte das erste Kind alleine übernehmen, sofort in ein warmes Tuch wickeln und ihm prophylaktisch zwei von den homöopathischen Aconitum-Globuli unter die Zunge schieben. »Ist alles klar?«

»Ja, ja, keine Bange«, lachte Johann, nur etwas zu laut.

Ich war gerade dabei, Handtücher auf die Heizkörper zu verteilen, als ich an Anitas Atmen und Stöhnen erkannte, dass der Pressdrang einsetzte. Jetzt hätte ich langsam gerne meine Handschuhe, die Einmal-Absauger und die Globuli für die Kinder, fluchte ich. In diesem Moment klopfte es, und ich rannte zur Tür.

Lächelnd reichte mir der Livrierte die Babywaage und meinen Koffer. »Ist ein Handwerkskoffer, nicht wahr?«

»Richtig«, nickte ich und warf die Tür zu. Davor sah ich noch das Mädchen vom Zimmerservice mit einem Wagen frischer Wäsche um die Ecke biegen. Nun, das konnte jetzt auch noch bis nach der Geburt warten. Eilig streifte ich mir die OP-Handschuhe über. In diesem Augenblick begann Anita zu pressen. Langsam trat das kleine Köpfchen tiefer. In der nächsten Wehe schob es sich durch die geröteten Labien hindurch, und danach folgte in einem einzigen Schwung der zarte rosige Körper.

»Hey, da ist deine kleine Amelie!«, rief ich aufatmend, als das Kind sofort schrie. Ich nabelte das kleine Mädchen ab und reichte es an Johann weiter. Sofort tastete ich nach dem nächsten Kind. Die Fruchtblase stand noch, doch ich war mir sicher, dahinter nicht den Kopf, sondern den Steiß zu spüren. Verdammt!

Zum Leitunglegen für ein prophylaktisches Wehenmittel, wie sie es in den Kliniken praktizieren, blieb ohnehin keine Zeit, denn die nächste Presswehe rollte an. Wichtiger waren mir die Herztöne des Kindes, deshalb angelte ich mir meinen Sonicaid Fetal-Doppler aus dem Koffer. Nachdem ich mich vergewissert hatte, dass es dem Kind ausgezeichnet ging, richtete ich mir Stauschlauch, Venenkatheter, Klebeband, Kompressen und eine Ampulle Oxytocin her – falls es nach der Geburt zu einer verstärkten Blutung kommen sollte.

Aus den Augenwinkeln beobachtete ich einerseits die sich vorwölbende Fruchtblase, andererseits Johann, der sich bemühte, der Kleinen zwei Aconitum-Kügelchen unter die Zunge zu schieben.

»Bitte ganz warm einpacken, Johann, leg sie Haut zu Haut auf deine Brust. Wärme ist jetzt das Allerwichtigste«, ermahnte ich ihn, denn das Kind lag zwar auf dem warmen Handtuch, war aber nicht zugedeckt.

Die nächste Wehe rollte an, und ich widmete mich wieder Anita. »Gut so, mach nur langsam, wir haben keine Eile.«

Anita presste sanft, und ich tastete nach dem Höhenstand. Doch nur die Fruchtblase wölbte sich vor. »Ganz langsam, Anita«, bat ich und strich über Rücken und Steißbein der immer noch vor mir knienden Frau. Aus den Augenwinkeln beobachtete ich wieder Johann, der unterdessen nervös mit dem Kind auf und ab ging.

»Bitte, setz dich endlich hin!«, zischte Anita ihn nach Abklingen der Wehe an, und ich bedeutete ihm mit einer Geste, sich auf das Bett in ihrem Rücken zu verziehen.

In diesem Augenblick sprang die Blase. Grünes Fruchtwasser lief Anitas Beine hinab. Oh oh …! Ich fluchte innerlich, ließ mir aber nichts anmerken. Noch kein Grund zur Panik, sagte ich mir und tastete vorsichtig hoch. »Scheiße!«, entfuhr es mir. »Was soll denn *das?*«

Anita zuckte zusammen. Im selben Moment sprang die Tür auf, und herein stürmte ein fremder Mann, als hätte er sich in der Zimmertür geirrt.

»Dr. Vogel!«, polterte der Arzt, beruhigte sich aber schnell, als er die Situation erfasste. Amelie begann wieder zu schreien, und Dr. Vogel näherte sich dem Bett. Er stellte sich dem Vater als praktischer Arzt vor. Dann sah er sich um. Vermutlich suchte er ein Stethoskop. Das brauchen Ärzte immer. Es ist so etwas wie ihre Legitimation.

»In der Tasche mit der Babywaage ist das Stethoskop«, murmelte ich, »und dort«, ich wies mit dem Kinn zum Hebammenkoffer, »ist ein Desinfektionsmittel.« Da ich die

Handschuhe anhatte und mich von Anita nicht mehr fortbewegen konnte, bat ich ihn gleich: »Ach bitte, seien Sie so nett und holen Sie doch von dem Wäschewagen vor der Tür Handtücher und Leintücher, sonst schwimmen wir noch weg.«

Dankbar suchte der Arzt die genannten Sachen zusammen, während mir die Schweißperlen auf die Stirn traten, als ich Anitas Beine abwischte. Mit einem Stoß Handtücher kam er schließlich zu mir und flüsterte: »Ist alles in Ordnung?«

Ich schüttelte den Kopf. Um die Lage des Kindes vor Anita und Johann nicht zu erwähnen, versuchte ich Dr. Vogel durch ein Handzeichen verständlich zu machen, wie das Kind lag. Er kapierte jedoch nicht, und so flüsterte ich ihm zu: »Es liegt quer!«

Dr. Vogel, ein freundlicher alter Mann mit grauem Bart und feuchter Unterlippe, sah mich an und verdrehte die Augen. Offensichtlich rechnete er nach, wann er das letzte Mal bei einer Geburt assistiert hatte, konnte sich aber wohl nicht mehr erinnern. Er richtete sich auf und griff sich an die Stirn. Uns beiden war klar, dass eine Querlage nur mit Kaiserschnitt zu entbinden war.

»Ist irgendwas?«, wollte Anita wissen. Ungeduldig verlagerte sie ihr Gewicht von einem Knie auf das andere.

Ich hörte die Herztöne ab, die etwas verlangsamt waren, aber immer noch im grünen Bereich. »Das Kind ist klein«, sagte ich zu Anita. »Die nächste Wehe wird unangenehm, aber du darfst auf keinen Fall pressen, ist das klar?«

Anita nickte. Vorsichtig tastete meine Hand die Vagina hinauf. Der Muttermund war wulstig und weich, hatte sich aber schon etwas geschlossen. Langsam schob ich meine Hand hindurch. Querlagen sind sehr selten, ich hatte sie bei über viertausend Geburten erst wenige Male erlebt. Um einen eventuellen Armvorfall bei Querlage, bei dem ich Jahre zuvor in einem Krankenhaus Zeugin gewesen war und der nur operativ gelöst werden könnte, zu verhindern, tastete ich nach dem Steiß. Der Kopf war selbst mit der anderen Hand von außen nicht zu finden. Als ich mir sicher war, ein Bein und nicht einen Arm in den Fingern zu halten, zog ich vorsichtig an. Der Steiß trat tiefer. Das Tiefertreten Richtung Beckeneingang versuchte ich ebenfalls mit der anderen Hand von außen zu unterstützen. Anita stöhnte, aber sie ließ mich gewähren.

»Anita, das Kind hat sich ungünstig gedreht«, erklärte ich ihr und bemühte mich, nicht allzu bekümmert zu wirken. »Aber das wird schon.«

Dr. Vogel erwischte den Zipfel eines Handtuchs und wischte mir den Schweiß von der Stirn. »Meine letzte Steißlage habe ich im Krieg entbunden!«, scherzte er, doch niemand lachte. Ich verstand ihn auch so. Ich hätte ihn ohnehin nur ungern hingreifen lassen.

»Wie wäre es, wenn Sie Frau Jansen mal einen Zugang legen, Dr. Vogel?« Der Abstand zwischen den einzelnen Wehen wurde immer größer. Auch wenn ich in diesem Stadium noch nicht daran dachte, das Wehenmittel anzuhängen, konnte eine Venenkanüle nicht schaden. Bevor die nächste Wehe anrollte, tastete ich wieder hoch. Anita presste nun mit, und langsam schob sich erst ein Fuß und dann ein Bein aus der Scheide. Nicht optimal, aber den Umständen entsprechend war das Manöver gelungen.

Nach der Wehe nickte ich auffordernd zum Venenkatheter neben dem Koffer. Dr. Vogel warf mir einen etwas unglücklichen Blick zu, der sich wohl auf Frau Jansens Position bezog, denn sie kniete immer noch, auf beide Arme gestützt.

Meine Güte, geht das denn nicht auch so?, wetterte ich still, bat Anita aber: »Bitte dreh dich doch einmal um.« Ich war ihr behilflich, sich mit dem Rücken gegen das Bett gelehnt auf den Boden zu setzen. Unter ihren Po schob ich einen dicken Packen Handtücher.

Dankbar nickend machte sich Dr. Vogel daran, den Oberarm zu stauen. Im Nu hatte er den Zugang gelegt und richtete sich zufrieden auf. Auf einmal lag Zuversicht in der Luft.

Anita bekam die nächste Wehe und presste konzentriert mit. Da erschien ein kleiner violetter Po und dann das nach oben geklappte Bein zusammen mit dem schmalen Unterkörper.

»Ja, Anita«, feuerte ich sie an, »das machst du ganz toll!«

Dr. Vogel und ich lachten uns an.

»Und nun langsam«, mahnte ich sie. Ich griff im richtigen Moment hin, damit der Kopf nicht herausschoss. Den kleinen Max übernahm ich dann selbst, Dr. Vogel kümmerte sich um Anita. Er spritzte das Kontraktionsmittel, um die nach einer Zwillingsgeburt häufiger auftretende Nachgeburtsblutung zu verhindern. Zu nähen war nichts, Anita hatte nicht einmal eine Schürfwunde.

Aber Max musste abgesaugt und etwas reanimiert werden. Unter dem warmen Badetuch ging das mit sanftem Rubbeln und Rückenmassieren vortrefflich, und schon bald war der kleine Kerl rosig und schrie. Danach kümmerte ich mich wieder um Anita und die Plazenta, und Dr. Vogel übernahm Max. Die vollständige Nachgeburt wanderte vorläufig in eine Salatschüssel.

Ich war schon ziemlich neugierig, wie schwer die Kinder waren, und zum Spaß schlossen wir Wetten ab. Amelie, die Erstgeborene, wog fast zweieinhalb Kilo, ihr Bruder brachte zweihundert Gramm weniger auf die Waage.

Nun machte ich mich daran, das Schlachtfeld aufzuräumen und notdürftig zu reinigen. Sogar Dr. Vogel war umständlich behilflich. Man sah ihm in jeder Minute an, dass er einfach nur glücklich war.

Nachdem sowohl Mutter als auch Kinder gesäubert und erfrischt im Bett lagen, rief ich das Zimmermädchen herein und erlaubte dem vor der Tür abgestellten Livrierten, Frau Jansen zu gratulieren. Wenig später erschien der Direktor. Wie erwartet machte er einen etwas betretenen Eindruck, war aber sichtlich hocherfreut. Und zwei Tage später würde er gewiss mit vor Stolz geschwellter Brust an der Seite der Mutter auf dem Titelblatt der Lokalpresse zu sehen sein.

Nachdem er die Eltern beglückwünscht hatte, kam er auf mich zu. Ich hatte mich mit Dr. Vogel unterdessen an den Esstisch in der Nische zurückgezogen.

»Liebe Frau Magister, also ich weiß gar nicht, wie ich Ihnen danken soll …!«, flötete der Direktor und schüttelte dabei kräftig meine Hand.

»Ihnen wird schon etwas einfallen«, schmunzelte ich.

Der Hoteldirektor lächelte ebenfalls und verbeugte sich. »Ja, bestimmt. Äh, der Rettungshubschrauber ist auf dem Weg und wird mit Kinderarzt und Inkubator bald hier sein.« Daraufhin verließ er gemeinsam mit dem Livrierten das Appartement. Ich hätte darauf gewettet, dass dieser wieder vor der Türe Stellung bezog.

Nachdem ich die Blutung kontrolliert hatte, half ich Anita, auch das zweite Kind an die Brust zu legen. Als ich mich danach wieder an den Tisch setzte, servierte Johann Brot, Tiroler Speck und Käse. »Darf ich euch einen Kaffee oder Tee machen?«

Ich lehnte dankend ab und bat um einen Saft, aber Dr. Vogel orderte erfreut einen Tee. Während das Wasser im Teekessel summte, erzählte mir der Arzt, dass er aus München komme und schon viele Jahre hier Skiurlaub mache. Irgendwann schüttelte er den Kopf und strich sich übers Kinn. »Querlage«, murmelte er, als könnte er es noch immer nicht glauben.

»Es war kein Kopf zu tasten und auch kein Steiß«, versicherte ich.

Er faltete die Hände auf dem Tisch. »Hm … eine Wendung!« Wieder schüttelte er sein spärlich bewachsenes Haupt.

Ich sagte nichts dazu und war einfach nur unendlich froh, dass das Kind ohne Armvorfall geboren worden war. In anderen Ländern – wie zum Beispiel in Schweden – standen Wendungen auf der Tagesordnung. Seufzend stand ich auf und entnahm meinem Koffer die Vordrucke Geburtsprotokoll und Geburtsbescheinigung und begann, die nötigen Daten aus dem Mutterpass einzutragen.

Es war Mitternacht vorüber, als ich mit der Dokumentation fertig wurde. Beide Kinder nuckelten an der Brust, und für einen Augenblick herrschte eine geradezu feierliche Stille. In diese Idylle hinein polterte von einer Sekunde zur anderen ein Team von Rettungsleuten. Da sie das Objekt ihres Einsatzes schnell ausmachten, stürzten sich alle drei aufs Bett. Der Notarzt auf die Frau und der Neonatologe und die Säuglingsschwester auf die beiden Kinder. Der mütterlichen Wärme entrissen, begannen sie lauthals zu schreien. Im Nu war in dem kleinen Appartement die Hölle los.

Dr. Vogel, Herr Jansen und ich beobachteten das Szenario vom Essplatz aus, wobei uns ein hereingerollter Monstertransportinkubator etwas die Sicht verstellte. Irgendwann hatten die drei dann begriffen, dass sie keine Wiederbelebungsversuche oder sonstigen lebensrettenden Maßnahmen einleiten mussten, und wandten sich mit den üblichen Protokollen an uns. Zuerst sprachen sie Dr. Vogel an, doch der verwies gleich an mich mit den Worten: »Bitte, wenden Sie sich doch an die Geburtshelferin.«

Der Hergang war in wenigen Sätzen geschildert. Der junge hagere Rettungsarzt, ein Mann mit auffallend langem Hals und hervortretendem Adamsapfel, notierte alle meine Angaben und reichte sie an Kinderarzt und Säuglingsschwester weiter.

»Nun, Herr Jansen«, wandte sich der Notarzt schließlich an den Vater, mit dem bis dahin noch niemand gesprochen hatte, »wir müssen die Kinder natürlich mitnehmen. Nach so einer Notgeburt quasi … und die Kinder sind auch noch sehr klein …«

»Da kann sich schnell ein Atemnotsyndrom entwickeln«, erklärte der Neonatologe freundlich.

Johann schrumpfte auf seinem Stuhl zusammen. »Und meine Frau?«, wollte er wissen.

»Äh, Ihrer Frau geht es doch gut. Um die Wahrheit zu sagen, sie hat im Rettungshubschrauber zusammen mit dem Inkubator leider keinen Platz. Eventuell morgen …«

Mein Gott, dann soll doch die Schwester die Nacht im Hotel verbringen oder der Neonatologe!, dachte ich. Er wird die Kinder im Landeskrankenhaus nicht stillen können, und wer weiß, für welche Einsätze sie morgen den Hubschrauber brauchen würden. Freundlich unternahm ich einen neuerlichen und, wie mir schien, keinesfalls aussichtsreicheren Versuch, den fabelhaften Zustand der Kinder zu erklären. Von Notfall konnte ja wohl nicht mehr die Rede sein.

Davon bestärkt rief Anita vom Bett herüber: »Johann, wir bleiben hier! Und zwar alle.«

»Hm …« Herr Jansen blickte von einem Arzt zum anderen.

Der Notarzt hatte offenbar ein Zögern nicht in Betracht gezogen, denn er wirkte etwas aus der Fassung geraten. Der Kinderarzt sah auf die Uhr. Die halb gesenkten Lider verbargen seinen spöttischen Blick.

Ich wusste, wie es ausgehen würde. Der Jungspund würde Druck machen, und als Rettungsarzt hatte er hier die Entscheidungsgewalt.

Gott, sie kapierten nichts, rein gar nichts!

Da meldete sich Dr. Vogel zu Wort und bot an, sich im Laufe der Nacht um Frau und Kinder zu kümmern. »Morgen«, meinte er augenzwinkernd zu mir, »könnte ja die Hebamme ein paar Visiten übernehmen.« Und dann würden die Jansens doch sicherlich aufbrechen, sobald die Straße befahrbar wäre.

Anita klatschte in die Hände. Johann zuckte nur eine Schulter und meinte: »Keine Chance, denke ich.«

Ratlos steckten die drei vom Rettungsteam ihre Köpfe zusammen und berieten sich. In das Flüstern hinein klopfte es an der Tür, und Johann öffnete. Das Bild totaler Ratlosigkeit wurde daraufhin noch von dem Piloten komplettiert, der nach dem Abtransport der Kinder sehen wollte und nun erfuhr, dass die Mutter sie nicht freigeben wollte. Schließlich packten alle ihre Taschen und verabschiedeten sich.

Kopfschüttelnd. Mit schmerzlich verzogenen Lippen. Der Vorfall würde nicht unkommentiert bleiben. Man kann ja schon über Notfallsanis genug Bösartiges sagen, schwante mir, und über Hebammen erst recht. Mal sehen, was in der Zeitung stehen würde …

Carla hatte mich kommen gehört und schlich aus dem Schlafzimmer.

»Na, wie ist es gelaufen?«

»Großartig, ehrlich! War aber nicht ohne.«

»Hör mal, da muss schon was anderes daherkommen als Zwillinge, dass du nicht damit fertig wirst!«

Carla ist eine Handbreit größer als ich, aber in diesem Augenblick überragte ich sie fast. »Du sagst es«, grinste ich. Okay, in puncto Demut habe ich die ganz große Klasse noch nicht erreicht. Auf Zehenspitzen schlich ich ins Zimmer, in dem Noa selig schnarchte.

Konrad steckte am nächsten Morgen unsere drei Mädchen in den Tagesskikurs beim hauseigenen Lift, sodass ich nach einem gemütlichen Frühstück ungebunden war. Ich ging natürlich sofort zu den Jansens. Anita ging es gut, sie bereute ihre Entscheidung nicht. Für Johann hatte dies bedeutet, sich in aller Früh nach Pampers und den kleinsten Strampelanzügen umzusehen, die er finden konnte. Kein leichtes Unterfangen, da es außer Trachtenstuben, Delikatessläden und Schmuckgeschäften in dem kleinen Ort nicht viel gab. Dennoch war er irgendwo fündig geworden und hatte winzige dünne Baumwollpyjamas mitgebracht. Dazu noch kuschelig weiche Plüschdecken.

Bis zum Nachmittag, den ich im angenehm temperierten Pool des Hotels verbrachte, hatte ich noch zweimal bei Anita vorbeigeschaut. Mit dem Stillen klappte es prima, und auch sonst war für alles gesorgt. Am Abend klopfte Johann an unsere Tür, wir waren gerade dabei, unsere kleinen Skiheldinnen ins Bett zu stecken.

»Also, ich finde, diese Geburt muss doch gefeiert werden!«, rief er und stellte einen Korb mit Spezialitäten in unser Zimmer. »In einer halben Stunde an der Bar?«

Gegen neun Uhr trafen Konrad, Carla und ich den frischgebackenen Vater an der Hawaii-Bar im Keller des Hotels. Kurz darauf gesellte sich auch Dr. Vogel mit seiner Frau zu uns. Es wurde ein sehr vergnüglicher Abend, obwohl Johann uns schon bald verließ und auch Carla zwischendurch immer wieder aufs Zimmer verschwand. Dafür lud uns der Direktor höchstpersönlich ein, und der Sekt floss in Strömen. Auch der DJ hatte Anweisungen, alle meine Musikwünsche zu erfüllen, da schnell klar war, wie gerne ich tanzte.

Schön, dass es im Leben Dinge gibt, mit denen man wirklich immer rechnen kann. Zum Beispiel mit einem Kater, der im wahrsten Sinne des Wortes umwerfend war. Irgendwann erwachte ich aus beunruhigender Schwärze und hörte Babygeschrei. Als ich die Augen aufschlug, traf mich das Vormittagslicht mit schmerzhafter Intensität. Auch mit einem aufs Zimmer bestellten starken Kaffee ließ sich das Ungetüm katzenartiger Provenienz nicht so schnell besänftigen. Vorsichtig ließ ich mich zurück in die Kissen gleiten und schloss sofort die Augen. Die nächsten Stunden verbrachte ich mit den einfachsten Beschäftigungen. Wie schlafen. Um ein Kopfschmerzmittel und eine Nackenmassage bitten. Gnadenlos hämmerte es in meinem Kopf wie in einer Werftschmiede, bis endlich die beiden Aspirin wirkten.

»Hallo!«, rief Carla fröhlich, als sie mich auf die Toilette schleichen sah. Sie war mit den Kindern eben erst aus dem Frühstückssalon zurückgekehrt.

»Morgen«, brummte ich, weit weniger vergnügt. »Wie geht es Konrad?« Immerhin hatte er mehr getrunken als ich – wenn ich das richtig mitbekommen hatte.

»Also, ich denke, wenn man einen Fuß nicht mehr gerade vor den anderen setzen kann, sollte man sich grundsätzlich Gedanken machen.«

»Wenn man einen Fuß nicht mehr gerade vor den anderen setzen kann, macht man sich grundsätzlich keine Gedanken mehr …«

Carla lachte. Hörte ich da etwa ein wenig Schadenfreude heraus, oder war ich nur überempfindlich? »So betrunken war er auch wieder nicht«, beschwichtigte ich. Immerhin waren wir zusammen von der Bar aufs Zimmer gestiegen. Das war ganz problemlos gegangen.

»Ach nein, wie würdest du das dann nennen? Er hat drei Anläufe gebraucht, um überhaupt das Bett zu erreichen. Dort pennt er jetzt noch.«

Oh oh, dachte ich, dann war der Tag für Carla sicher im Eimer. Ich duschte, zog etwas Bequemes an und ging zu einem späten Frühstück in den Salon. Wie zu erwarten, saß ich mittlerweile allein dort, während das Gros der Hotelgäste sich bereits auf den Pisten tummelte. Hinter der Fensterscheibe glitzerte das Weiß in der Sonne, dass mir die Augen schmerzten. Ein prächtiger Tag zum Skifahren …

Beim geschlossenen Mittagstisch, zu dem sich auch Konrad geschleppt hatte, erschien der Redakteur des Lokalblatts, um ein Foto von der Hebamme aufzunehmen. Der junge Mann kam aus Südtirol und sprach ein Tirolerisch, das für mich etwas gewöhnungsbedürftig war. Nachdem die Aufnahme, die mich mit meiner Tochter zeigte, im Kasten war, scherzten wir noch ein wenig über seine Aussprache, und ich erzählte ihm, dass meine Oma Tirolerin sei. Carla und Konrad hatten kein Wort von unserer Unterhaltung verstanden. Aus heiterem Himmel fielen mir plötzlich die Worte von Karl Kraus ein, die sinngemäß lauteten: »Irgendein Österreicher übersetzte aus dem Deutschen in eine ihm ebenfalls unbekannte Sprache.« Wie treffend.

Auf der Heimfahrt schaltete ich die Freisprechanlage ein. Noa hörte mit meinem mp3-Player Musik, und ich telefonierte mit Gott und der Welt. Unter anderem wollte ich unbedingt Robert, einem Gynäkologen und langjährigen gemeinsamen Freund, von der Zwillingsgeburt erzählen. Da er nicht abhob, hinterließ ich eine Nachricht auf seinem Anrufbeantworter und bat um Rückruf.

Am selben Abend läutete mein Handy auf dem Küchentisch. Ich schnitt gerade Zwiebeln für das Gulasch, das ich für den nächsten Tag vorbereitete, als mein Mann Peter in die Küche geeilt kam. Da er Roberts Namen auf dem Display las, drückte er die Lautsprechertaste. »Hallo, Robert!«

»Hi! ... Störe ich euch gerade? Du klingst so außer Atem ...«

Peter lachte. »Um diese Uhrzeit? Wir haben noch Kids zu Hause.«

»Ah ja. Ich dachte nur, weil ich vor einer Viertelstunde schon mal angerufen habe ...«

Da war ich einen Stock tiefer beschäftigt gewesen. Zwar auch mit Peters Unterwäsche, aber weit weniger erotisch, als jetzt gemutmaßt wurde. Anstatt sie ihm aufreizend über die immer noch erstaunlich knackigen Pobacken zu ziehen – die Männer sind in vorgerückten Jahren bindegewebsmäßig einfach im Vorteil –, stopfte ich sie von der Waschmaschine in den Trockner.

»Hör mal, mein Freund«, entgegnete Peter süffisant, »die Begattung dauert beim Schimpansen, unserem nächsten Verwandten, nun ...«

»Ja?«

»Na, ich will dich nicht frustrieren ...!«

»Spuck's schon aus!«

»Äh, drei Minuten.«

»Ha, ha, ha.«

»Ich meine nur, weil du bei einer Viertelstunde Unabkömmlichkeit sofort *darauf* schließt ...«

»Der Orgasmus eines Schweins dauert dreißig Minuten«, konterte Robert. »*Daran* sollte man sich orientieren!«

Oh. Mein. Gott! »Schluss, jetzt reicht es!«, rief ich, sprang zu Peter und riss ihm das Handy aus der Hand. »Machos, allesamt!«

Ich hatte das mit dem Schwein noch nicht ganz verarbeitet. Dreißig Minuten. Glückliches Schwein! Kann man sich das vorstellen? Gott liebt das Schwein.

Ich klemmte mir das Handy zwischen Schulter und Kinnlade, und während ich die Zwiebeln in der Pfanne röstete, erzählte ich Robert von der Zwillingsgeburt. Wir hatten vor vielen Jahren eine ähnliche Geburt erlebt, an die auch er sich sogleich erinnerte, weil so ziemlich alles schiefgegangen war, was schiefgehen konnte, ohne dass wir etwas dafür konnten. Es geschah während unserer gemeinsamen Ausbildungszeit an der Universitätsklinik, in der ich zur systemkritischen Hebamme und er zum Musterexemplar eines systemloyalen Gynäkokken heranreifte. Aber seine Entwicklung zum multiresistentesten Klinikkeim seiner Zeit war nicht das einzige Besondere an unserer kontroversen Beziehung. Robert war nicht perfide. Im Gegenteil, er konfrontierte alle direkt mit ihren Fehlern, auch diejenigen, die es gar nicht wissen wollten. Bald hatte er sich mit seiner wenig charmanten besserwisserischen Art und seinem unheimlichen Wissen ebenso viele Feinde geschaffen wie ich – und praktischerweise waren es dieselben. Mit anderen Worten: die halbe ärztliche Belegschaft. Von da an kämpften Peters ehemaliger Sportsfreund und Studienkollege und ich gemeinsam gegen die Ignoranz des versnobten geburtshilflichen Establishments. Und das von zwei völlig unterschiedlichen ideologischen Standpunkten aus!

»Ich wünsche dir jedenfalls alles Gute fürs neue Jahr!«, beendete ich etwas später unser Gespräch.

»Ja, mach's gut und alles Liebe!«

Auf dem Display sah ich eine Nachricht von Karo und Markus. An die Geburt ihres ersten Kindes – des kleinen Valentin – im Vorjahr konnte ich mich lebhaft erinnern. Einerseits, weil der Kleine mit knapp siebenunddreißig Wochen doch etwas früh dran gewesen war, und andererseits, weil er wegen Aspirationsgefahr und des in der Familie gehäuft auftretenden Reflux auf die Kinderklinik verlegt worden war. Karo schickte mir oft nette SMS, und nach Valentins Aufenthalt in der Kinderklinik hatte sie mir einen rührenden Brief geschrieben. Darin dankte sie mir dafür, dass ich ihr ihre eigene Stärke gezeigt und ihr Mut gemacht hatte. Mut, ihr Kind spontan, ohne Eingriffe und ohne Medikamente zu Hause zu gebären. Ich lese ihn immer wieder. Es geht nur darum, dass die Frauen wieder an sich selber glauben.

In der SMS schickte sie mir ein Bussi von Valentin und folgende Wünsche:

»Für Dich soll auch im kommenden Jahr jede Menge los sein: der Himmel wolkenlos, Dein Herz sorglos, Dein Glück wunschlos, Dein Schutzengel arbeitslos, Dein Gemüt schwerelos, Deine Freude grenzenlos, Deine Liebe zweifellos, Deine Arbeit mühelos und die guten Zeiten endlos!«

Zwischen Chanel und Dior

Eine Parfümerie als Kreißsaal

In der Abflughalle die übliche Schlange. Man mäandert durch kilometerlange Absperrungen, die umso gewundener werden, je weiter südlich sich das Reiseziel befindet. Am Ende des Labyrinths aus rot-weißen Bändern und verchromten Ständern dann zehn Schalter, von denen einer besetzt war. Der mit Sicherheitsglas, vermutete ich. Auch hier war das Nord-Süd-Gefälle sichtbar, sie haben einfach weniger von allem, mit Ausnahme des Humors. Davon brauchen sie auch eine ganze Menge, sonst wäre der Job hinter dem Schalter lebensgefährlich. Aber die Leute sahen nicht aus, als würden sie handgreiflich werden, man war schließlich dankbar, dass überhaupt einer dasaß.

Aber schon mitten in Europa, jedenfalls mitten in Spanien, das nach achthundert Jahren währender Reconquista schon eine Zeitlang zu Europa zählt, fängt die Geduldsprobe an. Und das setzt sich in Lateinamerika fort, wo spanische Arroganz auf indigenes Phlegma traf, was sich nicht nur auf den Fortschritt hemmend auswirkte, sondern auf jeglichen Austausch.

Jedenfalls bietet der Madrider Flughafen die perfekte Gelegenheit, zwischen Langstreckenflügen ein paar Kilometer zu joggen, ohne das Gebäude verlassen zu müssen, also vor Sonne und Regen geschützt und sogar in klimatisierter Umgebung. Wer damit körperlich noch unterfordert ist oder die Flugverbindung schlecht gewählt hat, macht das am besten mit zwei Koffern, Bordtasche und Beautycase. Wer jedoch solch schweißtreibender Ertüchtigung auf der Durchreise nicht viel abgewinnen kann, hat die Spanier einfach nicht mehr so lieb und bedauert höchstens, während des mehrstündigen Stopps den Prado nicht besucht zu haben.

Nun war ich an besagtem Vormittag aber auf keinem europäischen Flughafen unterwegs, auch nicht im südlichsten Spanien, sondern in Algier. Zum Glück befand ich mich nicht mehr auf dem nationalen Flughafen, wo ich, aus der Wüste kommend, soeben gelandet war. Houari Boumediene, gleich neben dem nationalen gelegen, ist ein moderner internationaler Airport mit hübschen, um einen hellen Teint bemühten Hostessen und höflichen Schalterbeamten.

Mit meinem Notebook auf den Knien wartete ich auf den Weiterflug nach Paris. Als mein Akku langsam zur Neige ging, machte ich mich auf die Suche nach einer Steckdose. Mir blieb noch eine gute Stunde bis zum Abflug, und diese Zeit wollte ich nutzen, um den Reisebericht zu verfassen. Doch ich fand keine freie Steckdose und musste schließlich einen Kellner des Cafés bezirzen, mein Notebook eine Weile unter der Theke ans Netz zu hängen. Der smarte Typ in den Vierzigern, ganz Sohn einer arabischen Kaufmannsfamilie, wollte auch sofort Kapital aus meiner Bitte schlagen und träumte von einer weiteren Kerbe in seinem Hotelbett. Nun, träumen darf schließlich jeder.

Auf dem Weg vom Café kommend schlenderte ich durch die Parfümerie. Ein frischer Duft konnte nicht schaden und auch die Erneuerung meines Make-ups war dringend angeraten, schließlich war ich schon seit mehr als zwölf Stunden unterwegs. Hm … immer diese schwierigen Entscheidungen: das luxuriöse Serum für die Hydratation von Lancôme und die Creme von Yves Saint Laurent, oder umgekehrt? Und welcher Duft? Ah, Gaultier hat auch wieder was Neues auf den Markt gebracht …

Gelangweilt schnupperte ich mich durch die Regale, als ich mitten im Geschäft hektische Bewegungen wahrnahm. Zwei Duty-free-Verkäuferinnen in hochhackigen Pumps, die sämtliche Produkte ihrer Marken in ihren Gesichtern trugen, griffen mit spitzen Fingern und french-manikürten Nägeln nach einer verschleierten Frau, die sich am Boden krümmte.

Diese Art Stöhnen war mir doch nicht unbekannt! Ein kurzer Rundumblick bestätigte mir, dass ich vermutlich als

Einzige wusste, was hier gerade im Gange war. Bisher schien noch niemand zu ahnen, was sich unter dem weiten, wallenden Umhang anbahnte. Während ich wegscheuchende Gesten in Richtung mehrerer potenzieller Kunden machte, versuchte ich die Situation mit drei Worten auf Spanisch zu erklären. *»Está de parto!«* Auf Französisch fiel mir gerade mal Geburt ein. *»Naissance!«,* rief ich und deutete einen hochschwangeren Bauch an.

Eine der beiden Hübschen verstand mich und kreischte entsetzt auf. Die andere stürzte sich geistesgegenwärtig auf die Rollläden, die sie mit lautem Getöse herabließ. Zum ersten Mal schätzte ich diese südländische Praxis des Dichtmachens eines Ladens.

»Soy matrona«, versicherte ich und kniete mich auf den edlen grauen Stein. Aus den Augenwinkeln sah ich, dass meine Assistentin nichts mit der spanischen Bezeichnung für Hebamme anfangen konnte, und so fügte ich noch auf Arabisch hinzu: *»Qabila.«* und auf Französisch: *»Sage femme.«*

»Okay«, hauchte sie und ging umständlich auf der anderen Seite der Frau in die Hocke.

Es dauerte eine Weile, bis wir die umhüllenden Stoffbahnen der am Boden liegende Beduinin hochgeschoben hatten und ich eine Untersuchung durchführen konnte. Von wegen Untersuchung! Mit einem *»Udran«* um Verzeihung bittend, schob ich der Frau während einer Wehe meine Hand zwischen die Beine. Sie klemmte mir beinahe die Finger ab. Viel konnte ich nicht tasten, der Kopf war jedenfalls noch nicht auf Beckenboden, ich spürte nur die weiche, nasse Vagina.

Als sie ruhiger atmete, stellte ich mich der Muslimin vor. *»Ismi* Ursula«, sagte ich lächelnd.

Ich befand mich auf der Rückfahrt aus den westsaharauischen Lagern im Süden Algeriens und beherrschte zumindest ein paar arabische Ausdrücke. Nicht genug, stellte ich mit Bedauern fest, denn gerne hätte ich die Frau beruhigt, damit sie sich ein wenig entspannen konnte.

»Qabila 'ana«, wiederholte ich und tippte mit dem Zeigefinger auf meine Brust. Diesmal nickte sie und lächelte beinahe.

Meine Vermutung, dass bei der nun gepresst atmenden Frau bereits die Austreibungswehen einsetzten, bestätigte sich. Der Parfümerieverkäuferin war dies ebenfalls klar. Ich orderte Tücher, eine Schüssel Wasser, Alkohol, eine Schere und weiche Unterlagen.

Doch anstatt die gewünschten Artikel zu suchen, griff die zuvor mit den Rollläden Beschäftigte zum Handy und rief hektisch nach Arzt und Flughafensanitäter. Das bekam die Gebärende offenbar mit. Mit einem Schwall arabischer Nettigkeiten, die ihre Panik vor männlichem Beistand in dieser Angelegenheit deutlich machten, beschimpfte sie die orientalische Barbiepuppe. Es klang, als würde sie jeden Augenblick aufspringen und ihr an die Gurgel wollen. Die andere wehrte sich, auch nicht ohne. Überdies hatte sie sich an den Rollläden einen Nagel abgerissen, ohnehin schon eine mittlere Katastrophe. Mühsam widerstand sie dem offensichtlichen Drang, blindlings auf die Schwangere einzudreschen. Das tat sie verbal. Geht im Arabischen ganz einfach. Da klingt das Austauschen harmloser Kochrezepte beinahe schon wie eine Kriegserklärung. Und hört man Nachbarinnen in der Straße zu, weiß man nie, ob sie sich in den Haaren liegen oder miteinander scherzen.

Mit einem gebellten *»Qif!«* – Stopp! brachte ich die zwei Streithähne wieder zur Vernunft. Mit einem hilfesuchenden Blick wandte sich die Berberin an mich. Offensichtlich hatten sie der Blickkontakt mit mir, mein Alter und der Beruf der *qabila* überzeugt. Die Frauen vom Volk der Berber, Tuareg oder Saharaui bevorzugen immer noch die Geburten mit ihren Hebammen, vorzugsweise in ihren *jaimas,* den traditionellen Zelten.

Aus den Augenwinkeln sah ich, wie die beiden Angestellten sich nun bemühten, das Erforderliche zu organisieren. In

Kürze lag die Frau auf einem Stapel Louis-Vuitton-Taschen, und erlesene Chanel-Badetücher schoben sich unter ihr Gesäß. Tapfer stützten die beiden kostbar beduffteten Hübschen die in ihrer Kluft schwitzende und stöhnende Frau. In ihren engen Röcken und hochhackigen Pumps hatten sie alle Mühe, nicht das Gleichgewicht zu verlieren.

Dann kam Leben in die Muslimin. Sie nickte, richtete sich auf und ging in eine tiefe Hocke. Kein Ton kam über ihre Lippen, die sie zu einem Strich zusammenpresste. Schon sah ich das dunkle Kopfhaar zwischen den Schamlippen der, wie ich annahm, nicht zum ersten Mal gebärenden Frau. Mit einer einzigen langen Wehe brachte sie ihr Kind zur Welt.

Es war ihr fünftes, wie sich später herausstellte, und es kam drei Wochen zu früh. Aber das zarte Mädchen war äußerst vital und begann unbeeindruckt von dem Odeur einer ganzen Parfümdestillerie lauthals zu schreien, kaum dass es auf Mutters Brust zu liegen kam. Ich erbat ein weiteres Badetuch für das Kind und warmes Wasser.

Als die Nabelschnur nicht mehr pulsierte, durchtrennte ich sie mit einer Nagelschere. Über den Stumpf zog ich mehrfach ein Gummiringerl, wie ich es aus Mexikos Spitälern kannte, wenn dort auch sterile Gummis verwendet wurden. Wenig später landete die Plazenta auf einem weißen Gucci-Handtuch. Sie war vollständig, und ich gab endgültig Entwarnung. Ich säuberte die Frau und schob ihr behelfsmäßig Tücher zwischen die Beine. Die beiden Damen zogen den hinaufgeschobenen und völlig zerknitterten *melhfa* wieder bis zu den Knöcheln über die Beine. Dann erhörten sie den seit einiger Zeit an den Rollläden klopfenden Vater. Nur zögerlich trat der Mann näher. Er wurde von den ebenfalls vor dem Laden wartenden Sanitätern überholt, die mit einem Rollstuhl herbeieilten. Sie würdigten mich keines Blickes.

Lächelnd rollte die in ihren bunten Umhang gehüllte Berberin mit ihrem Kind im Arm davon. Nur die beiden Beauty-Ladys hatten noch etwas Mühe, sich über den Vorfall zu freuen. Mit Puderquasten, Nagelfeile und Handspiegeln bewaffnet, in die sie sorgenvoll-kritische Blicke warfen, hatte zunächst ihr Outfit absolute Priorität. Erst als sie ihrer Meinung nach wieder salonfähig waren, wurden die Rollläden hochgezogen. Dann aber waren sie die unumstrittenen Stars in der Duty-free-Abteilung.

Beinahe unbemerkt gelangte ich zum Café und erbat mein Notebook, das für die verbleibende Viertelstunde nun ausreichend aufgeladen war. Sofort notierte ich die Episode dieser überstürzten Geburt in der Öffentlichkeit, wie sie gelegentlich durch die Medien geistern, überall auf der Welt. In der muslimischen Welt ist Gebären jedenfalls noch reine Frauensache.

Wieder zu Hause, berichtete ich José, einem in Algier lebenden Freund, per Mail von dem Ereignis am Flughafen. José hatte eine spanische Mutter und einen algerischen Vater und war in Oran an der nordafrikanischen Küste aufgewachsen. Er arbeitete für die spanische Nachrichtenagentur EFE und hatte von der abenteuerlichen Geburt gehört. Daraufhin rief er mich über Skype an.

»Jetzt bist du einmal hier und dazu noch ein Fall für die Medien, und ich bin in Tunis!«, jammerte er. »*Joder!* Der Frau war das bestimmt unheimlich unangenehm.«

»Das sehe ich nicht so. Als klar war, dass kein Mann auftauchen würde, war sie ziemlich entspannt.«

»Hat sie geplappert wie aufgezogen?«

»Äh, nein, hat sie nicht.«

»Siehst du!«, konterte er. »Eine glückliche Berberin wäre nicht mehr zu stoppen.«

»Du sprichst wohl aus Erfahrung«, neckte ich ihn.

José räusperte sich. *»Si, si«,* lachte er, *»claro que si!«*

Unbewusst brachte er die Sache genau auf den Punkt: Eine Geburt betrifft dieselbe Körperregion wie der Sex, es werden die gleichen Hormone dabei ausgeschüttet und auch die stöhnenden Laute ähneln sich oftmals sehr. Nicht zu reden vom Wunsch nach Intimität, gedämpftem Licht und vertrauter

Umgebung, die Gebärenden wie Liebenden die Sicherheit geben, sich fallen lassen zu können. Sich zu öffnen. Und danach die befriedigte, glückliche, gelöste Frau, beziehungsweise die gelöste Zunge der Araberinnen. José kannte sich aus.

Das brachte den Freund auf einen anderen Gedanken. »Was ist eigentlich mit deinen Büchern? Wann werden sie denn ins Spanische übersetzt, damit ich sie endlich mal lesen kann? Und natürlich darüber berichten.«

»Hm«, sinnierte ich, »ich weiß es nicht. Ich bin jetzt auf der Suche nach einem neuen Verlag. In Österreich tut sich im Moment nicht viel in der Literaturszene. Überall werden die Gelder gekürzt, und die Kultur hat es momentan besonders schwer. Die Literatur bewegt sich derzeit unterhalb der Wahrnehmungsgrenze.«

»Ha, ha«, lachte José bitter, »ihr habt wenigstens freie Literatur. Hier in Algerien ist nur Sansal ein wirklicher Schriftsteller von Format.«

»Ich bezweifle allerdings, dass er etwas mit meinen erotischen Romanen anfangen kann.«

»Da gebe ich dir recht. Ins Arabische werden sie wohl nie übersetzt werden. Aber wenigstens ins Spanische. Hast du es schon bei *Sonrisa Vertical* probiert?«

»Nein. Ich wüsste nicht, wer mir eine Leseprobe übersetzt …«

»Na, du selbst.«

»Ich fürchte, José, da fehlt mir etwas der einschlägige Wortschatz.« Ich grinste.

José grinste auch, ziemlich jovial, verstand aber, was ich meinte. Wir verabschiedeten uns und verblieben so, dass ich ihm auf jeden Fall einen meiner drei unter dem Pseudonym Tanja Albers publizierten erotischen Romane schicken würde und er sich in Madrid nach einem deutsch-spanischsprachigen Lektor umsehen werde.

Am selben Tag noch mailte er mir mehrere Fotos, die die hübschen Parfümerieverkäuferinnen mit Blendax-Lächeln zeigten. Die Beduinin war auf keinem Foto zu sehen. Auch nicht der Vater oder das Kind. In meiner Antwort machte ich José noch einmal auf diesen Unterschied unserer Kulturen aufmerksam.

»Das sind Beduinen«, schrieb er zurück. »Was denkst du! Die sitzen schon wieder bei Hummus und Kamelfleisch.«

Ja, dachte ich, wo immer die beiden hinfliegen wollten, aus ihrer Reise war wohl nichts geworden.

Ich rief mir die Beduinenfamilie in Erinnerung, in deren Zelt ich einige Wochen gelebt hatte; das Ritual der Begrüßungen, das Ritual des Teetrinkens, diese Zeremonie, die sich bei jedem Besuch wiederholte. Da gingen an so manchem Tag Stunden ins Land …

»Ihr habt die Uhren, wir haben die Zeit«, lautet ein Sprichwort der Saharauis. Und sie haben recht. Na ja, nicht ganz vielleicht, denn auch sie tragen inzwischen Uhren am Handgelenk. Aber mit Sicherheit ticken sie anders. Dort, in der Wüste …

Unter Palmen

Die wundersame Befreiung von zwei Jahren Wochenbettdepression

Wind kam auf und wehte staubige Erde gegen die Windschutzscheibe meines Wagens. Kein Range Rover, nicht einmal ein Jeep, wie sie zu Dutzenden im Gelände und auf den schlecht befestigten Straßen abseits der Touristenpfade anzutreffen waren. Ein Seat. Da wähnte ich die häufigsten Ersatzteile auf der spanischen Insel. Ich arbeitete auf La Palma, der »grünen Insel« im Atlantik, und ich graste sie mit einem dunkelblauen Toledo ab – ein bisschen Komfort musste sein. Im Vergleich zum Großteil dessen, was sich auf vier Rädern erlaubterweise fortbewegte, war er eigentlich bereits Luxus. Und viel zu temperamentvoll für die Haarnadelkurven, wenn eine Mehrgebärende mit Blasensprung auf der anderen Seite der Insel wartete …

Mühsam kämpfte ich mich auf den lückenhaft asphaltierten Spurrillen einer Straße bergab, die diese Bezeichnung ebenso wenig verdiente wie der Ort den fantasievollen Namen »Valle de los higos«, Tal der Feigen. Ich sah weit und breit keinen einzigen Feigenbaum. Vermutlich hatten sie den terrassenförmigen Plantagen weichen müssen, als man noch ganz euphorisch jeden flachen Quadratmeter Land in Bananenanbaugebiet verwandelte. Und wo es nicht flach war, wurden Terrassen angelegt, Umrandungen betoniert und aus grauen durchbrochenen Betonsteinen hohe Wälle gegen den Wind aufgezogen. Wind gibt es auf der Vulkaninsel überall, ergo auch die kilometerlangen Mauern. Sie hören dort auf, wo der hübsche Blumenschmuck an den Häusern und in den Gärten beginnt. Seit die EU vor Kurzem die Absatzhilfen für kanarische Bananen gekürzt hat, weint man bestimmt so kostbaren Gewächsen wie Feigenbäumen nach. Die noch dazu ganz ohne Mauern auskommen. Selbst ohne Terrassen.

Nach endlosen Kilometern vorbei an den besagten Einfriedungen in monotonem Grau, hinter denen Millionen saftig grüner Bananenblätter leuchteten, entdeckte ich das einzige Haus über den Klippen, eine hübsche Finca in kanarischem Stil. Sie gehörte spanischen Zuwanderern vom Festland, die es seit ein paar Jahren mit Bananenanbau versuchten und nun ihr zweites Kind erwarteten. Das Problem war nur: Die stämmige Frau hatte davor einen, wie sie meinte, grundlosen Kaiserschnitt gehabt und war wohl aufgrund der sprichwörtlichen Sturheit der Madrilenen nun nicht mehr bereit, auch nur einen Fuß in die Inselklinik zu setzen.

Langsam rollte ich auf das Anwesen zu. Über die weißen Mauern wogten blühender Oleander und Hibiskus in leuchtenden Farben. Ich versuche immer, zumindest ein Mal dorthin zu fahren, wo die Geburt stattfinden soll. Situationen, in denen ich um zwei Uhr früh irgendwo in der Botanik stehe und nicht weiter weiß, weil mein Handy dort keinen Empfang hat und die Beschreibung mir bei den vielen Weggabelungen und Pfaden auch nicht hilft, versuche ich tunlichst zu vermeiden.

Aida und Jaime erwarteten mich bereits. Die Hunde offensichtlich nicht, denn als sie den Wagen hörten, stimmten sie ein ohrenbetäubendes Bell-Quintett an, das sich erst wieder beruhigte, als ich auf der Terrasse Platz nahm und mich nicht mehr rührte.

Im Schatten der ausladenden Markise saß ein betagtes Ehepaar, ebenfalls regungslos, jedoch offensichtlich aus anderen Gründen. Aus dem eisigen Lächeln, das sie mir in trauter Übereinstimmung zuwarfen, schloss ich, dass der Grund meines Erscheinens nicht willkommen war. Mit einem schiefen Lächeln wurde ich von Aida ihren zu Besuch weilenden Eltern vorgestellt und von ihnen mit steinerner Miene begrüßt. Mit einer Marlboro-gebeizten Stimme und einem bis zum Nabel dekolletierten T-Shirt hätte ich vermutlich nicht weniger Sympathie wecken können.

Dann verschwanden Aida und Jaime ins Haus. Nach einem Blick in die strengen Züge meines ergrauten Gegenübers – irgendetwas an der Lady erinnerte mich an Margaret

Thatcher, vielleicht die Frisur? – erwog ich kurz, zu dem üppig wogenden Blumenbeet zu schlendern, ließ von dem Gedanken aber wieder ab, um die eingekehrte Stille nicht zu gefährden. Stattdessen betrachtete ich von der Terrasse aus die weiße, orange und lilafarbene Pracht blühender Callas und Lilien.

Als Jaime kurz darauf in der Terrassentür auftauchte, sagte ich: »Nett habt ihr es hier.« Das meinte ich ehrlich. Bis auf die Hunde. Die sieht man in der Regel zwar nicht, weil sie in den Fincas in Zwingern gehalten werden, dafür hört man sie. Vorzugsweise nachts. Kilometerweit. Wenn das Dutzend Köter wieder einmal beschlossen hat, gemeinsam den Mond anzuheulen. Oder den Polarstern. Die zur Kaninchenjagd gezüchteten schmalbrüstigen Gerippe besitzen nicht viele einnehmende Qualitäten, aber sie sind vermutlich die Einzigen, die der begehrten Jagdtrophäe durch die unwegsamen Gefilde erfolgreich nachstellen.

»Si«, lachte Jaime, »Aida hat wirklich einen grünen Daumen.« Er legte seinen von der ständigen Arbeit in den Bananenterrassen dunkel gebräunten Arm um die runden Schultern seiner Frau, die unter ihm aus der Tür schlüpfte. Dem Madrilenen sah man an, dass ihm die Arbeit in der freien Natur und das Leben auf dem Lande Spaß machten. Seine hellhäutige füllige Frau war wohl eher am häuslichen Herd zu finden. Ihre Augen und Haare waren sehr dunkel, fast schwarz, und standen im krassen Gegensatz zu ihrer hellen, von Sommersprossen gesprenkelten Haut.

»Wie schön! Ich wünschte, ich hätte das auch«, seufzte ich, »Leider habe ich kein so glückliches Händchen für Blumen, und meinem Mann liegt nichts an all dem Gemüse, wie er es nennt.«

Aidas mitfühlender Blick relativierte umgehend Jaimes Ambitionen im Grünen, nur Mrs. Thatcher ließ sich zu keiner solidarischen Geste hinreißen. Meine eigene Mutter hingegen verstand, warum Salon und Terrasse bei mir nicht botanisch dekoriert, sondern nur von einigen Windspielen geschmückt waren. Dennoch stand sie bei jedem Besuch aufs Neue fassungslos und mit zwei zuckenden grünen Daumen auf unserer großen Terrasse und malte sich wohl aus, wie es hier unter ihren fachkundigen Händen das ganze Jahr über üppig blühen würde. Noch unverständlicher war unsere vollkommen unbelebte Terrasse den einheimischen Topfpflanzenanhängerinnen, mit einem Wort, der halben palmerischen Bevölkerung. Denn unser Haus in kanarischem Stil war weder von Blumentöpfen umzingelt noch von wuchernden Farnen aus Ampeln belaubt. Dafür mischte sich des Nachts das zarte Klirren des Rosenquarzwindspiels in das ferne Rauschen der Wellen. Und wenn eine steife Brise vom Meer her wehte, klapperte auch das schwere Busch-Mobile aus Bambus.

Adriana, die zweieinhalbjährige Tochter des Paares, stolperte mit einem Rotkäppchen-Bilderbuch aus dem Hausinneren auf die Terrasse. Nach kurzem Necken und Versteckspielen war sie bereit, mich in die Geschichte der *caperucita roja* einzuweihen.

Aida servierte süßen *café con leche* und die landesüblichen Saharakekse. Während sie meinen porzellanenen Fingerhut mit dem schwarzen Lebenselixier füllte, hielt sie inne und sah mich an. »Wir haben Ina May Gaskin gelesen und sind uns ganz sicher: Wir gehen in kein Spital.«

Genau das hatte ich befürchtet.

Jaime nickte. »Schon gar nicht in dieses.«

La Palma besaß nur das eine, in dem auch ich arbeitete. Und in dem Aida der traumatisierende Schnitt zugefügt worden war, der sie körperlich wie seelisch so tief verletzt hatte. Und sie für jede folgende Geburt zum »Risikofall« werden ließ.

»Und Teneriffa?«, fragte ich überflüssigerweise, wie Aidas Blick sofort klarstellte.

Ihre schwarzen Augen sagten: Dort ist dasselbe in Grün. Konservative Ärzte, steigende Kaiserschnittraten. Fossile Relikte wie Routinedammschnitt und Rückenlage. Und eine zehnprozentige Chance, nach einem Kaiserschnitt tatsächlich eine Spontangeburt zu erleben. Nicht viel.

Nur die Eltern klammerten sich sofort an diese Möglichkeit. »Wir würden euch bei einer Entbindung in einer Privatklinik finanziell unterstützen«, beeilte sich die Mutter zu versichern.

Die Chance auf eine Spontangeburt sank auf zwei Prozent. Vermutlich würden sie sich die in der Privatmedizin absahnende Ärzteschaft vom Mund absparen müssen. Doch hier galt es, Schlimmeres zu verhindern. Alles, nur keine Hausgeburt, bestätigte auch der Blick des Vaters.

»Nichts gegen Sie, meine Liebe«, ereiferte sich Mrs. Thatcher, »aber ich kann einfach nicht verstehen, weshalb man unbedingt ins vorige Jahrhundert zurückfallen will.«

Solche Attacken gegen die Hausgeburt reizten mich immer. Hausgeburt ist gefährlich, sie ist stigmatisiert. Und die Hausgeburtshebammen sind die schlimmsten von allen. Unwillkürlich dachte ich an das ausgehende Mittelalter und seine Hexenammen. Mein Gegenüber wäre bestimmt in der ersten Reihe gestanden, um die verurteilte Hexe brennen zu sehen. Nun, man konnte darüber diskutieren, ob ein Zustand nach Kaiserschnitt eine ideale Voraussetzung für eine Hausgeburt war. Konnte man. Aber Aida und Jaime wollten das nicht. Aus gutem Grund.

»Ihrer Tochter geht es nicht sehr gut, Señora Perez«, sagte ich. »Sonst hätte sie nicht zwei lange Jahre unter dieser Zwangsbeglückung gelitten, hätte sie nicht Psychopharmaka …«

»Es war ein Notkaiserschnitt, es ging um das Leben unserer kleinen Adriana!«

Vehement stellte Jaime seine Tasse ab. »Das behaupten sie immer – die Ärzte, das Personal, die getäuschten Eltern!«

Aida nickte, die dunklen Augen füllten sich mit Tränen.

Nur die eiserne Lady machte ihrem Vorbild alle Ehre und fuhr sich mit einer erhabenen Geste über das ordentlich gelegte Haar.

Das brachte mich noch nicht aus dem Konzept, im Gegenteil, wenn ich solcherart gefordert wurde, lief ich zu geradezu kreativer Wortbrillanz auf. Auch auf Spanisch. Kein Problem. »Die größte Gefahr im Leben, sagte Alfred Adler«, ich sah meinem Gegenüber fest in die Augen. Der Spruch war gut, aber was, wenn keiner hier den Wiener kannte? Mrs. Thatcher sah nicht aus, als ob sie überhaupt irgendeinen Psychoanalytiker kannte. »Nun, die größte Gefahr im Leben, sagte er, ist, dass man zu vorsichtig wird.«

Aidas Mutter schnappte nach Luft.

»Man kann gar nicht vorsichtig genug sein im Leben.« Das kam von Mr. Thatcher.

Normalerweise verteidige ich die Hausgeburt ja glühend. Normalerweise. Hier stieß ich auf einen Madrider Härtefall. Und das im Doppelpack. Madames Satz: »*Bueno,* auch Sie werden noch dahinterkommen, dass die moderne Medizin ein Segen für die Menschheit ist«, ließ mich augenblicklich um gefühlte zwanzig Jahre altern.

Mit strenger Miene und bedeutungsschwangerer Stimme sagte Jaime: »*Mamá,* wir haben uns entschieden. Das Kind wird hier geboren, mit oder ohne Ursulas Hilfe. Habt ihr noch Fragen?«

»An die Hebamme nicht, aber einen Gynäkologen hätten wir gerne allerhand gefragt.«

Das saß. Ich schluckte. Der Saharakeks blieb mir im Hals stecken. Jaime und ich wechselten einen Blick, beide dachten wir: Den Schnippler, natürlich! Der Keks war lästig. Um nicht zu krächzen, griff ich nach dem Wasserglas. Das half mir auch, dem äußeren Schein nach gelassen zu bleiben.

Jaime verschwand und kehrte kurz darauf mit einer Flasche Rheinwein und schmalen Gläsern zurück. Als er den Eltern eine *copa* einschenkte und in ihre Mienen sah, verzog er das Gesicht, als hätte er den Säuerling schon intus.

Nach einem Glas des herben Exoten, der ganz der allgemeinen Stimmung entsprach, verabschiedete ich mich und ging mit Aida und Jaime zum Tor. Sofort begannen die Hunde zu kläffen.

Außer Hörweite wandte ich mich nochmals um, um Adriana zu winken. »Wann fahren sie denn wieder?«

Jaime seufzte. »Ich möchte sie nicht fragen, weil wir momentan eine kleine kommunikative Durststrecke durchleben.«

»Bei uns nennt man das Streit«, schmunzelte ich.

Das sahen die beiden nicht so entspannt. Aida hatte immer noch tränennasse Augen.

Jaime zuckte die Achseln. Es sah aus, als hätte er längst resigniert. »Mit der Zeit werden sie schon nachgeben.«

Ich kramte nach meinen Autoschlüsseln. »Zeit ist nur eine Illusion.« Auch mit Einstein würden die beiden Alten nichts anfangen können. Aber irgendwann mussten sie schließlich wieder abfliegen.

Aida und Jaime winkten mir noch lange nach. Noch war nichts entschieden, sagte ich mir, als ich in den Rückspiegel sah. Mrs. Thatcher war auf jeden Fall ernst zu nehmen. Allerdings schätzte ich die beiden nicht so ein, als ob sie es sich noch einmal überlegen würden. Im Gegenteil: Sie würden die Geburt auch ohne mich durchziehen, daran hatten sie, auch vor Dritten, keinen Zweifel gelassen. Also allein, denn ich war die einzige Hebamme auf der Insel, die außerhalb des Krankenhauses arbeitete. Keiner der konservativen spanischen Ärzte wollte glauben, dass Frauen in der heutigen Zeit zu einer Hausgeburt überhaupt imstande waren. Noch dazu nach einem Kaiserschnitt. Aber es kam immer wieder vor, im Sommer, wenn ich die Insel für mehrere Wochen verließ, dass Frauen ihr Kind alleine zu Hause zur Welt brachten.

Nun gab es ein Paar, das sich vor zwei Jahren gutgläubig in das Inselspital begeben hatte, in der Meinung, sie könnten mit etwas Nachdruck ihre Vorstellungen einer Spontangeburt umsetzen. Doch spontan war an dieser ersten Geburt rein gar nichts gewesen. Außer vielleicht nach kurzer Zeit um ein Uhr früh die verwunderliche Entscheidung des Arztes, einen Akutkaiserschnitt anzuordnen, weil er einen Sauerstoffmangel witterte. Vermutlich wollte er sich nicht die ganze Nacht um die Ohren schlagen und auch die genervte Hebamme erlösen. Fest steht, dass der Dilettant im Kreißsaal am Ende seiner schulmedizinischen Weisheit angelangt war, was im Normalfall nicht lange dauerte und nur gut auszugehen pflegte, weil die Natur für so ziemlich alle Eventualitäten bestens vorgesorgt hat. So auch für einen Sauerstoffmangel. Denn der reife geburtsbereite Fetus mag an allem möglichen Mangel leiden, nur nicht an Sauerstoff. Diese Ansicht hat sich leider bis heute noch nicht in den Kreißsälen der Welt herumgesprochen. Aber das ist eine andere Geschichte.

Da ich an der Quelle saß und leichten Zugang zu den Krankengeschichten hatte, war es nicht weiter schwierig gewesen, der ominösen Diagnose nachzugehen. Herausgestellt hatten sich bei meinen Recherchen neben der Richtigkeit von Aidas Darstellungen noch zwei bemerkenswerte Details. Erstens wurde die Conjugata vera unter der Kaiserschnitt-Operation vermessen und Aida mit dreizehn Zentimetern ein wahrlich gebärfreudiges Becken bescheinigt, zweitens war der niedrige ph-Wert des Kindes, auf den sich der Arzt mit seiner Entscheidung zum Notkaiserschnitt stützte, vermutlich ein Probenfehler. Denn alle übrigen Werte wie Apgar und Fersenblut-Ph waren ausgezeichnet und führten die Diagnose ad absurdum. Verständlich, dass Aida diese Täuschung und Enttäuschung nur schwer verdaute. So kam es irgendwann in der zweiten Schwangerschaft zu jener Nacht, von der Jaime mir berichtet hatte.

Gegen Morgen, hatte er erzählt, war Aida aus einem Albtraum hochgefahren und hatte gerufen: »Ich will das nicht!« Sie war wütend aus dem Bett gesprungen und ins Bad gelaufen. »Kaiserschnitt light, Jaime!«, hatte sie gewettert. »Der sanfte Kaiserschnitt ist für die Babys nicht sanft und für die Mütter nicht light, denn es gibt ein Leben nach dem Aufsäbeln!«

Danach hatte sie im Internet recherchiert, sich durch verschiedene Foren gearbeitet und ein Forum von Kaiserschnittmüttern gefunden. Sofort stellte sie den Kontakt zu einer Betroffenen her, und sie tauschten ihre Geschichten aus. Für beide wurde eines klar: Unser nächstes Kind kommt als Hausgeburt zur Welt. Nach hartnäckigem Suchen fand die Freundin auf dem Festland eine Hebamme, die Frauen nach Kaiserschnitt begleitet.

Unwillkürlich fiel mir mein erster Kontakt mit Aida ein und ich musste schmunzeln.

»Ursula Walch? *Hola!* Ich bin Aida. Ich bin auf der Suche nach einer Hausgeburtshebamme. Ich hatte beim ersten Kind einen Kaiserschnitt …«

»Aida, hören Sie …«

»Nein, bitte nicht gleich auflegen!«

»Ich stehe gerade halb nackt in einer Umkleidekabine.«

»Oh, bitte verzeihen Sie, ich rufe Sie später an. *Adiós*!«

Nach unserem ersten persönlichen Gespräch, bei dem sie mir nicht nur vom traumatischen Hergang bis zur OP erzählt hatte, sondern auch von ihrer Dauermedikation mit Psychopharmaka seit diesem Erlebnis, hatte ich beschlossen, Aida zu helfen. Ich hatte mich mit ihrem Hausarzt in Verbindung gesetzt, um die Medikamentendosis bis zur Geburt hin zu halbieren, und mit Aida vereinbart, Plazenta und Narbendicke im Vorfeld mit Ultraschall abklären zu lassen, um einerseits die Risiken gefährlicher Blutungen und andererseits das Rupturrisiko weitgehend auszuschließen. Im Übrigen hatte ich gehofft, dass Aida sich die Hausgeburt doch noch überlegen und nach Madrid gehen würde.

Nach ihrem Besuch bei mir hatte Aida eine Mail in ihr Notebook getippt. Jaime hatte über ihre Schulter spähend den Satz »Mein Wunsch wird in Erfüllung gehen!« gelesen und mich freudestrahlend angerufen, um sich bei mir zu bedanken. Madrid war damit in weite Ferne gerückt.

Die Sonne stand bereits im Zenit und das gleißende Licht brannte auf den staubigen Weg. Ich verließ das Tal der Feigenbäume wieder und wandte mich gen Osten. Als ich guten Empfang hatte, rief ich meine Lektorin und langjährige Freundin an.

»Ich habe wieder Stoff für dein Buch, Carmen.«

»Schieß los!«

»Mitte dreißig, groß, dicklich, Zustand nach Kaiserschnitt, keine Screenings, wild entschlossen zur Hausgeburt …«

»Hört sich doch toll an!« Ich sah förmlich Carmens strahlendes Lächeln vor mir, mit dem sie jeden für sich gewann.

»Toll, hm. Wäre ein gefundenes Fressen für die Hebammenjäger.«

»Hast du Bedenken?«

»Ich habe vor allem keine Wahl. Die macht es sonst allein.«

»Das kannst du unmöglich verantworten!« Das meinte sie ernst. Alles, was mit Hausgeburt zusammenhing, war für Carmen ernst. Bitterernst.

»Ha! Du stehst ja dann nicht vor dem Kadi! Also, du bist sicherlich keine Kandidatin für ein Magengeschwür!«

»Du auch nicht.«

»Ich bin mir da nicht so sicher.«

Gut, die Frau war füllig, aber groß. Alles, was wir sind, ist ein Resultat dessen, was wir gedacht haben, hat Buddha gesagt. Der indische Sprücheklopfer kannte Schokolade nicht. Abgesehen von Aidas Leidenschaft auch für andere Süßigkeiten. Interessanterweise hatte sie keinen Diabetes. Diabetes war in Spanien schon Kaiserschnittindikation. Für Adipositas und Status nach Kaiserschnitt reichte es offensichtlich auch. Aber ich hatte die grandiosen Beckenmaße und die in der Schwangerenambulanz und vor dem Hausarzt geäußerten Absichten, dieses Kind im Notfall auch alleine zu Hause zu gebären. Moralische Nötigung sozusagen. Des Weiteren war vereinbart, Plazenta und Uterusnarbe mit Ultraschall abklären zu lassen. Es konnte also eigentlich nichts schiefgehen.

Etwas zuversichtlicher wählte ich ein paar Nummern, darunter auch die einer lieb gewonnenen Stationsgehilfin im Kreißsaal. Wider Erwarten hatte sie ihr Handy bei sich und wundersamerweise sogar eingeschaltet. Ihr Phlegma und ihre optimistische, beinahe an Unvernunft grenzende Einstellung war nach Mrs. Thatcher genau das, was ich jetzt hören wollte. Da sie auf der Strecke wohnte und zufällig zu Hause war, konnte ich gar nicht anders, als auf einen *cafécito* bei ihr vorbeizuschauen.

Den *café solo* trank man ohnehin zehnmal am Tag aus den fingerhutgroßen Tassen. Außerdem erwähnte Nola einen frisch gebackenen *bizcocho*. Angesichts der Tatsache, dass die Palmerinnen auf keinem Gebiet so einfallslos sind wie beim Backen, war ein selbst fabrizierter *bizcocho* eine sensationelle Alternative zu den sonst überall angebotenen Saharakeksen. Denn auch die Ölkuchen sind an jeder Ecke käuflich zu erwerben. Das meine ich bildlich gesprochen. Nein, keine fliegenden Händler oder Strandverkäufer mit geflochtenen Körben. Die Inseln sind nur dem Breitengrad nach afrikanisch, sonst ibero-kanarisch, man zahlt mit Euro. Wir weinen doch unseren Krämerläden von anno dazumal nach und beklagen die öde, unpersönliche Supermarktatmosphäre rund um die Städte. Auf den Kanaren gibt es die Geschäfte noch an jeder Ecke, auch wenn manchmal schon »Spar« über der Tür steht. Und wie winzig der Laden auch sein mag, er führt garantiert neben einer spanischen Schokolade und mehreren Sorten Saharakeksen einen in einer nahe gelegenen Bäckerei erzeugten *bizcocho*. Fairerweise muss ich gestehen, dass ich die handgemachten Ölkuchen – neben einheimischem Wein und geräuchertem Ziegenkäse – ebenfalls hie und da kaufte. Die ungenießbare kanarische Joghurtmarke und die spanische Schokolade nicht. Letztere macht den Verzicht auf das Sucht erzeugende Corpus Delicti ganz einfach und lässt Diätabsichten endlich Realität werden. Saharakekse kaufte ich prinzipiell nicht, nicht einmal für eventuelle einheimische Feinde. Obwohl die sie mir vermutlich nicht übel nehmen würden. Der kanarische Gaumen ist halt einfach nicht verwöhnt. Oder kritisch. Es mag ja sein, dass die Kanaren die Massen an europäischen Touristen und Aussteigern eines Tages auch kulturell beeindrucken werden, aber ich bin felsenfest davon überzeugt, dass diese Glanzleistung nicht kulinarischer Art sein wird.

Fünf Minuten später hoppelte ich eine Sandpiste entlang und an deren Ende durch eine enge Toreinfahrt. Dahinter rückte Nola formatfüllend ins Bild.

Der erste Weg führte in die Klause ihrer pubertierenden Tochter Yanira. Den kanarischen Brauch, bei Besuchen sämtliche Familienmitglieder ans Tageslicht zu zerren, um die Eindringlinge zu begrüßen, finde ich äußerst nachahmenswert, er zeigt einmal mehr, welche Bedeutung die Großfamilie auf den Inseln immer noch hat. Dass die Jugend dafür weniger Begeisterung aufbringt ist bedauerlich, aber bis zu einem gewissen Grad verständlich und darüber hinaus vorübergehend.

Ein Blick in die ungewollt einfallsreich, sprich: chaotisch eingerichtete Kammer genügte, dass Yanira sie fluchtartig verließ, gefolgt von einem subintellektuell dreinblickenden Schatten mit langen Haaren und hängender Jeans, die ihn sichtlich im Vorwärtskommen behinderte. Was vermutlich nicht seine einzige Unterlegenheit der Angebeteten gegenüber war.

»Ich denke, du willst dich nicht den Banalitäten des Lebens unterwerfen, richtig?«, rief ich Yanira nach, als sie mit einem entschuldigenden *»Hola!«* an mir vorbeihuschte.

Nola schloss die Tür hinter dem, was man gemeinhin Chaos nannte, und ging voraus in die Küche. Wir saßen immer in der Küche, auf Klappstühlen um einen überdimensionierten Tisch. Darauf türmte sich all die Pracht und Herrlichkeit aus den ganzjährigen palmerischen Gärten und Fincas. Orangen, Mangos, Weintrauben, aber vor allem Bananen. Bananen hatte hier jeder, zumindest gab es immer einen Nachbarn oder Cousin mit irgendeiner Terrasse, auf der das erste Exportgut der Insel angebaut wurde. Die Insel lebte von den Bananen. Wasser war reichlich vorhanden und nicht teuer, Chemie wurde tonnenweise zur Insel geschippert. Hoechst und Bayer verhökerten immer noch ihre mittlerweile im restlichen Europa längst verbotenen Gifte auf den Kanaren, als gäbe es weder Greenpeace noch Seveso. Dass die penetrant für Stunden in der Luft hängenden ätzenden Schädlingsbekämpfungsmittel nicht gesund sein konnten, zeigten alarmierende Anstiege von Asthma, Neurodermitis und ähnlichen Plagen. Sie bewogen vor allem die zugezogenen Ausländer, sich im Norden in Höhen anzusiedeln, in denen der Bananenanbau klimatisch unrentabel war. Die typisch palmerische Lösung für die Verseuchung der Atemluft war das Schließen aller Fenster und Türen für den Tag der Giftattacke.

Während die kleine Espressomaschine pfiff und spuckte, erzählte ich von meiner Begegnung mit Mrs. Thatcher.

Sofort fielen Nola noch eine Menge anderer Eigenartigkeiten der Madrilenen ein. »Sie lispeln, ist dir das nicht aufgefallen? Und stur sind sie auch. Und etwas knauserig …«

»Na ja, aber den Kaiserschnitt kann man ja nicht wegleugnen«, warf ich ein, als Nola verstummte und mit der heißen Kanne kam. Die winzige Espressomaschine wirkte in ihren großen Händen wie Puppengeschirr.

»Und?« Sie machte eine wegwerfende Geste, dann schenkte sie in die zur Puppenkanne passenden Fingerhuttassen ein. »Das siehst aber nur du so entspannt.« Nolas Zuversicht verblüffte mich immer wieder. Sie reichte mir einen Glasteller mit einem Riesenstück *bizcocho.* Kalorienmäßig der Ersatz fürs Mittagessen – der nächsten drei Tage. Aber er war saftig und dottergelb und aus fünf Eiern, wie sie stolz erklärte.

»Mein Gott, die Ewiggestrigen!« Ächzend ließ sich die korpulente Frau auf den Stuhl fallen. »Das hatten wir doch schon!«

Stimmt. Womit wir zur Tagesordnung übergingen und genüsslich die Kollegen in der Klinik durchhechelten.

»Und dein Ex?« Womit wir wirklich niemanden ausgelassen hätten.

Nola zuckte die Achsel. »In der Finca in Garafia …«

Wo er sich auch noch den letzten Rest seines Verstandes wegsoff. Alkohol war offensichtlich die Schlinge, an der er sich nach wie vor versuchte aufzuhängen.

Zwei Monate später läutete vor dem Morgengrauen mein Handy.

»Ursula, bitte komm!«, bat Aida. »Ich werde nicht ins Spital fahren.« Sie klang einerseits erleichtert, dass es losging, andererseits auch sehr ernst und entschlossen.

Seit einer Stunde hatte sie regelmäßige Wehen, und ich machte mich auf den langen Weg über den Pass auf die andere Seite der Insel. Als ich auf der Cumbre aus dem Tunnel fuhr, glaubte ich meinen Augen nicht zu trauen. Auf der Fahrbahn lag Schnee! Der gefährliche weiße Film kam in dieser Höhe im Winter nur wenige Male vor. Heuer war es dafür noch ziemlich früh. Meist hielt er sich nicht lange und verunsicherte die Autofahrer nur für wenige Stunden. Mich ebenfalls. Mit den Sommerreifen hatte ich Mühe, den Wagen bergab auf Spur zu halten, ohne zu bremsen. Mit einem mulmigen Gefühl im Bauch tastete ich mich auf dem Mittelstreifen entlang, bis ich ein paar Kehren weiter unten wieder auf trockene Fahrbahn stieß.

Mit den ersten Sonnenstrahlen bog ich in den Hof des Anwesens ein. Wie nicht anders zu erwarten, wurde ich vom Quintett lautstark angekündigt.

»Gott sei Dank bist du hier, die Blase ist gerade gesprungen!«, kam Jaime mir wild gestikulierend entgegen. Wie ich gleich darauf feststellte, war die Geburt bereits in vollem Gang.

Alles war perfekt vorbereitet worden. Kerzen und Duftlampen waren liebevoll arrangiert und aus den Lautsprecherboxen erklang der monotone Gesang Deva Premals. Seit dem Blasensprung empfand Aida die Wehen als schmerzhafter und schneller aufeinanderfolgend. Sie summte und stöhnte und wechselte von einer Position in die andere.

»Zu Mittag haben wir's«, ermunterte ich sie.

»Meinst du?« Aida wirkte erleichtert, weil die Geburt noch vor dem Termin spontan losgegangen war, konnte meine Vorhersage aber nicht so recht glauben. Auf mein Nicken hin lächelte sie etwas zuversichtlicher zurück.

»Und Adriana?«, erkundigte ich mich, insgeheim hoffend, dass sie bei Freunden untergebracht war.

Aidas Blick Richtung Kinderzimmer zerstörte meine Hoffnung im Nu. Noch schlief sie, aber das würde nicht so bleiben. Als Adriana schließlich aufwachte, war sie nicht zu überhören. Dass Aida bei ihrem Protestgeschrei gegen das Anziehen die Wehen nicht völlig vergingen, erstaunte mich wirklich.

Die nächste Hürde war das Frühstück. Aida legte sich in die Badewanne, und ich setzte mich zu Vater und Tochter an den Tisch. Das war ein Fehler. Klein Adriana zerbröselte zwei für mich getoastete Weißbrotscheiben, versenkte Kekse in unseren Fruchtsaftgläsern und schaffte es, trotz des strengen väterlichen Blicks, den Joghurt auf dem Plastiktischtuch zu verschmieren. Erst nachdem eine Mandarine von ihr in mehr Teile, als sie Spalten gehabt hatte, zerpflückt worden war, schien ihr Spieltrieb endlich befriedigt.

Irgendwann konnte sich Jaime wieder um seine Frau kümmern, sie streicheln und massieren. Ich zeigte ihm, wie er ihr den Wehenschmerz mit einer Art Druckpunkt-Massage erleichtern konnte, und bereitwillig befolgte er die Anregung.

Als die Wehen heftiger wurden, stieg Aida wieder aus der Wanne, um ein wenig herumzulaufen. Die Geburt ging zügig voran, und drei Stunden später war der Muttermund vollständig eröffnet.

»Luisas Köpfchen liegt perfekt«, strahlte ich anlässlich meiner zweiten vaginalen Untersuchung.

»Heißt das, dass ich schon pressen kann?«, fragte Aida.

Ich nickte. »Schieb aber nur mit, wenn du wirklich einen starken Drang verspürst.« Den hatte sie aber noch nicht.

Die Quechua und Aymara in den Anden beobachten den Verlauf der Geburt mittels Pulsdiagnose. Genial. Keine Keimverschleppung, keine Belästigung. Kein Ausgreifen und Herumfingerln, würde Carmen sagen, kein Begrapschen sagt Tere, meine feministische Palmerin, und denkt an die fast ausschließlich männlichen Gynäkologen im Hospital. Bei mir ist es so, dass ich es *höre*. Ich höre, wenn etwas weitergeht, wenn die Wehen an Intensität zunehmen, wenn der Pressdrang einsetzt. Dann untersuche ich, um Rotation, Konfiguration und Höhenstand in einen Zusammenhang zu bringen. Und ertaste, was ich wissen möchte. Ich muss dabei nicht viel sehen. Manchmal ist es in den Räumen ohnehin zu dunkel, um überhaupt etwas erkennen zu können.

Ich nahm mein Sonicaid zur Hand und wartete die nächste Wehe ab, um die Herztöne zu kontrollieren. »Wir haben überhaupt keine Eile, Aida«, murmelte ich.

»*Du* vielleicht nicht«, stöhnte Aida, als die nächste Wehe anrollte. »Ich schon!«

Ich nickte. »Kann ich mir gut vorstellen. Ich bin auf Luisa auch schon sehr neugierig.«

Gespannt hörten wir alle drei Luisas Herztönen zu. Die Kleine war munter und lebhaft. Dem Höhenstand nach zu urteilen, war das Köpfchen gerade dabei, sich dem Becken anzupassen, aber das machte dem Kind nicht das Geringste aus. Lächelnd steckte ich den Fetal-Doppler wieder in die Tasche.

Heftigere Presswehen setzten ein. Aida lief auf und ab, klammerte sich während der Wehen um Jaimes Hals oder ließ sich auf dem Hocker nieder. Am liebsten aber beugte sie sich im Stehen über die im Salon befindliche Wickelkommode. Während einer solchen Presswehe konnte ich den in die Scheide eingetretenen Kopf von unten bereits erkennen.

Jaime und ich scherzten und rätselten über die Haarfarbe des Kindes. Angeblich hatte er als Kind blondes Haar gehabt. Bald sah auch er, zwischen Aidas Beinen kniend, Luisas dunklen Schopf. Die Herztöne waren in Ordnung, der Kopf fast auf dem Beckenboden.

Jaime lachte, und ich spürte seine große Vorfreude. Dass Aida immer einsilbiger wurde, beunruhigte mich zunächst nicht. Schon oft hatte ich bei Gebärenden an diesem Punkt diese Ruhe vor dem Sturm beobachtet. Erst als sie ganz regungslos dastand, sah ich auf die Uhr. Plötzlicher Stillstand in der Austreibungsphase. Keine Wehen mehr. Die über die Wickelkommode gebeugte Frau wirkte wie aus dem Konzept gebracht, verunsichert, ängstlich. Instinktiv erkannte ich, dass hier nur noch Psychologie helfen konnte. Dennoch gab ich ihr zunächst Pulsatilla in hoher Potenz.

»Damit du besser loslassen kannst, okay?«

Aida nickte. Im Vorfeld hatten wir alle möglichen Situationen besprochen, also auch Wehenschwäche und verzögerte Geburt. Und ebenso alternative Methoden, die Wehen in Gang zu bringen oder zu verstärken.

Dass der Geburtsstillstand im Zusammenhang mit der belastenden Vorgeschichte stand, war eindeutig, denn bis jetzt war Aida sehr zuversichtlich gewesen. Nun war sie aber an jenem Punkt angelangt, an dem sie damals mit dem plötzlichen Beschluss zum Kaiserschnitt überfahren worden war. Nein, nicht überfahren. Aida hatte es wie eine Vergewaltigung empfunden.

Ich hatte gedacht, dass wir die erste Geburt in unserem langen Gespräch aufgearbeitet hätten. Nun, das war bei Aida aber offensichtlich nicht der Fall. In allen Geburtsvorbereitungskursen erzählte ich den Leuten immer wieder, dass Geburt im Kopf stattfindet. Hier lief gerade das anschaulichste Beispiel dafür ab. Weder Adrenalinkick noch der auf Beckenboden stehende Kopf vermochten irgendetwas gegen die Blockade auszurichten.

Wir gingen die ganze erste Geburt noch einmal durch, von der Ankunft in der Klinik bis zum vermeintlichen

Notkaiserschnitt. Jedes Detail, vom unerwünschten Dauer-CTG und der viel zu frühen Blasensprengung, die in den folgenden Stunden wiederum Fieber bei der Mutter und eine Tachykardie beim Kind ausgelöst hatte, bis zur aufgedrängten Epiduralanästhesie, die Aida nie hatte haben wollen. All die Interventionen, die nichts als Ohnmacht und Wut in der völlig hilflos ausgelieferten Frau hervorgerufen hatten.

Während ich auf Aida einredete wie auf ein krankes Pferd, diese Geschichte endlich loszulassen, blickte ich immer wieder auf die Wanduhr. In der Stille hörte ich sie ticken. Es war eine Frage der Zeit, bis ein Kind mit Kopf auf Beckenboden in Geburtsstress geriet. Immer wieder kontrollierte ich mit dem Sonicaid die Herztöne. Eine gefährdende Nabelschnurumschlingung konnte ich ausschließen, doch zeigte das Display einen monotoner werdenden Herzschlag. Das anfangs gegebene Pulsatilla in hoher Potenz zeigte keine Wirkung. Ohne mir etwas anmerken zu lassen, ging ich in Gedanken meine Möglichkeiten durch, falls die Herztöne dramatisch abfallen sollten. Die Frage nach einem Rettungstransport von der einsam gelegenen Finca in das weit entfernte Hospital stellte sich für mich in dieser Situation nicht.

Jaime hatte ich bedeutet, sich mit Adriana ins Kinderzimmer zu verziehen.

»Weißt du was«, schlug ich Aida vor, um all meinen logischen, theoretischen Erklärungen auch eine praktische Handlung folgen zu lassen, »wir öffnen jetzt einen *champán!*«

Aida sah mich aus den schwarzen Augen irritiert an. Als sie merkte, wie ernst es mir war, fragte sie: »Jetzt auf der Stelle?«

Ich strich ihr eine dunkle Locke aus dem Gesicht. »Ja, wieso nicht! Wir haben ja gleich etwas zu feiern!«

Ein verstörtes Lächeln verriet, dass sie diesen Gedanken zumindest originell fand. Aus einem Schrank holte sie Sektschalen hervor, und ich brachte aus der Küche den Champagner.

»Wunderbar!«, rief ich, am Korken hantierend. »Damit«, ich nickte zur Flasche, »spülen wir alle deine negativen

Gedanken an Adrianas Geburt einfach hinunter.« Und feierlich verkündete ich: »Wir ersäufen sie! Alles klar?«

»Alles klar«, versprach Aida tapfer.

Ich rief nach Jaime. Er sah mir verdutzt zu. »Hiermit vergessen wir endgültig, was war, und begrüßen Luisa! Nachher ist ohnehin nie Zeit dafür.«

Als der Korken knallte, sah ich, wie Aida erbebte. Wir stießen an, sehr fröhlich, aber auch sehr feierlich. Dann sah ich sie weinen.

Es hatte über eine Stunde gedauert, bis das befreiende Schluchzen über Aidas Lippen kam. Eine gute Weile weinte sie so hemmungslos, dass Jaime ratlos an ihrer Seite stand. Ohnehin kein Mann von der redseligen Sorte, war auch er mittlerweile verstummt und ungeachtet seiner Dauerbräune eigenartig blass. Ich gab ihm ein Zeichen, seine Frau fest in die Arme zu nehmen. Es war berührend, wie unverhüllt sie ihren Schmerz zeigte. Dann, ebenso plötzlich, richtete sich Aida auf, lächelte etwas entrückt und presste. Ein paar Minuten später war das Kind geboren.

Nun sind ja die meisten Neugeborenen der menschlichen Spezies gleich nach dem Schlüpfen alles andere als süß, die Angst der Mütter vor Raub oder Entführung also völlig unbegründet. Bei Klein-Luisa war ich mir nicht sicher. Falls es doch Außerirdische unter uns gab, könnte irgend so ein Zombie vielleicht seinen Ableger in ihr sehen – wer weiß, wie die sich fortpflanzten.

»Das wird schon wieder«, sagte ich zu Aida, als ich über das gurkenförmige Köpfchen ihres Babys streichelte. »In zwei, drei Tagen ist der Kopf wieder rund.«

Wundersamerweise beunruhigte die monströse Verformung die Eltern in keinster Weise. Oder sie nahmen sie gar nicht als solche wahr. Es ist erwiesen, dass auch die männliche Hypophyse während der Geburt Oxytocin ausschüttet. Und was das teuflische Hormon alles mit uns anstellt, ist ja hinlänglich bekannt. Da werden nicht nur Wahrnehmungen getrübt.

Ich verstaute die Utensilien in meinem Koffer und beobachtete Jaime, wie er mit seiner Tochter turtelte. Der stolze Madrilene hatte von dem Liebeshormon bestimmt eine ganze Menge produziert. Doch dann forderte Adriana immer vehementer seine Aufmerksamkeit. Singend verzog sich Jaime mit ihr in die Küche zum gemeinsamen Kochen.

Ich blieb zum Essen und half mit. Während ich den Salat zubereitete, sah ich immer wieder nach Aida, die schon unter der Dusche stand und sich erfrischte. Weder von der Verzweiflung noch von der Anstrengung der Geburt war ihr etwas anzumerken. Wenig später saßen wir alle um den runden Tisch in der Küche und verkosteten Jaimes Kaninchengulasch. Die scharf angebratenen, nicht ausgelösten Fleischstücke schwammen in der traditionellen pikanten Paprikasoße und wurden mit den Fingern herausgefischt. Es schmeckte herrlich. Die fettigen Finger wurden einfach am dazu gereichten Weißbrot abgewischt. Nach den vielen Stunden harter Arbeit langten wir ordentlich zu, und ich bedauerte wieder einmal, das schmackhafte deftige Essen nicht mit einer gehörigen Portion Rotwein hinunterspülen zu können.

Noch bevor ich mich verabschiedete, hatte Aida folgende Nachricht in ihr Notebook getippt: »Mein Wunsch ist in Erfüllung gegangen! Luisa ist da.«

Bei einem meiner späteren Wochenbettbesuche zeigte mir Aida die Antwort ihrer Forumfreundin vom Festland: »Meiner auch! Martín ist da. Zu Hause, wie ausgemacht!«

Daraufhin schrieb Aida in meinem Beisein zurück: »Und weißt du, was das Beste ist? Ich brauche keine Antidepressiva mehr!«

Engel Gabriel

Eine Geburt zwischen Rosenkranz und Heiligenbildern

Mitten in der Nacht riss mich die Zirkusmelodie meines Smartphones aus dem Schlaf. Ich weiß bis heute nicht, wie das Musikstück heißt. Zu meinem großen Bedauern musste ich beim nächsten Handymodell darauf verzichten. Ja gut, vielleicht hätte man den Sound irgendwie überspielen können, aber ich konnte es nicht.

Das Problem habe ich ja bei allen neuen elektronischen Geräten, sie sind mir einfach überlegen. Aber wofür hat man schließlich einen Mann? Männer spielen gerne damit rum, deshalb verschenken sie solches Spielzeug auch, vorzugsweise zu Weihnachten und an Geburtstagen. Ich wurde jahrelang mit solchen Dingern beglückt, bekam jedes Jahr eine neue Kamera, ein neues Smartphone oder einen neuen, noch günstigeren Tarif (praktischerweise mit dem kostenlosen neuen Handy gleich dabei) und alle paar Jahre einen Camcorder. Den DVD-Recorder kann ich bis heute nicht zu einer programmierten Aufnahme bewegen, und die meisten PC-Möglichkeiten werden sich mir ebenfalls nie erschließen. Bei Kamera und Camcorder ist alles einfacher, weil es dort die praktische Funktion »AUTO« gibt – es geht anscheinend mehreren Usern so wie mir.

Während ich von der Zirkusmelodie geweckt im Dunkeln nach dem Handy tastete, drehte Peter sich zu mir herüber.

»Ja?«, flüsterte ich ins Handy. Am Apparat war Irmgard. Ich musste tatsächlich los und schwang mich aus dem Bett.

»Schon?«, erkundigte Peter sich schlaftrunken. »Bleib doch noch ein bisschen. Du musst dich ja nicht stundenlang schminken.«

»Ich bin bisher nur einmal stundenlang geschminkt worden, und zwar für den Fernsehauftritt letztes Jahr.« Missmutig trottete ich ins Bad.

»Es schüttet wie aus Kübeln, gib acht!«, rief er mir nach.

»Du meinst Aquaplaning?«

»Übers Wasser *gegangen* ist schon ein anderer.«

Ich steckte den Kopf aus der Badezimmertür. »Ha ha, ich lach mich gleich tot!« Um Viertel vor drei entlockte mir der müde Scherz höchstens ein schiefes Grinsen. Auf die Uhr schielend verwünschte ich meinen Beruf wieder mal aufs Gröbste. Von stundenlangem Schminken konnte keine Rede sein, denn bei einer Drittgebärenden war Rumtrödeln nicht angesagt. Aber ohne Lidstrich gehe ich nie aus dem Haus. Niemals.

War da nicht noch etwas, das ich nicht vergessen durfte? Gott, meine Nachmittagsdemenz! Der Koffer ist immer gepackt, das erledige ich sofort nach jedem Einsatz, man weiß ja nie, wann der nächste Anruf kommt. Dann konnte es nur ein Formular sein, das ich vielleicht beim letzten Hausbesuch nicht dabeihatte … Natürlich, die Einverständniserklärung! Erst vor Kurzem hatte ich mir geschworen, keine Geburt mehr zu betreuen, ohne mir vorher von der Mutter schriftlich bestätigen zu lassen, dass ich sie über alle Eventualitäten einer Hausgeburt aufgeklärt hatte. Bevor ich die Treppe hinuntereilte, sauste ich ins Arbeitszimmer. Ein Griff in die Mappe und – verdammt, die Hülle war leer. Schnell das Originalformular in den launischen alten HP eingelegt. Der Drucker druckte. Das kam jetzt irgendwie überraschend. Noch erstaunt sprang ich die Treppe hinunter und zur Tür hinaus.

Die nächste Verzögerung lauerte vor der Tür und war schwarz, verschlafen und vierzig Kilogramm schwer. Bestimmt wunderte sich Inka, unsere palmerische Schäferhündin, über die außergewöhnliche Stunde der willkommenen Abwechslung, war aber sofort putzmunter. Schwanzwedelnd versuchte sie mich zu einem Spielchen zu überreden. Als ich nicht darauf einging, lief sie voraus und stellte sich beleidigt vor das Tor. Ein Leckerli half ihr dann doch über die Enttäuschung hinweg, und sie ließ mich vorbei zum Auto.

Bis zu Irmgards Haus benötigte ich eine Dreiviertelstunde, davon allein zehn Minuten bis zur Ortstafel, wenn ich weiter mit sechzig km/h dahinschlich. Was ich wohl oder übel tat, denn zwei Radargeräte bremsten meinen Heroismus. Hinter der Ortstafel gab ich Gas. Zu meiner Unterhaltung wählte ich die CD-Funktion meines Autoradios. Deva Premal. Perfekt. Ihre erdige Stimme wirkte beruhigend, die Mantra-Lieder beschworen eine feierliche Stimmung herauf, die meinen Fahrstil günstig beeinflussen würde. Dachte ich. Hoffte ich. Und schaltete einen Gang zurück. Die Strecke in die Weststeiermark ging über Berg und Tal, gemeine Haarnadelkurven lauerten nur darauf, mich aus der Spur zu werfen. Um halb vier Uhr morgens. Bei strömendem Regen.

Kurz vor vier bog ich um die letzte hinterhältige Kurve. Rudolf hatte schon das Tor geöffnet. Das kleine Anwesen am Ortsrand war im Moment noch das einzig beleuchtete um diese nachtschlafende Stunde. Aber nicht mehr lange, dann würden in den umliegenden Ställen die Lichter angehen. Was ich bis heute nicht verstehe, denn die wenigen kanarischen Kühe, die ich kenne, sind nicht weniger glücklich, weil sie später gemolken werden – das Gegenteil kann schließlich niemand belegen –, zumindest geben sie nicht weniger Milch. Mein fehlendes Mitleid mit den Bauersleuten hierzulande wegen ihres frühen Tagesbeginns hat somit eine Begründung.

Irmgard lag bis oben zugedeckt im Bett und fror. Es sollte ihre erste Hausgeburt werden. Die Kinder im Alter von vier und zwei Jahren hatte sie im nächstgelegenen Krankenhaus zur Welt gebracht. Jedes Mal mit Wehentropf, Blasensprengung und Kristellern, dem forcierten Druck von oben. Jedes Mal war es eine Tortur für sie gewesen. Diesmal wollte sie es ganz alleine schaffen.

»Es geht schon wieder nichts weiter, Ursula!«, waren die ersten Worte, mit denen Irmgard mich begrüßte.

Als ob ich's geahnt hätte! Wie gut, dass ich mich nicht hatte hetzen lassen! Lächelnd untersuchte ich die schlanke Frau. »Haben wir nicht ausgemacht, dass nur positiv gedacht wird, hm?«

»Schon, aber …« Eine Wehe schnitt Irmgards Rechtfertigung ab, stöhnend drehte sie die Perlen des Rosenkranzes zwischen ihren Fingern.

Im Grunde genommen hatte sie ja recht. Es war wirklich nicht viel weitergegangen. Der Muttermund war – ungeachtet seiner Weite von fünf Zentimetern – immer noch dicksäumig, der Kopf stand frei beweglich über dem Beckeneingang.

»Ach, das wird schon, Irmi. Ist noch keines drinnen geblieben, oder? Du wirst sehen, es wird nur so herausflutschen!«

Irmgard sah mich skeptisch an. Um sie weiter vom Untersuchungsergebnis abzulenken, lästerte ich: »Du hast kein Gramm zugenommen, seit wir uns das letzte Mal gesehen haben, stimmt's?« Ich hatte sie eindringlich darauf hingewiesen, für die Geburt Kraft zu sammeln.

Irmgard schob die Unterlippe vor. »Nein, ich glaube nicht.«

»Möchtest du einen Tee, Ursula?«, mischte Rudolf sich diplomatisch ein.

»Oh ja, gerne. Ein Grüner wäre fein, wenn ihr welchen habt.« Und zu Irmgard gewandt: »Ich schlage vor, du läufst jetzt mal ein bisschen rum.«

Während Rudolf in der Küche hantierte, war ich Irmgard beim Anziehen von Jogginghose und T-Shirt behilflich. Über dem Bauch konnte man ihre Rippen zählen. Irmgard war nicht schlank, sondern mager. Kopfschüttelnd sog ich die Luft ein. Ihre bessere Hälfte dagegen war recht füllig. Rudolf war Landmaschinenvertreter und Hobbykoch. Und in der Freizeit Häuslbauer, wie er mir bei einem Rundgang durch das noch mit weiteren Kinderzimmern ausbaufähige Dachgeschoss verriet. Vermutlich stand ich in einem Jahr wieder hier – wenn alles gut ging.

»Vielleicht solltest du auch etwas essen«, riet ich ihr.

Irmgard schüttelte nur den Kopf. Sie machte den Eindruck, als suche sie etwas.

»Dann trink wenigstens einen Juice oder Tee mit Honig! Wasser allein bringt dir bestimmt nicht die nötige Energie.«

Nur die unzähligen Sommersprossen brachten etwas Leben in ihr schmales, blasses Gesicht. »Gott gibt mir Kraft.«

»Natürlich tut er das«, beschwichtigte ich. Ich wusste, worauf ich mich eingelassen hatte. Oder meinte es zumindest zu wissen. »Das muss er tun, denn sonst wärst du gar nicht so weit gekommen.«

Eine Wehe kam, während Rudolf den Kopf zur Tür hereinsteckte. »Ich hab unten für dich gedeckt«, flüsterte er, um die Kinder nicht zu wecken.

»Danke, ganz lieb, aber bitte sieh zu, dass Irmi was Vernünftiges trinkt.«

»Wichtiger«, schnaufte Irmgard, »ist mir das Bild von der Margareta.«

»Das hatten wir doch auch vorbereitet«, entgegnete Rudolf. »Ist es nicht dabei?«

Vehement schüttelte Irmgard den Kopf. »Ich brauch jetzt die Margareta«, lamentierte sie, den Tränen nahe.

»Okay, ich such sie dir sofort.« Rudolf verschwand und erschien eine Minute später mit einer Schachtel voller Heiligenbilder. Hektisch begann Irmgard darin zu wühlen. Mehrere Bilder fanden offensichtlich ihre Zustimmung, denn ihre Miene hellte sich nach und nach auf. Am Ende lagen sechs oder sieben Bilder, wie ich sie zuletzt im Religionsunterricht in der Volksschule in Händen gehalten hatte, auf dem Bett. Sie küsste alle der Reihe nach, bis eine Wehe sie unterbrach. Wieder aufatmend nahm sie ein Kärtchen, vermutlich das mit dem Bildnis der Heiligen Margareta, und begann leise ein Gebet zu murmeln. Wie sie da vor dem Bett kniete, die Ellbogen auf die Matratze gestützt, in den gefalteten Händen die Heilige, fiel mir in diesem Augenblick nur eines ein: keusch, rein, unbefleckt.

Doch bald wurde Irmgard wieder unrund. Ungeduldig rief sie nach ihrem Mann. Zu mir gewandt wetterte sie: »Es geht nichts weiter, Ursula!«

»Ich brauche die Margareta, hab ich gesagt«, blaffte sie Rudolf an, sobald er zur Tür hereinsah.

Rudolf schlich suchend im Zimmer umher und drehte schließlich die komplette Bettwäsche um. Lächelnd fing er dabei das zu Boden flatternde Bildchen auf und reichte es Irmgard. Sie riss es an sich und nahm, in einer Hand den Rosenkranz, in der anderen das Heiligenbild, wieder die demütige Pose von vorhin ein.

Ich saß auf einem Schemel in der Ecke und beobachtete das zwanghafte Verhalten unter halb gesenkten Lidern. Wenn das nicht echt war, musste es hohe Schauspielkunst sein.

Irmgards Flehen wurde inbrünstiger: »Du Trost aller Bedrängten. Du Beschützerin der Leidenden und …« Ihr Flüstern erstarb in der anrollenden Wehe.

Nach dieser Geburt wusste ich: Man kann jeden Schutzengel mittels Gebet anrufen. Man muss es nur oft genug tun. Eines der bekanntesten Gebete, »Engel Gottes« *(Angele Dei),* wiederholte sie gebetsmühlenartig:

Engel Gottes,
mein Beschützer,
Gott hat dich gesandt, mich zu begleiten.
Erleuchte, beschütze, leite und führe mich.
Amen.

Oder, dasselbe auf Latein:

Angele Dei,
qui custos es mei,
me, tibi commissum pietate superna,
illumina, custodi, rege et guberna.
Amen.

Vermutlich war ein solch kurzes Gebet in der alten Kirchensprache zu rezitieren für eine gläubige Katholikin wie Irmgard geradezu lächerlich, aber die Abstände der Wehen erlaubten keine längeren Passagen. Direkt nach der Geburt schenkte sie mir ein paar Kärtchen, und da ich wegen der Blutung post partum doch eine geraume Zeit bis zu meinem Aufbruch abwartete, las ich aus Langeweile, was auf der Rückseite der Bildchen stand. »Margareta, Schutzpatronin der Bauern und Gebärenden und eine der Nothelferinnen. Um 305 unter Diokletian enthauptet;

in der Kirchenmalerei oft mit einem Drachen als Symbol des Teufels, den sie überwunden hat, dargestellt.« Oder: »Pantaleon, Patron der Ärzte und Hebammen, Arzt Kaiser Maximilians, gestorben um 305 n. Chr. während der Christenverfolgung Diokletians.« Des Weiteren: »Erasmus, Helfer bei Leibschmerzen, Krämpfen, Koliken, Unterleibsbeschwerden und bei Magenkrankheiten; er wird angerufen bei Geburten und bei Krankheiten der Haustiere. Überlebte seine erste Marterung unter Diokletian, verließ seine Diözese und wirkte in Kampanien, gestorben um 303 in Formia, Kampanien.«

Die heilige Margareta half schließlich. Nach zehnmaligem Herunterbeten der »Engel Gottes« und fortwährendem Küssen ihres Konterfeis war der Muttermund offen.

Mein etwas überraschtes Gesicht kommentierte Irmgard folgendermaßen: »Ist Jesus Christus doch selbst ›der Weg und die Wahrheit und das Leben‹.«

»Amen.« Ich verstand den Zusammenhang nicht, aber das war ja egal.

Irmgards schmale blaue Augen taxierten mich. »Du bist wohl nicht sehr gläubig, oder?«

»Doch. Sicher. Ich glaube an andere Dinge.«

»Ja? Woran denn?« Jetzt wollte sie es genau wissen.

Wehe sei Dank, wurde unsere Konversation genau an diesem Punkt abgewürgt.

Irmgard war von der hartnäckigen Sorte. Schließlich ging es um den Glauben, nicht um irgendwelche Kochrezepte.

»Weißt du«, schlug ich freundlich vor, »meine halb fröhlichen, aber auch düsteren Erkenntnisse lassen wir jetzt lieber beiseite. Darüber reden wir ein anderes Mal, okay? Es passt nicht hierher.« Ich wollte einfach nicht über die katholische Kirche diskutieren. Wenn ich nicht lügen wollte, würde es nicht auf eine emotionslose Diskussion hinauslaufen. Thematisch ebenso möglich wäre eine philosophische Betrachtung des Glaubens an sich gewesen, aber auch das hielt ich nicht für zielführend …

»Bist du Buddhistin?«

Ich lachte. »Wie kommst du denn darauf?«

Schulterzuckend begann Irmgard heftiger zu atmen. »Sekte?« Ihre Augen weiteten sich gefährlich.

Ich konnte es mir einfach nicht verkneifen und erklärte: »Für eine Weltreligion reicht es nicht, aber …«

»Also Sekte!«

Ob es aufgrund des Schreckgespenstes Scientology oder Hare Krishna oder ob es aufgrund der anrollenden Wehe war, weiß ich nicht, jedenfalls setzte an dieser Stelle der Pressdrang ein.

Ich erhob mich, um Rudolf zu holen, der sich mit dem jüngsten Kind nach nebenan zurückgezogen hatte. Bevor ich das Zimmer verließ, schüttelte ich den Kopf. »Keine Sekte.« Was soll's, dachte ich. Der Erleuchtung ist bekanntlich egal, wie man sie erlangt. Angesichts Irmgards vor Anstrengung roten Gesichts beeilte ich mich Rudolf zu verständigen, ohne dabei das ganze Haus aufzuwecken.

Nach zweimaligem Pressen schlüpfte Gabriel in diese heilige Welt. Seine Mutter hielt in beiden Händen Andachtsbildchen, der Rosenkranz hing zwischen ihren Lippen und schimmerte auf ihrer schweißnassen Brust. Bevor sie ihr kräftig schreiendes Baby in die Arme nahm, küsste sie zum Dank für ihren Beistand Margareta und Erasmus zum letzten Mal an diesem Tag. Nun, vielleicht auch nicht zum letzten Mal.

Als meine Arbeit getan war und die Eltern wie das traute Paar in Bethlehem auf das Kind blickten, wurde Rudolf ernst. Überzeugt, dass nur der göttliche Beistand diese Geburt ermöglicht hatte, war er es den Heiligen offenbar schuldig, sie zu loben und auch zu verteidigen.

»Biblisch«, holte er aus, »lässt sich der Glaube an die Schutzengel in beiden Testamenten begründen. Schon im Buch Exodus lesen wir: ›Ich werde einen Engel schicken, der dir vorausgeht. Er soll dich auf dem Weg schützen und dich an den Ort bringen, den ich bestimmt habe. Achte auf ihn und hör auf seine Stimme! Widersetz dich ihm nicht! Er würde es nicht ertragen, wenn ihr euch auflehnt; denn in ihm ist mein Name gegenwärtig.‹«

Irmgard nickte eifrig. »Und im Matthäus-Evangelium steht: ›Hütet euch davor, einen von diesen Kleinen zu verachten! Denn ich sage euch: Ihre Engel im Himmel sehen stets das Angesicht meines himmlischen Vaters.‹«

Oh Gott, dachte ich passenderweise. Fanatismus konnte so gnadenlos sein! Ich sah in ihre leuchtenden Augen, winkte zum Abschied und schloss leise die Tür.

Langsam rollte mein Wagen aus der Ausfahrt. Mir fielen die Worte Kurt Tucholskys ein, sicher kein Mann, der einer besonderen Sympathie für das Christentum verdächtig ist: »Welche ungeheure Kraft könnte von diesem katholischen Christentum ausgehen, wenn es sich auf die Evangelien besänne.«

Vielleicht standen die beiden dennoch auf der richtigen Seite. Aber sicher war ich mir da nicht. Und wo stand ich? Bevor ich es zuließ, irgendein düsteres Spiel auf der Seelenklaviatur anzustimmen, drehte ich meine Lieblingsmusik auf. Man belügt sich doch immer selbst im entscheidenden Moment. Und Macaco wärmte mein Herz wieder auf. *»Las llaves robadas …«*, sang ich laut und dankte dem Herrn und den Heiligen für den guten Ausgang der Geburt.

Die ersten Sonnenstrahlen blinzelten durch den Kirschbaum in die Küche. Wenn ich nach Hause komme, zieht es mich als Erstes immer an den häuslichen Herd. Wider Erwarten hatten mir meine Lieben vom Abendessen etwas übrig gelassen. Man freut sich nach einer harten Nacht ja selbst über die eingetrockneten Reste. Die bereits glasharten Spaghetti mit noch etwas losgekratzter Soße spülte ich mit reichlich Bier hinunter. Über die Folgen, speziell in fahrtauglicher Hinsicht, machte ich mir weniger Sorgen, denn die Wahrscheinlichkeit war gering, heute nochmals ausrücken zu müssen. Genüsslich duschte ich erst heiß, dann kalt und schlüpfte ziemlich textilarm unter die Decke.

Beim ersten Wochenbettbesuch am darauffolgenden Tag erwartete mich eine fröhliche Apokalypse. Ich lernte einen Teil der unüberschaubaren Verwandtschaft kennen – vermutlich den halben Ort und Umgebung –, die sich auf Haus und Garten verteilte. Ich wollte gar nicht wissen, wie viele erst zur Taufe kamen. Von überall her waren sie samt Kind und Kegel angereist, um den neuen Erdenbürger zu begrüßen. Irmgard trug es mit Fassung.

Ich trank mit Tanten und Cousinen Kaffee und stellte dann die Geburtsbescheinigung aus, mit der Rudolf auf der Gemeinde die Geburtsurkunde beantragen konnte. Alle waren über den Namen des Kindes entzückt.

»Gabriel«, zwinkerte mir der Opa zu.

»Als Erzengel«, fügte Rudolf hilfreich hinzu, »wird im Judentum, Christentum und im Islam einer der Engel bezeichnet, der in der Engelhierarchie und für den Glauben eine herausragende Rolle spielt. Nur drei Engel, nämlich Michael, Gabriel und Raphael, werden in der Bibel überhaupt mit Namen benannt.«

Als »Held Gottes«, so die hebräische Übersetzung, und namensgleich mit dem Erzengel, passte der Name wohl treffend zu dieser religiösen Familie. Und zu dieser Geburt.

Mit Blasensprung noch schnell an Bord

Eine Beinahe-Frühgeburt zwischen zwei Inseln

»Schön, dich so entspannt zu sehen.« Carla strahlte mich an und nickte zum Kuchenblech. »Willst noch ein Stück?«

Carla backt sagenhafte Obstkuchen, der Teigboden zergeht jedes Mal auf der Zunge, so mürb und saftig ist er. »Hm, du meinst, das ist ohnehin nur gesundes Obst …«

»Ja klar. Schlankmachende Reineclauden …«

»… unter denen sich lecker verpacktes Hüftgold versteckt.«

»Gut versteckt«, nickte meine Freundin. »Genieß den ruhigen Nachmittag!«

»Freu dich nicht zu früh«, sagte ich lachend und hielt ihr mit einem Blick auf mein Handy den Teller hin, »das fiese Ding kann das ganz schnell ändern.«

»Wann hast du denn deinen nächsten Dienst oben?« Mit »oben« meinte Carla das auf einer Anhöhe gelegene Hospital General von La Palma, der kleinen Kanareninsel, auf der ich seit vielen Jahren lebte und arbeitete.

»Morgen Nacht.«

Wir saßen auf Carlas Terrasse unter einem riesigen Sonnenschirm und sahen unseren im Garten herumtollenden Kindern zu. So wie sie dabei schwitzten, würde es nicht lange dauern, bis sie auf die Idee kamen, in den Pool zu hüpfen. Für hellhäutige blonde Kinder war es im Juni kurz nach Mittag jedoch zu heiß zum Planschen, das Protestgeschrei war vorprogrammiert. Meiner jüngsten Tochter Noa fiel es als Erster ein, baden zu gehen, begeistert stimmten Carlas Zwillinge der Idee zu. Mithilfe von einer großzügigen Portion Eis gelang es mir noch einmal, die drei auf einen späteren Zeitpunkt zu vertrösten.

Während Carla schnell zur Schule hochfuhr, um ihren Sohn abzuholen, blätterte ich in einer Illustrierten und behielt dabei die drei Kids im Auge. Das Klingeln meines Handys holte mich von einer langweiligen Reportage über die Cellulitisprobleme von Hollywoodstars wieder zurück ins Hier und Jetzt. Auf dem Display registrierte ich eine deutsche Handynummer, das war noch nicht weiter ungewöhnlich. Dann ertönte jedoch eine aufgeregte Stimme auf Englisch. Es war Harry aus La Gomera.

Von der zwischen La Palma und Teneriffa gelegenen Kanareninsel kamen immer wieder Anfragen, ob ich nicht doch zu einer Hausgeburt »hinüberkommen« könnte, denn bis vor ein paar Jahren gab es noch eine direkte Verbindung mit der Fähre. Die Überfahrt dauerte vier oder sechs Stunden, je nachdem, in welche Richtung es ging. Die zahlreichen Anfragen waren nicht verwunderlich, war diese zweitkleinste Insel des Archipels doch das Refugium paarungsfreudiger Aussteiger, meist mit abgebrochener Berufsausbildung und überdurchschnittlicher Abneigung gegen die Schulmedizin. Hebammen gab es auf der circa zwanzigtausend Einwohner zählenden Insel keine, und wenn sich einmal eine in das kleine Inselspital verirrte, blieb sie nicht lange, da die Geburten in der Hand eines Gynäkologen lagen, der sogar den spanischen Hebammen zu hinterwäldlerisch und konservativ war. Ich kannte den Kauz noch aus meiner Zeit als Oberhebamme in Teneriffa und wusste, dass jede Frau mit Babybauch am besten einen weiten Bogen um ihn machte.

Der Engländer klang ganz so, als wäre etwas passiert. Seine Freundin hatte mich ein paar Wochen zuvor bezüglich einer Hausgeburt kontaktiert, und wir waren so verblieben, dass die beiden rechtzeitig vor dem Geburtstermin nach La Palma übersiedeln sollten.

»Her water broke …!«, eröffnete mir Harry.

Oha. »Really? Let me speak to Anja, please.« Ich hörte Anja im Hintergrund telefonieren. Offensichtlich beendete sie das Gespräch rasch, denn sie nahm sein Handy entgegen und begrüßte mich.

»Herrje, Anja!«, rief ich. »Ist das wahr? Es ist doch noch viel zu früh!« Ehrlich gesagt hatte ich keine Ahnung, in welcher Schwangerschaftswoche Anja war. Sie selbst wusste ja nicht einmal, wann sie die letzte Regelblutung gehabt hatte, nur, dass es irgendwann vor Weihnachten gewesen war. Das war in etwa neun Lunarmonate her, demnach war Anja jetzt in der 36. Schwangerschaftswoche. Bestenfalls. Gynäkologische Untersuchungen hatten nicht stattgefunden, Ultraschall oder Ähnliches schon gar nicht. Seit ihrer Ankunft auf La Gomera schwebten die beiden auf Wolke sieben. Unter Gleichgesinnten im Valle Gran Rey, dem Aussteiger-Eldorado seit fernen Hippiezeiten, fiel das auch nicht weiter auf. Dort sind alle glücklich. Dass die jungen Einheimischen wegen der schlechten Zukunftschancen die Insel scharenweise verließen, um nicht wie viele Gomeros dem Alkoholismus zu verfallen, beeindruckte die Jünger Otto Mühls und anderer nachfolgender Gurus nicht. Sie predigten von freier Sexualität bis zum Gedankengut der umstrittenen Profit-Sekte Scientology – in Spanien übrigens vor ein paar Jahren als Kirche anerkannt – alles, was ewig Suchende oder labile junge Menschen auf Selbstfindungstrips gerne hören.

»Ja, mir fehlen noch ein paar Wochen. Kann ich trotzdem kommen?«

»Wie bitte?«

»Ich habe keine Wehen, mir geht es gut.« Anja klang weder verängstigt noch beunruhigt. Sie trieb nur etwas zur Eile.

»So, wie du es beschrieben hast, handelt es sich um einen richtigen Blasensprung. Auch wenn du jetzt keine Wehen hast, können sie rasch einsetzen. Eine Frühgeburt geht oft recht schnell …«

»Soll ich das Kind denn hier allein bekommen?«

Ich hörte, wie sie Harry antrieb, ihre Sachen zu packen. »Natürlich nicht!«, rief ich. Ich sah sie förmlich von einem Zimmer ins andere springen. Dabei wusste ich gar nicht, wie sie aussah. Und vielleicht bewohnten sie auch nur ein Zimmer. »Hör mal, du musst irgendwie nach San Sebastian!« Die Inselhauptstadt und das Spital lagen auf der entgegengesetzten Seite vom Valle Gran Rey. Die Fahrt dorthin dauerte über eine Stunde und war unangenehm kurvig.

»Also ins Inselspital gehe ich sicher nicht«, konterte Anja etwas kurzatmig. »Ich habe mich gerade nach dem Schiff nach La Palma erkundigt …«

»Wie stellst du dir das denn vor? Das ist Wahnsinn!« Die Fähre wäre einige Stunden unterwegs – was, wenn die Geburt auf dem Schiff losging? Wir hätten dann nicht einmal Handyverbindung. Abgesehen davon, war es dafür viel zu spät. Ich sah auf die Uhr. Die letzte Fähre von Teneriffa nach La Palma mit Zwischenstopp in La Gomera würde in Kürze ablegen.

»Wir versuchen es und hauen jetzt ab. Ich melde mich später!«

»He, wart mal …«, aber sie hatte schon aufgelegt. Ich hätte wetten können, dass Anja die letzten Worte schon im Laufen gerufen hatte. Das würde die Geburt erst recht in Gang bringen. Sie müssten Glück haben, wenn sie es überhaupt rechtzeitig ins Inselspital schafften! Aber zur Fähre? Ich schüttelte den Kopf. Das würde nie und nimmer klappen!

Als Carla von der Schule zurückkam, erzählte ich ihr die seltsame Geschichte.

»Na, ich sehe dich schon mit deinem Koffer zum Hafen sausen«, lachte sie und machte uns noch einen Cappuccino. »Den wirst du brauchen.«

»Du bist eine unverbesserliche Optimistin«, versicherte ich, wobei ich eigentlich nicht wusste, was an dieser Aussicht optimistisch sein sollte. Auch das einzige Spital von La Palma hatte keine Frühgeborenenstation, allzu kleine Frühchen mussten mit dem Hubschrauber nach Teneriffa geflogen werden. Die Crux dabei war allerdings, dass dieser Hubschrauber in Ermangelung eines eigenen erst von Teneriffa angefordert werden musste.

Es war reiner Zufall, dass ich das SMS-Signal meines Handys hörte. Ich saß am Poolrand, und die Kinder veranstalteten im Wasser einen ohrenbetäubenden Lärm. Laut las ich Carla vor: »Haben Fähre erreicht. Von La Calera, dem kleinen Fischerhafen von Valle Gran Rey, brachte uns ein Fischkutter nach

San Sebastian. Keine Wehen, nur manchmal wird der Bauch hart. Fruchtwasser geht nur noch wenig ab. LG Anja«

»Na bitte, hab ich's nicht gesagt?«, lachte Carla. »Das wird ein kleiner Palmero.«

»Okay, okay, du hattest wieder mal recht. Ihr Deutschen seid doch wirklich hartnäckig. Und besserwisserisch!«

»Nicht besserwisserisch – sechster Sinn, meine Liebe.«

»Na na na, prophetische Gaben habt ihr normalerweise keine.« Ich seufzte. »Na gut, jetzt muss ich Tere Bescheid geben.«

»Sag bloß, du willst mit ihr auf die andere Seite fahren?«

»Hast du eine bessere Idee? In der Kürze kann ich hier nichts organisieren.« Jedenfalls kein Appartement für eine Hausgeburt.

Carla zog die Stirn kraus. »Und wenn sie Wehen hat? Die Fahrt …«

»Natürlich wird sie Wehen haben, der Bauch wird ja jetzt schon hart, wie sie schreibt. Wenn es nicht anders geht, müssen wir zu mir.« Ich grinse sie an. »Oder zu dir – du hast das größere Haus!«

»Jössas.«

Während ich nach Noas Sandalen Ausschau hielt und dieses Problem zerstreut bedachte, wählte ich Teres Nummer. Meine palmerische Freundin besaß auf der anderen Seite der Insel Appartements, die sie vermietete und in denen schon so manche Hausgeburt stattgefunden hatte. Sie lagen zwar von mir zu Hause knapp eine Stunde entfernt, aber Teresa war nicht nur absolut verlässlich, sie war auch Pflegehelferin im Kreißsaal des Hospitals, wo wir einander vor vielen Jahren kennengelernt hatten, als ich sie von ihrer Tochter Valentina entband. Seit sie wieder arbeitete, versuchten wir so oft es ging zusammen Dienst zu machen.

Als die Sonne längere Schatten warf und Carlas Terrasse in goldenes Licht tauchte, fuhr ich nach Hause. Ich nahm die Wäsche ab, warf den Packen über einen Stuhl und ging dann in die Küche. Nachdem die Getreidemühle den Dinkel für den

Palatschinkenteig fein gemahlen hatte, verquirlte ich Eier, Milch und Mehl und richtete Marmelade und Staubzucker her.

Peter kehrte aus unserer Bio-Bananenplantage zurück und holte sich auf dem Weg ins Bad ein Bier aus dem Kühlschrank. »Mmm, überbäckst du sie mit Topfen, ja?«

Ich schüttelte den Kopf. »Sorry, keine Zeit. Du musst sie dir schon selber füllen.« Langsam goss ich den Teig in die Pfanne. »Ich werde mir heute mit Sicherheit die Nacht um die Ohren schlagen müssen«, jammerte ich und erzählte ihm von den Neuigkeiten.

Peters Gesicht verzog sich. »Du hast gesagt, du übernimmst so etwas nicht mehr. Also ehrlich, du spinnst!«

»Ach! Ist dir eigentlich schon mal aufgefallen, dass bisher keine einzige der Hausgeburten hier auf dieser Insel eine Nullachtfünfzehn-Geburt war?«

»Das stimmt nicht. Frühchen kommen so oder so selten vor – aber dann diese Schnapsidee, mit dem Schiff anzutuckern …!«

»Meine Idee war das nicht!«

»Sag jetzt nicht, du hättest sie kategorisch abgewiesen!« Er brachte die Dinge immer gnadenlos auf den Punkt.

»Die Sache ist viel komplizierter …«

»Das sind deine Sachen immer.« Kopfschüttelnd nahm Peter einen Schluck aus der Flasche. »Ich habe dich nur daran erinnert«, fuhr er mit ruhiger Stimme fort, »dass du erst vor Kurzem erklärt hast …«

»Sicher. Ich bin ausreichend bescheuert, zu Silvester Vorsätze zu fassen, wie jeder andere Trottel auch. Man weiß doch längst, dass gute Vorsätze kontraproduktiv sind.«

»Dann fahr doch und mach, Kruzitürken! Was jammerst du mich an?«

»Es ist kein anderer da.«

»Dann musst du dir aber von mir auch anhören, dass das vollkommener Schwachsinn ist. In San Sebastian ist ein Inselspital. Nach dem Blasensprung aufs Schiff zu hüpfen, ist und bleibt eine Schnapsidee.«

»Schätze, dein Wunsch, recht zu behalten«, erklärte ich, während ich die Palatschinke wendete, »ist bei dir tragischerweise viel intensiver ausgeprägt als dein Interesse zu prüfen, ob du überhaupt recht hast. Was weißt du schon über diese Frau?«

»Genug! Sie hat zu lange in der Sonne gelegen. Und das Erste, was in der Hitze schrumpft, ist das Hirn!«

»Uiii!«

»Hör mal«, versicherte er und begann die erste Palatschinke mit Marmelade zu bestreichen, »ich will auch gar nichts über diese Deutsche aus der Ökolatschenfraktion von Gomera erfahren. Würde man ein Dach über die Insel spannen, könnte man glauben, in einer geschlossenen Anstalt zu sein – mit Gurus und Sektenführern als Wärter …«

»… lass mal jetzt die Kirche im Dorf, ja?«

»Und du lass mich in Zukunft mit der Jammerei bitte in Ruhe. Du versuchst doch ständig, die Realität an deine Ideen anzupassen.«

»Ha! Da bin ich aber sicher nicht allein!«

Peter wischte sich den Mund in das fleckige T-Shirt. »Nein, du ziehst auch noch andere, Unschuldige, mit hinein.«

»So?« Hektisch begann ich die Palatschinke vom Pfannenrand zu lösen. »Wen denn, bitte schön?«

»Na, Teresa, zum Beispiel.«

Ich klatschte die nächste Palatschinke auf den Teller. »So ein Quatsch! Tere ist erwachsen und zufällig eine Frau. Da ist einfach Loyalität da. Kapierst du das nicht?«

»Doch, doch, ich versteh schon.«

Ich sah ihn an und wusste: Er verstand nichts. Gereizt hielt ich ihm die Schüssel mit dem restlichen Teig unter die Nase, auf dass er selbst weiterbacke. Ich hatte dazu überhaupt keine Lust mehr. Und eilig hatte ich es sowieso. Es gab keinen Grund, mir Vorwürfe zu machen, dass ich Teresa mit dieser Sache behelligte. Zum Glück hatte ich längst eingesehen, dass in diesem Leben nicht alles so laufen konnte, wie ich es wollte, und so verzichtete ich darauf, mich sinnlos zu ärgern.

Dennoch ging ich aus der emotionsgeladenen Diskussion etwas ramponiert hervor. Das passierte mir immer wieder. Ich bin nun mal besessen vom Widerstand gegen falsche Gedankengänge. Und Besessenheit ist immer schlecht. Egal ob man recht hat oder nicht.

Nach 21 Uhr war das mit Lichterketten geschmückte Schiff von unserer Terrasse aus zu sehen. Bald würde Anja wieder Empfang haben. Noch bevor ich mich auf den Weg zum nahe gelegenen Hafen machte, rief sie mich an.

»Hallo … ich hatte bis jetzt keinen Empfang.«

»Ich weiß. Wie geht es dir? Was ist los?«

»Ich habe Wehen, schon ziemlich regelmäßig …«

»Okay. Pass auf, ich komme zur Treppe. Wir sehen uns in fünfzehn Minuten.«

Von der Ferne sah ich, wie die Fähre anlegte und kurz darauf die Stahltreppe zur Luke gerollt wurde. Um diese Stunde war am Hafengelände nichts mehr los, und man konnte normalerweise mit dem Privatwagen bis ganz knapp vor das Schiff fahren. An diesem Abend allerdings nicht. Ein LKW mit Anhänger rangierte umständlich und blockierte die Zufahrt zu den Parkplätzen am Kai. Ich hatte aber freie Sicht auf die über mehrere Stockwerke nach oben führende Treppe. Immer mehr Leute quollen aus dem Schiffsbauch und stiegen die leicht schwankende Stahltreppe hinab. Schnell entdeckte ich ein Paar mit Rucksäcken, das sich besonders langsam und vorsichtig bewegte. Auf halber Höhe blieben sie stehen, die Frau leicht gekrümmt, während andere Passagiere sich an ihnen vorbeischoben.

Endlich konnte ich den Wagen in der Nähe der Treppe parken. Ich hastete über den Vorplatz, den der helle Mond blank putzte. Anja stand am Fuße der Treppe und hielt sich an Harry fest. Der junge Mann lachte, als er mich entdeckte.

»Geht's?«, fragte ich und schloss beide in die Arme.

Harry nickte. Sein dreieckiges Gesicht lief spitz in einem kleinen bartlosen Kinn aus. Er hatte lustiges, stark gelocktes Haar und jede Menge Sommersprossen. Die sich an ihn klammernde Frau war heller, fast weißblond, und zierlich gebaut. Sie trug nur ein dünnes Sommerkleidchen und fror in der kühlen Brise am Hafen.

Nach Abklingen der Wehe steuerten wir meinen Wagen an. Im dunklen Fond streifte ich mir einen Handschuh über und untersuchte Anja. Wie ich bereits vermutet hatte, waren das keine Vorwehen mehr, sondern bereits ordentliche Geburtswehen.

»Also, alles bestens«, verkündete ich, nachdem ich mit dem Sonicaid auch noch die Herztöne abgehört hatte. Nur der Bauch schien mir etwas klein. Sanft tastete ich ihn ab. Gut, es war schon einiges an Fruchtwasser abgegangen. Und dennoch. Ich unternahm den neuerlichen und keinesfalls aussichtsreicheren Versuch, Anja mit der Idee anzufreunden, doch ins Spital zu gehen.

»Auf keinen Fall!«, protestierte sie energisch. »Dann war alles umsonst …«

»Okay, wir werden es schon bis auf die andere Seite schaffen, aber wir haben nicht viel Zeit. Fahren wir los!«

Ich schaltete die Freisprechanlage ein und rief Teresa an, um ihr den neuesten Stand zu berichten und sie zu bitten, schon mal das Appartement aufzusperren und Handtücher im Backrohr vorzuwärmen. Es gab kaum Verkehr – der ist auf der verschlafenen Insel bis heute kein Problem –, aber wer La Palma kennt, weiß, dass die einzige über einen Kilometer lange Gerade die Strecke zwischen der Hauptstadt Santa Cruz und dem Flughafen ist. Andere behaupten, es gäbe noch eine zweite Gerade, und zwar die stillgelegte Landepiste des alten Flughafens. Ich bezweifle allerdings, dass diese nun von jugendlichen Skateboardern und Radfahrern vereinnahmte Asphaltpiste mehr als einen Kilometer lang ist.

Wie zu befürchten war, setzte die kurvige Straße Anja ziemlich zu. Ich konnte gut nachvollziehen, wie es ihr unter den Wehen ging, da ich meinen Sohn auf der kurvigen Straße zu meiner Hebamme beinahe im Auto geboren hätte und mit schlimmsten Presswehen am Ziel angekommen war.

Zwei Drittel der Strecke hatten wir hinter uns, als Anja so übel wurde, dass ich anhalten musste. Die Kurven auf diesem Abschnitt waren haarnadelscharf und ich war natürlich viel zu schnell unterwegs. Ich wusste aber auch, dass eine größere Muttermunddehnung für die Übelkeit verantwortlich sein konnte.

Anja erbrach sich am Straßenrand. Zwischen wiederholtem Brechreiz kamen die Wehen nun in kurzen Abständen, bis es sie nur noch schüttelte. Mir tat das Häufchen Elend schrecklich leid. Dieses Jammerbild komplettierte der völlig hilflos danebenstehende Krauskopf. Ich reichte Anja abwechselnd Küchenrolle und Feuchttücher. Als sie nur noch Galle spuckte, drängte ich zur Eile. Pressdrang hatte sie noch keinen, aber der würde nicht mehr lange auf sich warten lassen. Mein weiterer Fahrstil war gewiss höchst selstsam, aber um diese Zeit vor Mitternacht war ohnehin niemand unterwegs.

Bei Einsetzen der Presswehen erreichten wir Teresas Finca. Ich hupte. Tere und ich waren ein eingespieltes Team. Wie oft kamen während unserer Nachtdienste Frauen aus den entlegensten Winkeln in letzter Sekunde in den Kreißsaal! Sie von ihrer Kleidung zu befreien und ihnen ein Hemd überzustreifen, war eine Sache von Sekunden.

Nachdem sie ein paar Schluck Wasser getrunken hatte, hockte Anja sich auf die vorbereitete Matratze auf dem Boden. Harry stützte sie von hinten. Sie schob und presste während mehrerer Wehen, ganz in ihrem Rhythmus, wobei sie sich immer wieder in den Hüften wiegte. Tere klopfte, und ich öffnete ihr die Tür.

In diesem Moment schob sich das kahle Köpfchen zwischen den Schamlippen hindurch, und mit einem Schwung folgte der rosige Körper.

Teresa umhüllte den kleinen Erdenbürger mit einem weichen, warmen Tuch. »*Madre mía,* ist der winzig!«, entfuhr es ihr.

»Gott, keine zwei Kilo, hm?« Also stimmte der viel zu frühe Geburtstermin. Als ich den Kleinen etwas später unter einem warmen Tuch untersuchte, stellte ich deutliche Zeichen von Frühgeburtlichkeit fest. Die Waage zeigte knapp zwei Kilogramm. Der kleine Mann war aber so vital, dass ich von einem Transfer ins Spital absah und mich entschloss, abzuwarten.

Ich verbrachte die Nacht bei Teresa und wechselte mich mit ihr ab, den Kleinen zu beobachten. Er lag zwar auf Anjas Brust, aber die junge Mutter war viel zu erschöpft, um ihr die Verantwortung zu überlassen. Außerdem schwebten sie und ihr Freund immer noch auf Wolke sieben und waren der Meinung, dass alles zum Besten stand.

Mit der Atmung hatte der kleine Kerl, den sie Andy nannten, nicht die geringsten Schwierigkeiten. Seine Haut war rosig und warm. Ein nicht unwesentliches Problem war in der Folge jedoch die Ernährung. Er saugte zwar immer wieder kurz an Anjas Brust, ermüdete aber schnell. Meiner Einschätzung nach würde er bald zu dehydrieren beginnen. Als ich Anja half, das Kind richtig anzulegen, stellte ich fest, dass sich die Vormilch schon gut aus ihrer Brust drücken ließ. Auf der Insel gab es keine Milchpumpen, ich konnte mir den Versuch, die nächstgelegenen Apotheken deswegen anzurufen, also sparen. Ich behalf mich während der Nacht damit, das Kolostrum auszustreifen und es dem Kleinen mittels Spritze und Fingerfeeding zu verabreichen, was ganz gut gelang. Bevor ich in der Früh nach Hause fuhr, schärfte ich den beiden ein, das Kind in kurzen Abständen auf diese Weise zu füttern. Teresa bat ich, ein strenges Auge auf die beiden zu haben, bis ich am übernächsten Tag nach meinem Dienst wiederkäme.

Ich selbst konnte mit den jungen Eltern nicht kommunizieren, da die beiden in der Hektik des Aufbruchs ihre Handyladegeräte vergessen hatten. Überhaupt befand sich in den Rucksäcken nicht viel, das sie brauchen konnten. Teresa versorgte sie mit Windeln, Babywäsche, Binden und vielem mehr. Aber auch sie musste zum Dienst, und ich konnte nur hoffen, dass Anja endlich die rosarote Brille ablegte und nicht alles nur süß und cool fand.

Voller Sorge und bestückt mit Waage und meiner eigenen Milchpumpe fuhr ich am übernächsten Tag wieder zu Teresas Finca. Ich fand die kleine Familie schlafend vor, auf allen drei Gesichtern lag ein seliges Lächeln. Teres Mutter hatte am Vortag die bessere Idee gehabt. Als sie mich hatte kommen hören, war sie wieselflink hinter mir ins Appartement geschlurft. Triumphierend hielt sie mir ein winziges Fläschchen mit einem Latexsauger unter die Nase, das mich unversehens an die mit bunten Zuckerperlen gefüllten Puppenfläschchen meiner Kindheit erinnerte. Es war das Fläschchen, mit dem sie gewöhnlich ihre Katzenjungen aufzog. Sie hatte es schonend ausgekocht und damit dem Kleinen Anjas ausgestrichene Milch alle zwei Stunden verabreicht.

Einmal noch fuhr ich auf die andere Seite und konnte mich erfreut davon überzeugen, dass Andy schon zunahm. Am Abend saßen wir gemeinsam auf der kleinen Terrasse vor dem Appartement, tief unter uns das Meer, und betrachteten den Sonnenuntergang. Die Nacht brach in diesen Breiten sehr rasch herein. Dann brannte das Meer am Himmelssaum für kurze Zeit in einem leuchtenden Rot, das in der Höhe schnell verblasste, in zartes Blau überging und sich schließlich in Violett verwandelte.

Bevor der noch angenehme milde Abendwind richtig kalt wurde, schickte ich Anja mit Andy hinein und verabschiedete mich. Teresa servierte mir noch einen *cortado,* einen starken kleinen Kaffee mit einem Schuss Milch. Dabei rückte sie mit der Bitte heraus, ich möge mir doch mal ihren Mann ansehen. »Schaut nach einem bösen Bandscheibenvorfall aus. Ich glaube, Donato geht es nicht so besonders …«

Mit anderen Worten: Der Arme lag völlig hilflos im Bett und konnte sich nicht rühren. Da ich das Problem aus eigener Erfahrung bestens kannte, wusste ich sofort Rat.

»Homöopathie? *Qué va!*«, schnaufte Donato auf meinen Vorschlag hin. Teresa grinste nur.

»Nein, ehrlich, das wirkt. Arnica zum Beispiel gibt man bei jeder Blutung oder Verletzung. Oder Echinacea, das stimuliert das Immunsystem.«

»*Claro,* das tut es bestimmt. Du könntest ebenso gut Dreck essen. Alles stimuliert das Immunsystem, was irgendwie seltsam ist.«

Ich wusste, dass ich aus dem Mittfünfziger in dieser Nacht keinen Homöopathiejünger machen würde. Aber es war noch immer so: Wer heilt, hat recht. Ein paar Tage später sollte das in hoher Potenz verabreichte Hypericum, das er Teresa zuliebe genommen hatte, seine Wirkung tun.

Nach Donatos »Behandlung« trat ich mit Tere ins Freie. Wir lachten über die männliche Sturheit und verabschiedeten uns voneinander. Bevor ich ins Auto stieg, blickte ich nach oben und betrachtete fasziniert das Firmament. Der Sternenhimmel war klar und tief, der Mond fast voll. Mein Blick schweifte über das dunkle Meer, das dort, wo sich der Mond spiegelte, silbern glitzerte. Die See lag ganz ruhig, und in der Ferne waren die finsteren Umrisse der Westküste nach Norden zu verfolgen.

»Donato hüpft wie ein junger Gott durch den Bananenhain«, teilte mir Teresa ein paar Tage später am Telefon mit.

Hm … Bis dahin war für den Medianero ein Bananenhain nur ein Bananenhain, außer es sprangen leicht bekleidete Nymphen darin herum. Nun, von dieser Nebenwirkung des Hypericum wusste ich bis dato nichts, aber auch die Medizin des Dr. Samuel Hahnemann ist voller Überraschungen. Fortan verehrte mich Donato geradezu und noch mehr die wundersame Homöopathie.

Eine Woche später verließ die junge Familie Teresas Finca. Ich traf sie das letzte Mal am Hafen, bevor sie sich wieder nach Gomera einschifften. Es schien mir, als ob das tiefgehende Erlebnis die beiden Abenteurer hatte reifen lassen. Zumindest Harry erweckte nicht mehr den Eindruck, als schwebe er auf Wolke sieben. Rührend sorgte er sich um Wasser und Jause für die Überfahrt und schleppte die Tasche mit all den Babykleidern und Spielzeug, mit dem sie von Teresas Familie beschenkt worden waren.

Ich sah den dreien nach, bis sie am Ende der Stahltreppe angekommen waren. Bevor sie durch die Luke verschwanden, wandten sie sich noch einmal um und wir winkten uns zu. Ich hatte schon viele ähnliche Abschiede erlebt. Es war wie in alten Hollywoodfilmen. Wir wussten, wir würden uns nicht wiedersehen.

Ein kleiner, aber feiner Unterschied

Eine Namensverwechslung sorgt für Stress

Ich hatte es eilig. Wirklich eilig. Leider vermisse ich gerade dann immer irgendetwas Wesentliches, ohne das ich unmöglich losfahren kann. Wie Brille oder Autoschlüssel zum Beispiel. An diesem Tag war es die Brille. Grübelnd, ob ich die Gläser in Wohnzimmer, Küche oder Vorzimmer abgelegt hatte, hastete ich zurück. Die Brille meinte es gut mit mir, sie lag gleich im Vorzimmer auf Omas wurmstichigem Nähtischchen. Biedermeier. Aber das war den Holzwürmern auch egal.

Ins Auto zu hüpfen, es langsam die Einfahrt hinabrollen zu lassen und gleichzeitig die Freisprechanlage einzurichten, war eins. Der Grazer Frühverkehr war etwas anderes. Nur mühsam kämpfte ich mich quer durch die Innenstadt Richtung Graz-West.

»...eidl, hallo. Bitte komm!«, hatte es kurz vor sieben Uhr morgens undeutlich in mein Handy gestöhnt.

»Wer?«, hatte ich schlaftrunken nachgehakt.

Auf das gehauchte »Gabi!« hin war ich hellwach. »Okay, alles klar, mach mich nur schnell fertig.«

Zwanzig Minuten später quälte ich mich durch den Stau am Landeskrankenhaus vorbei.

Vor dem Hauptbahnhof läutete das Handy erneut. Ich hatte es ohnehin mit Argusaugen im Blick.

»Ja?«

»Gabriele hier, hallo. Ich hab alle fünf Minuten Wehen, sie sind schon ziemlich schmerzhaft.«

»Ich bin schon auf dem Weg zu dir. Bis gleich.« Gabriele war Erstgebärende, und ich hatte es nicht mehr weit zu ihrer Siedlung. Das würde ich locker schaffen.

Zehn Minuten später meckerte das Handy erneut. Ich steckte hoffnungslos im Stau fest und sah keine Möglichkeit, schneller vorwärtszukommen.

»Ja?« Das Stöhnen am anderen Ende hörte sich mit einem Mal ziemlich arg an. Schlagartig war ich nicht mehr so entspannt. Ein Blick auf die vor mir dahinzuckelnden Autos verursachte mir weiteren Stress.

Stöhnen. »Wo bleibst du denn? Ich kann nicht mehr!«

»Ich bin schon in der Nähe, aber die Eggenberger Allee ist ziemlich gestaut …«

»Waaaas? Wo bist du? … Ich wohne in Waltendorf!«

Ach du meine Güte! Das jetzt war Gabi Kreidel. Nicht Gabriele Raidl. Die wohnte in Eggenberg. Kreidel war noch nicht am Termin, ich hatte mit ihr noch überhaupt nicht gerechnet. Die andere war längst über dem Termin. »Verflixte Scheiße!«, fluchte ich. Ein Anflug von Panik zuckte mir durch die Magengegend. Sekundenkurz. Dieses eisige Gefühl im Nacken, bevor einem der kalte Schweiß ausbricht.

Es folgte ein ziemlich riskantes Wendemanöver über eine doppelte Sperrlinie und Straßenbahnschienen, dann ging es schnurstracks Richtung Süden. Gabi war Zweitgebärende, und ich wusste, nach der raschen ersten Geburt würde es beim zweiten Kind noch schneller gehen. Noch dazu wenn es zu früh kam. Vermutlich war dort bereits die Scheiße am Dampfen!

An der nächsten roten Ampel sah ich mir die Telefonnummern der letzten Anrufe an. Es bestand kein Zweifel mehr. Der zweite Anruf war von Gabriele aus Eggenberg gekommen. Die kleine pummelige Erstgebärende hatte also auch Wehen.

Bei der nächsten roten Ampel entschied ich, mit Gabrieles Mutter zu sprechen. Sie war aus Berlin angereist und wohnte schon seit zwei Wochen bei ihrer schwangeren Tochter. Ich wählte Gabrieles Nummer und bat ihre Mutter ans Telefon.

»Also, die Sache ist die«, begann ich wenig diplomatisch, aber das war mir im Augenblick gleichgültig. Ich stellte sie vor die Wahl, entweder zu Hause noch etwas abzuwarten und mich auf dem Laufenden zu halten oder gleich ins Spital zu fahren. Das wollte die Mutter jedoch keinesfalls, und so versicherte sie mir, ihre Tochter noch eine Zeitlang bei Laune zu halten.

»Es geht nicht darum, Frau Raidl, Ihre Tochter bei Laune zu halten«, wehrte ich die übereifrigen Beteuerungen einer Frau ab, die an den Ärzten und somit am Spitalswesen ständig und unter allen Umständen etwas auszusetzen hatte. »Wenn Sie das Gefühl haben, dass die Geburt flott weitergeht, rufen Sie bitte die Rettung!«

»Mach ich. Aber ich sag Ihnen etwas, Frau Walch: Die Gabi hat noch gar keene ordentlichen Wehen. Die sind mir noch zu kurz. Keene halbe Minute dauern die.«

Das war zumindest ein brauchbarer Hinweis, auf den hin ich mich beruhigt dem Verkehr hätte widmen können. Tatsächlich saß ich wie auf Nadeln, denn in Waltendorf stand Gabi vor den Presswehen.

Ich bin ja selten pünktlich. Da kommt mir der Dingsda oder die Soundso unterwegs dazwischen, und schon ist es passiert. Doch zu einer Geburt komme ich normalerweise nie zu spät, jedenfalls nicht aus eigener Säumigkeit.

Auf dem Weg nach Waltendorf herrschte nicht weniger Verkehr, denn ausgerechnet an diesem Tag musste die Messe eröffnet werden. Fluchend wählte ich einen Umweg über eine Anrainerstraße. Das ging allerdings auch nicht schneller, obwohl ich mich nicht an die 30-km/h-Verordnung hielt. Na fein!, tobte ich, mit meinem Glück erwischte mich ganz sicher irgendwo ein Radar. Diese fiesen Fallen schnappen bestimmt auch dann zu, wenn meine Eile wirklich berechtigt ist.

Irgendwann stand ich endlich vor der Hausnummer sieben. Die Steinstufen nahm ich im Laufschritt. Alle Türen waren offen, und so stürmte ich mit meinem Koffer bis ins Wohnzimmer von Gabi Kreidel. Ich hatte nicht einmal mehr Zeit, mir einen Handschuh überzuziehen.

Gabi kniete auf ihrem schönen himmelblauen Chinateppich zwischen den neuen weißen Polstermöbeln. Aus ihrer Scheide wölbte sich das Hinterhaupt des Kindes. Hechelnd war sie sichtlich bemüht, das Kind immer noch zurückzuhalten. Als sie mich nahe genug wusste, drückte sie an. Langsam glitt das Kind in meine Arme. Mehr war nicht zu tun. Ich reichte ihr den Jungen, und Gabi drückte ihn an ihre Brust, während sie langsam auf den Boden sank. Nun war der Teppich nicht mehr zu retten. Fruchtwasser, Blut und ein Patzen Kindspech, der dem Neugeborenen folgte, würden auf dem Hochflorunikat unvergessliche Spuren hinterlassen.

»Mein Gott, Gabi!«, rief ich, immer noch außer Atem. »Das war knapp.« Ich kippte die Ränder des Teppichs hoch, damit die brisante Mischung nicht Richtung Sitzgarnitur auslief.

»Wo warst du denn so lange?« Ihr Blick war sanft auf ihren Sohn gerichtet, doch in ihrer Stimme lag ein Hauch von Vorwurf.

Zu Recht, dachte ich und stieß einen Seufzer aus. Andererseits kam das Kind zu früh und auch Gabi traf ein wenig Schuld, denn sie hatte mich nicht bei den ersten Anzeichen verständigt. Zu warten, bis es heftiger wurde, brachte mich oft fahrtechnisch in ziemliche Turbulenzen. Offensichtlich hatte sie meine Erwähnung der Eggenberger Allee vergessen. Dennoch erzählte ich ihr von meiner Verwechslung. »Dabei sind das Norddeutsche …«

»Piefke.« Gabi nickte.

Ich lachte. »Bekanntlich unterscheiden sich Österreicher und Deutsche ja nur durch die gemeinsame Sprache.« In diesem Fall hat mir die Aussprache aber nicht geholfen. Ich bat sie in aller Form um Entschuldigung.

Gabi verzieh mir zärtlich lächelnd, aber wir wussten, es hätte auch anders ausgehen können. Es war der Tag, an dem ich beschloss, alle meine angemeldeten Frauen in meinem Handy so abzuspeichern, dass ich sofort Zusatzinformationen sah. Um in Zukunft jede Verwechslung zu vermeiden.

Nachdem der Teppich erwiesenermaßen hinüber war, versuchte ich wenigstens die neue weiße Garnitur zu retten, auf die Gabi so stolz war. Wir hatten bei unseren Geburtsvorbereitungen anlässlich meiner Hausbesuche darüber gesprochen, die Sitzmöbel in eine Ecke des Wohnzimmers zu schieben und anstatt des chinesischen Teppichs eine alte

Matratze auf den Boden zu legen. Jetzt schob ich die beiden Sofas so weit auseinander, dass sie auch bei der Geburt der Plazenta kein Blutspritzer erreichen konnte.

Wenig später war die Plazenta da, und ich begutachtete sie gerade, als mein Handy sich rührte. Ich hatte es in der Hektik in meiner Tasche vergessen, aber da es auf maximale Lautstärke geschaltet war, konnte ich es neben dem greinenden Kind hören.

»Ich glaube, Sie müssen jetzt kommen, Frau Walch.«

»Raidl, oder?«, flüsterte Gabi.

»Ja, eindeutig«, flüsterte ich zurück. In den Hörer sagte ich: »Gut, Frau Raidl. Ich komme, aber es wird zwanzig bis dreißig Minuten dauern. Schaffen Sie das? Sonst rufen Sie besser die Rettung.«

»Ne, ne, das kriegen wir schon hin. Wir sind Preußen, Frau Walch!«

Gott!, stöhnte ich, heute bleibt mir wohl nichts erspart. Meine Schwiegermutter war ebenfalls Preußin, wenn auch nur der Gesinnung nach, aber das sind ja ohnehin die gefährlicheren.

»Gut so, bis bald, Frau Raidl.«

»Wie weit ist sie denn schon?«, fragte Gabi, als ich sie im Eiltempo reinigte.

»Keine Ahnung. Ich war ja noch nicht dort.«

»Alle Achtung! Dich bringt wohl gar nichts aus der Ruhe, hm?« Gabi sah mich entgeistert an.

»Doch. Eben das. Wenn ich bei einer Geburt bin und eine andere Frau meldet, dass es auch bei ihr ernst wird. Das macht mir wirklich Stress.« Ich wickelte das Kind in ein weiches Handtuch und richtete mich langsam, den Rücken durchstreckend auf. »Aber jetzt hab ich keinen Stress. Jetzt bleibt nur noch sie. Und da fahr ich jetzt hin. Bitte organisier dir für hier Verstärkung.« Ich suchte im Bad nach Binden und Netzhöschen. »Das andere Kind kommt nicht so schnell«, rief ich über die Schulter, dann fand ich das Gesuchte. »Sonst wäre es eh schon da. Es ist ein ziemlich großes Kind, und ich hab

Gabriele im Hintergrund stöhnen gehört. Glaub mir, daran kann ich ziemlich gut abschätzen, wie weit die Frau ist …«

»… wenn es denn die richtige Frau ist.«

Das war ein klein wenig gemein. »Du sagst es. Und wenn sie nicht schon zu lange zugewartet hat, sodass außer Stöhnen fast nichts zu verstehen ist.« Wir sahen uns an und lachten ob des gnadenlosen Schlagabtausches. »Also, quer durch die Stadt zu radeln schafft man da jederzeit.«

Ich half Gabi noch, in die frische Wäsche zu schlüpfen, dann schnappte ich Koffer und Handtasche.

»Na dann, alles Gute.«

»Ich schaue nachher natürlich gleich vorbei, dann wiegen und messen wir deinen Lukas. Wen hast du in der Zwischenzeit als Hilfe? Wer kommt jetzt?« Ich wusste, dass Gabis Mann im Außendienst unterwegs war.

»Meine Schwester wird in ein paar Minuten hier sein. Mach dir keine Sorgen.«

Gabi war weder zu nähen, noch war ihr das Anlegen des Neugeborenen zu zeigen. Das ermöglichte mir einen raschen Aufbruch. Blieb die Blutungskontrolle. Die Gebärmutter war zwar gut kontrahiert und die Blutung gering, dennoch wollte ich bis zum Eintreffen der Schwester warten. Da läutete es, und vor der Tür stand unverkennbar Gabis Schwester. Ich machte sie auf die Beobachtung der Nachblutung aufmerksam, und auch das Ertasten der Gebärmutter war schnell gezeigt. Erleichtert machte ich mich auf den Weg. Vierzig Minuten nach dem Anruf der Deutschen stieg ich in Eggenberg aus dem Wagen.

An der Tür empfing mich die Mutter mit verschwörerischem Blick. Hinter ihr trottete der zukünftige Schwiegersohn ins Vorzimmer. Er begrüßte mich mit einerseits ratlosem, andererseits leicht verärgertem Gesicht. Im Hintergrund vibrierte soulige Musik.

»Hallo!«, grüßte ich. »Wir kennen uns ja schon, nicht wahr?«

Draußen herbstelte es wild, aber in der Wohnung war es sommerlich warm. Zu warm. Der etwas unbeholfen wirkende junge Mann, ein Kroate zweiter Generation, trug dementsprechend nur Unterhemd und Shorts und im Übrigen seinen gepflegten Body zur Schau. Ich maß den gepiercten Mittzwanziger mit einem kurzen Blick. Mehr war auch nicht nötig. Das Tolle an McFits ist, dass sie sich nicht tarnen. Ich habe bestimmt kein Haar an ihm übersehen, Mister Supercool war ein Anhänger der Ganzkörperrasur. Biologisch gesehen ist das Sprießen der Körperbehaarung ja ein sekundäres Geschlechtsmerkmal, also ein Zeichen des Erwachsenwerdens und -seins. Im zunehmend fanatischen Epilationstrend, las ich erst vor Kurzem, sehen Kulturpessimisten ein Warnsignal für die gesellschaftliche Infantilisierung. Bis zu diesem Besuch hatte ich das für übertrieben gehalten.

Ich streifte die Schuhe ab und wandte mich in die Richtung, aus der ich heftiges Stöhnen vernahm, das mit dem Geräuschpegel der Musik im Hintergrund konkurrierte. Gabriele lag im Nachthemd mit wirrem Haar auf der Wohnzimmercouch, gegenüber rappten schwarze Stammesbrüder über den Flatscreen. MTV, was sonst. In ihrem Blick las ich völlige Verzweiflung. Die würde mich auch überkommen, wenn mich jemand zwingen würde, diesen atonalen Lärm zu ertragen.

»Hallo, Gabi, wie ich sehe, kämpfst du ja schon tapfer!« Ich stellte Koffer und Tasche ab. »Ich schau gleich einmal nach, okay?«

Im Anzug der nächsten Wehe raufte sich Gabi die Haare. Ihr Stöhnen wurde lauter, sie biss sich in den Handrücken und jammerte, bis die Wehe wieder abklang.

»Das ist die Hölle, Ursula!« Kopfschüttelnd strich sie sich die rotlila Haare zurück. Während ich mir den Handschuh überstreifte, legte sie sich ächzend auf den Rücken. »Ich kann nicht mehr, hörst du?«

Die Form des Bauches gefiel mir nicht. »Unfug, Gabi!«, beteuerte ich jedoch in der ehrlichen Hoffnung, ein Untersuchungsergebnis vorzufinden, das meinen Optimismus nur im Entferntesten rechtfertigte. Leider war dem nicht so. Der Kopf hatte noch keinen Bezug zum Becken aufgenommen. Das auch von mir als groß eingestufte Kind war also noch nicht tiefer getreten.

Ich wartete eine Wehe ab und tastete während dieser erneut. Der Kopf kam eindeutig tiefer, war außerhalb der Wehe aber wieder frei beweglich. Da ich bei dem erst zwei Finger weit geöffneten Muttermund nicht auch noch die Blase sprengen wollte, verzichtete ich auf eine genaue Eruierung der Lage des kindlichen Schädels.

»Hör mal, Gabi«, begann ich vorsichtig, während ich mir den Handschuh abstreifte, »dein kleiner Champion fühlt sich da drinnen pudelwohl …«

»Ja, aber ich mich nicht mehr!«, fuhr Gabriele mir dazwischen.

»Ich will damit sagen, dass sich der kleine Mann noch nicht auf den Weg gemacht hat.« Süffisant fügte ich hinzu: »Vermutlich ist es ihm da draußen zu laut.« Ich nickte zum Flatscreen. Schlanke Massai-Krieger plärrten in nicht sichtbare Mikrofone und verrenkten sich beim Stammestanz die Glieder.

In meinen Rücken bohrte sich Frau Raidls Blick, ich konnte ihn förmlich spüren. Ich wandte mich um. Kleine Rattenaugen über der spitzen Nase schauten mich vorwurfsvoll an. Na, tun Sie doch was!, stand darin zu lesen. In diesen Situationen wünschte ich alle Mütter aus den Kreißzimmern ihrer Töchter hinaus. Vor allem die preußischen. »Das kann noch dauern, Gabi«, bekräftigte ich.

»Auf keinen Fall!«, rief Gabi, »nicht mit mir. Ich mach da nicht mehr mit!«

»Jetzt werde ich erst mal die Herztöne abhören«, erklärte ich ruhig, »und dann entscheiden wir, wie wir weiter vorgehen, okay?« Ich bückte mich zu meinem Koffer, während der junge Mann den Ton abdrehte, und angelte das Sonicaid heraus. Langsam strich ich Gel aus der Tube auf den Ultraschallkopf, um die nächste Wehe abzuwarten. Bis diese anrollte, herrschte eisiges Schweigen im Raum. Die Herztöne waren in Ordnung, ich zeigte allen ringsum das Display, obwohl sie mit der gut sichtbaren Frequenz ohnehin nicht viel anfangen konnten. Am wenigsten schien sie die werdende Mutter zu interessieren. Das pummelige Mädchen durchlebte offensichtlich eine frühkindliche Trotzreaktion und erging sich in Selbstmitleid. Vermutlich war es dieses trotzige Verhalten, das die Autorität der Mutter wieder auf den Plan rief.

Entschlossenen Schrittes kam Frau Raidl um den wuchtigen Couchtisch aus lebhaft gemaserter Teakholznachbildung. »Da musst du jetzt durch, Kindchen.«

»Ich muss gar nichts!«, stieß Gabi zwischen den Zähnen hervor.

Ein Machtkampf entspann sich, ich hätte wetten können, wie er ausgehen würde. Vorerst zumindest.

Die Preußin zuckte ungerührt die Achseln. »Nee, so einfach geht's nicht«, ihre Stimme nahm einen inquisitorischen Ton an. »Das hättest du dir vorher überlegen sollen.«

Ich konnte diese Bemerkungen schon lange nicht mehr hören. Auch dem körperbewussten Shortträger schien sie nicht zu gefallen. Er blickte drein, als wäre er versucht, nun der Mutter die Schuld an Gabis Schmerzen zu geben, nahm aber einem sicheren Instinkt zufolge Abstand davon.

Ich sah Gabriele offen an. »Pass auf, Gabi, du hast jetzt zwei Möglichkeiten ...« Eine Wehe unterbrach meine guten Ratschläge. »Entweder«, setzte ich nach einer Minute erneut an, »packst du jetzt auf der Stelle zusammen und fährst ins Spital und vergisst die Hausgeburt – oder wir vereinbaren einen zeitlichen Rahmen von«, ich sah auf die Uhr, »sagen wir zwei Stunden, das wäre also dann bis um halb zwölf. Um halb zwölf Uhr schaue ich nochmals nach. Gibt es einen Fortschritt, machen wir weiter. Ist die Situation unverändert, entscheiden wir, was wir machen werden.«

»Was sollen wir dann noch entscheiden?«, drängte der werdende Vater, nun wieder ganz um seine Autorität besorgt.

»In zwei Stunden«, beruhigte ich ihn, »kann alles ganz anders aussehen.«

»Ja, noch schlimmer«, jammerte Gabi und wischte sich eine Träne von der Wange.

»Die Entscheidung liegt bei dir. Wir können auch sofort abbrechen.«

»Und die Chancen, Frau Walch?« Das kam von Frau Raidl.

»Hm …« Bedächtig wischte ich das Gel vom Schallkopf des Fetal-Dopplers. »Die stehen für eine Vaginalgeburt zu Hause eindeutig höher. Aber garantieren kann ich gar nichts.« Ich sah auf. »Eines ist allerdings klar: Du musst runter von der Couch und brauchst Bewegung, Bewegung, Bewegung. Einmal um den Häuserblock und die Stiegen rauf und runter. Nimm am besten immer zwei Stufen auf einmal.« Ich hätte auch vorschlagen können: hinlegen, entspannen, eine Runde schlafen oder meditieren. Doch das wäre erstens aufgrund der Tageszeit und zweitens bei der Geräuschkulisse von vornherein zum Scheitern verurteilt gewesen und vor allem bei dem ungeduldigen Jungspund nicht gut angekommen. Diese Leute erwarten Maßnahmen, Action, Lösungen.

Gabis Augen wurden groß und rund wie Haselnüsse.

Aus den Augenwinkeln beobachtete ich die preußische Physiognomie und konnte eine gewisse Genugtuung in den Zügen der Mutter nicht übersehen. Schon griff sie schonungslos nach dem Nachthemd der Tochter.

»Also, Gabi?« Ich rührte mich nicht von der Stelle.

»Der Kleene hat es verdient, Kindchen. Jetzt komm und zier dich nicht so!«

»Ziiiieren?« Gabi stand kurz vor einem hysterischen Anfall. Zum Glück rollte die nächste Wehe an und ließ sie verstummen.

»Ja, zieren!«, schnaufte Frau Raidl und verschwand im Schlafzimmer.

Ich ließ es dabei bewenden und sah der Mutter zu, wie sie ihrer Tochter zwischen den Wehen beim Ankleiden half. Schließlich stand die pummelige Gabi im Jogginganzug und mit Stirnband an der Tür und veratmete eine Wehe. Ich nickte ihr aufmunternd zu, und Frau Raidl schob das junge Paar sanft in den Gang hinaus.

»Jetzt mach ich Ihnen einen starken Kaffee, Frau Walch.«

»Das ist eine gute Idee, Frau Raidl, danke.« Seit meiner Ankunft in der Wohnung war mir in jedem Moment bewusst, wie ich mein Frühstück vermisste. Zum Kaffee gab es Milchbrötchen und Smalltalk. Ich war froh, dass ich mein Notebook mitgenommen hatte, denn mir graut immer vor belanglosem Geschwätz, Zeittotschlagen mit inhaltsleerem Gerede ohne Aussicht auf irgendeinen interessanten Input. Und Vorträge halte ich nur noch meinen Kindern oder wirklich interessierten Menschen.

Zum Glück fand auch Frau Raidl eine sinnvolle Beschäftigung, indem sie wie für eine Großfamilie zu kochen begann. Vermutlich würden die Jungen noch an dem Ratatouille essen, wenn die Mutter längst schon wieder abgereist war.

Ich checkte gerade meine E-Mails, als Gabi stöhnend zur Tür hereinkam. Ich sah auf die Uhr. Seit ihrem Aufbruch war erst eine knappe Stunde vergangen. Unglücklich schüttelte ich den Kopf.

»So eine Scheiße!«, entfuhr es Gabi und sie wandte sich zornig um. Instinktiv wollte sie wohl meinen gebetsmühlenartigen Vertröstungen und dem Trommelfeuer an Kommentaren ihrer Mutter entfliehen, die bereits Luft holte.

»Warte, ich höre noch die Herztöne ab, bevor du dich wieder auf den Weg machst.« Ich verkniff mir ein Lächeln und holte den Fetal-Doppler. Die Herztöne waren unauffällig.

»Ist alles in Ordnung?«, erkundigte sich der werdende Vater.

Ich nickte.

»Shit. Bullshit!«, stöhnte er.

»Jetzt läufst du noch mal so tüchtig, und dann schaue ich nach, okay?«

»Himmel, Ursula, geht das immer so schwer?«

»Nein, immer nicht«, gestand ich, »aber frag mich nicht, warum das so ist.« In Wahrheit konnte das wohl niemand beantworten. So einfach war die Sache nämlich nicht, wie es all die selbst ernannten Gurus auf dem Gebiet der Geburtshilfe predigten. Denn nur allein an der mentalen Einstellung lag es auch nicht. Selbst mit der besten Einstellung und den besten Absichten brauchten manche Frauen ein bis zwei Tage, um ihr erstes Kind zu gebären, während es andere, sorglosere, in ein paar Stunden schafften. Die Welt war nicht gerecht. Aber mit den Jahren hatte ich es aufgegeben, darüber nachzugrübeln.

Schlauer waren da natürlich diejenigen, denen es gelang, aus der Hoffnung der Schwangeren auf geburtserleichternde Wirkung diverser prophylaktischer Maßnahmen Kapital zu schlagen. Aber auch das sah ich nach ein paar Tausend begleiteten Geburten eher gelassen.

Als Gabi das nächste Mal aufkreuzte, hatte ich alle Mails beantwortet, einige SMS verschickt und mit Gabi Kreidel telefoniert. Nun ließ sich Gabriele nicht mehr länger hinhalten. Erschöpft sank sie auf die Couch.

Zunächst hörte ich die Herztöne ab. Nachdem ich mich davon überzeugt hatte, dass es dem kleinen Burschen gut ging, griff ich zum sterilen Handschuh. »Verzeih mir, Gabi«, bat ich, »ich werde jetzt während der Wehe untersuchen. Nur so kann ich feststellen, was sich da drinnen genau tut.«

Leider hatte sich in der Zwischenzeit nicht das getan, was ich mit Treppensteigen und Rumlaufen bezwecken wollte. Der Kopf dachte nicht daran, ins kleine Becken zu rutschen. Dafür wölbte sich das Hinterhaupt immer spitzer nach unten und gab einen Tiefstand vor, den der Kopf nie und nimmer hatte. Aber ich ließ mich nicht täuschen. Gabis Stöhnen wurde lauter. An meiner Miene war wohl gleich abzulesen, dass ich nicht tastete, was ich vorzufinden gehofft hatte. Langsam zog ich meine Hand zurück.

»Verdammt, Ursula! Das hat alles nichts gebracht!«

»Tut mir leid«, seufzte ich. »Aber du hast es wenigstens versucht.«

»Ja, zwei Stunden lang die reinste Folter! So ein Scheiß! Alles umsonst …«

»Unfug, Gabi …« Aber Gabriele war nun keinerlei logischen Argumenten mehr zugänglich. Ich würde ein anderes Mal mit ihr darüber reden. Jetzt sah ich zu, dass die beiden in die Klinik kamen.

Eine halbe Stunde später sah ich Gabriele wehmütig nach, wie sie von den Sanitätern zum Lift getragen wurde. Sie war nicht einmal mehr bereit, die wenigen Schritte bis zum Rettungswagen zu gehen. Ich verabschiedete mich von Frau Raidl, die ich vermutlich nicht mehr wiedersehen würde, und packte meine Sachen.

Vor mich hin grübelnd machte ich mich auf den Weg nach Waltendorf. Eine Weile zuckelte ich hinter einem Einsatzfahrzeug her, ohne dass ich mir dessen bewusst wurde, bis ich schließlich die Geduld verlor und den Nervtöter überholte. Eine Geburt abzubrechen war für mich als Hausgeburtshebamme immer unbefriedigend. Machten sie im Krankenhaus einen Kaiserschnitt, warfen mir die Frau oder ihre Familie vor, dass ich die geburtsunmögliche Situation oder gar die Gefahr für das Kind nicht früh genug erkannt hätte. Endete die Geburt im Krankenhaus als vaginale Entbindung, konnten die Hausgeburtsmütter mir vorwerfen, dass ich die erträumte Geburt in den eigenen vier Wänden zu früh abgebrochen oder sie zu wenig »animiert« hätte.

Im Laufe des Nachmittags erfuhr ich dann, dass bei Gabriele nach wenigen Stunden des Abwartens unter Periduralanästhesie ein Kaiserschnitt durchgeführt worden war. Das Kind wog 4.200 Gramm. Gabriele Raidl würde wohl nie wieder eine Hausgeburt anstreben.

Bei Gabi Kreidel war alles in bester Ordnung. Mittlerweile war die ältere Tochter von der Schule nach Hause gekommen und bewunderte ihr winziges Brüderchen. Am frühen

Nachmittag kam ich, nun wieder einigermaßen zufriedengestellt, nach Hause. Sofort stieg ich unter die Dusche. Ein verlockender Duft zog mich noch halb nackt in die Küche. Im ganzen Haus hing würziger Bratengeruch in der Luft. Ich tippte auf Bröselflieger, knuspriges Backhuhn, zwei Stunden im Rohr warm gehalten. Damit lag ich allerdings völlig daneben. In der Pfanne dann die armseligen Reste von köstlichen Putenstreifen auf geschmorten Zucchinischeiben. Zwei Löffel voll. Da hatte typischerweise wieder niemand an mich gedacht oder erst in allerletzter Sekunde …

Gerade sehnte ich mich nach einem Schluck Bier, als sich mein Mann in Arbeitsmontur mit einer Flasche Märzenbier in der Hand an mich heranschlich. Kauend wandte ich mich halb um und streckte eine Hand nach der Flasche aus.

»Benebelt von gar böser Gier, zieht rein er sich ein Gösser Bier.«

Ich sah ihn verdutzt an.

»Bierschüttelreim.«

»Ah ja.«

»Die versteckten Hügelgräber fanden blaue Krügelheber.« Er rollte mit den Augen und klopfte mir auf den Po.

Ich wehrte ihn ab und schluckte den letzten Bissen Pute hinunter. »Frauen finden Männerschweiß nur an ihren fruchtbaren Tagen sexy.«

»Na großartig! Ihr habt ja nicht mal eine klare Brunftzeit!«

»Ganz genau«, grinste ich. »Das ist die praktische Konsequenz unserer Evolution, also der wahre Fortschritt in der ganzen Gendergeschichte: ihr müsst euch den ganzen Monat anstrengen.«

»Ach, halb so schlimm …« Seine sinnlichen Lippen verzogen sich zu einem breiten Grinsen.

»Hör mal, seriöse Forschungen belegen, dass man nach längstens vier Jahren nicht mehr automatisch glücklich ist, nur weil der andere zur Tür reinkommt.«

Peter stutzte und seufzte. »Und wahrlich, so ist es. Amen.« Er setzte die Bierflasche an und trollte sich.

Unter Didgeridoo-Klängen

Voodoo-Zauber bei einer Geburt auf La Palma

Rund um uns knallten die Regentropfen auf den Asphalt und spritzten an unseren Beinen hoch. Wenn es in La Palma einmal richtig regnet, dann schüttet es gleich wie aus Kübeln. Vornehmlich im Winter, also zwischen November und März, was eine üppige Vegetation, aber auch starken Pollenflug zur Folge hat. Asthma ist unter Kindern weit verbreitet, und auch so manche empfindliche Deutsche musste die grünen Kanarischen Inseln deswegen wieder verlassen.

Wir betraten die kleine Bar am Rande des Klinikareals. In der Luft hingen säuerliche Dampfschwaden, die wollenen Jacken und durchweichten Schuhen entquollen. Um diese Zeit war nie ein Hocker an der Theke frei. Das Gros der Angestellten befand sich zwar bereits am Dienstplatz oder nahm soeben die langen Steinstufen im Laufschritt, aber manche aus dem Dienst eilende Kollegen fanden selbst nach langen Nachtstunden nicht gleich nach Hause, jedenfalls nicht auf direktem Weg. Auch Pensionisten mit seniler Bettflucht hingen schon zu dieser frühen Stunde in den Bars ab, um ein Schwätzchen zu halten oder Zeitung zu lesen. Das ist Spanien. In Österreich stehen sie um diese Zeit vor den Läden im nahen Einkaufszentrum.

Nola nickte zu einem frei gewordenen Tisch, und ich rückte dankbar zum Fensterplatz. Ein trüber Tag mit einem sonderbaren blassrosa Licht, das durch die beschlagenen Fensterscheiben hereinsickerte. Vor meinem geistigen Auge aber sah ich Gina.

»Ich bin neugierig, wie es mit denen weitergeht«, bemerkte ich zu meiner Begleitung, als uns der *cortado* serviert wurde. Die picksüße Kondensmilch am Boden des Glases rührte ich kaum um, damit sie sich nicht vollständig mit dem Espresso vermischte.

»Sie haben fast fluchtartig das Hospital verlassen.«

Ich schüttelte den Kopf. »Die sind ein seltsames Paar.«

»Woher kommen sie, sagtest du?« Meine langjährige Freundin rührte immer noch in ihrem Glas. Wie die meisten Spanierinnen liebt sie den Kaffee heiß und süß. Und das zehnmal am Tag. Schon lange glaubte sie, nicht mehr auf ihre Figur achten zu müssen. Das Schwergewicht unter meinen Stationsgehilfinnen im Kreißsaal machte sich demnach nicht das Geringste aus Diäten, gesundem Essen oder gar Sport.

»Sie ist Italienerin, er Holländer.«

Nola orderte einen Donut. »Auch nicht mehr der Jüngste, oder?«

»Dafür, dass es sein erstes Kind ist, nicht. Ich schätze ihn Mitte vierzig.«

»Mindestens.«

Ich machte den ersten Biss in das duftende, fetttriefende Gebäck. Dann schob ich den Glasteller Nola zu. »Danke, wie immer köstlich.« Gesund hin oder her. Nach einem anstrengenden Nachtdienst fragte keiner danach. »Für sie ist es das fünfte Kind.«

»Si«, lachte Nola, »hat Temperament, die Dame.«

In der Tat war Gina nicht zu überhören gewesen. Ich hatte die lebenslustige Italienerin gerade im Nachtdienst kennengelernt, als sie mit ihrem Partner Frank in den frühen Morgenstunden an die Kreißsaaltür klopfte. Die wehenartigen Beschwerden hatten sich dann als Fehlalarm erwiesen, wundersamerweise waren sie wie so oft bei Betreten des Krankenhauses verschwunden. Während ich den Wehenschreiber angehängt und Gina aufgenommen hatte, waren wir ins Plaudern gekommen. Dabei hatte sich herausgestellt, dass die hübsche Frau mit den durchdringenden blauen Augen nur mit Widerwillen und in Ermangelung einer Alternative ins Hospital gefahren war. Als sie erfuhr, dass ich Hausgeburten begleitete, war sie nicht mehr zu halten gewesen. Fluchtartig und voller Tatendrang, eine solche vorzubereiten, hatte sie zusammen mit ihrem Partner das Spital verlassen.

Wir bestellten noch einen Donut. Eigentlich bestellte ihn Nola, aber wir teilten ihn. Ich hätte mich ja heroisch zurückgehalten. Dazu trank sie heiße Schokolade. Die mochte ich auch. Schmallippig linste ich zu dieser cremigen Köstlichkeit aus Schokolade und Stärke, die man in Spanien vorzugsweise zusammen mit *churros* genießt, jenen meterlangen frittierten Schlangen aus Spritzteig. Ein Kalorienzählen war da völlig sinnlos und ein derart deprimierendes Unterfangen, dass man es besser gleich bleiben ließ.

Wir verließen die kleine Bar. Auf dem Weg zu den Parkplätzen des Hospitals rief Gina an. Bei ihr sei noch alles ruhig, meldete sie. Ich winkte Nola zum Abschied und wir steuerten unsere Wagen an. Da die Italienerin auf der anderen Seite der Insel wohnte, beschloss ich, vorerst nach Hause zu fahren.

Die Küche sah aus wie Tunguska Anfang Juli 1908, die älteren Kometenforscher erinnern sich noch. Vermutlich hatten meine Kinder gemeinsam gekocht und viel Spaß gehabt. Nach einer ausgiebigen Dusche erfuhr ich durch eine SMS, dass das Ziehen in Ginas Bauch nicht stärker geworden war.

»Bitte leg dich hin und hol dir eine Mütze Schlaf«, simste ich zurück. Müde Frauen sind schlechte Gebärende, diese Geburten ziehen sich dann immer endlos.

Die mögliche Aussicht auf eine zweite schlaflose Nacht lenkte meine Schritte ebenfalls ins Schlafzimmer, sibirische Asteroidexplosion hin oder her. Ich wollte jedenfalls versuchen, mich bis zum nächsten Anruf ein wenig aufs Ohr zu legen.

Zu Mittag, als das Ziehen in Wehen überging und diese stärker wurden, brach ich auf. Ich hatte keinen Stress, sagte mir aber, dass Gina eine Fünftgebärende war, da konnte die Situation von einem Moment zum anderen eskalieren. Und schon ertappte ich mich dabei, bei jeder kurzen Geraden zu beschleunigen.

In der Kurve nach dem Passtunnel dann Radar und hundert Meter weiter die Leuchtsignale eines Guardia-Civil-Polizisten, mit dem ich unmissverständlich ein Date hatte.

Was sollte ich ihm sagen? Dass ich zu einer Geburt raste? Das Hospital lag in der entgegengesetzten Richtung. Während ich rechts ranrollte, beschloss ich, es mit der Wahrheit zu versuchen und gleich zu sagen: »Ich glaube, ich weiß, warum Sie mich angehalten haben!« Wahrscheinlich würde er nicht lachen, aber Polizisten sind ja ein notorisch schwieriges Publikum.

Er lachte nicht. Breitbeinig stand er in seinen Lederstiefeln da wie Schwarzenegger in »Terminator 2«, in seinem Rücken die in der Sonne glitzernde geparkte Maschine. Als ich ihm dann aber sagte, dass ich auf dem Weg zu einer Hausgeburt sei und die in den Wehen liegende Frau sicherlich gleich ins Telefon stöhnen werde, geschah das Unfassbare. Ohne ein weiteres Wort zu verlieren schwang sich der Mann auf seine Silverwing und nuschelte dem Kollegen eine Info ins Funkgerät.

»Wo?«, drängte er, dann startete er das Motorrad.

Ich nannte ihm die Adresse. Er nickte und gab mir ein Zeichen, ihm zu folgen. Schon brauste er los, und ich hatte einige Mühe, in den Wagen zu springen und ihm auf den Fersen zu bleiben. Drei Kurven weiter tauchte der Kollege im Rückspiegel auf und brummte bei nächster Gelegenheit an mir vorbei. Am Rande von Los Llanos, nicht weit nach der Cumbre, hielten sie an einer Wegkreuzung an und deuteten die Straße hinunter. Zum Gruß tippten sie kurz an ihre Helme, dann wendeten sie ihre Maschinen.

Winkend bog ich auf die schmale Landstraße. Zweihundert Meter weiter fand ich das gelb gestrichene flache Haus, umgeben von Akazien und blühendem Hibiskus. Mit mir trudelten Ginas von der Schule heimkehrende Kinder ein und lärmten im Patio.

Nach und nach lernte ich die fröhliche italienische Großfamilie kennen. Die italienische Mama stand mit aufgekrempelten Ärmeln in der Küche – wo sonst –, bemüht, unter ziemlichem Trara ein opulentes Mahl zustande zu bringen. Ginas Vater stand unter ihrem Kommando. Zum Küchenjungen degradiert, saß er am Küchentisch und schälte Kartoffeln, vor sich zum Trost eine *copa,* die sich wundersamerweise immer wieder mit palmerischem Landwein füllte. Derweil hüpften die Kinder im Alter von sechs, acht, zehn und zwölf Jahren samt Hund um den neuen Partner der Mutter und ließen auf eher antiautoritäre Erziehung schließen. Frank, der nur radebrechend italienisch sprechende Holländer, sah nicht aus, als würde er sich in naher Zukunft durchsetzen können.

Gina hingegen swingte außerhalb ihrer Wehen mit einem verklärten Lächeln auf den Lippen durch das Chaos, das die Kinder mit abgelegten Kleidungsstücken, Schultaschen und Jausenresten im Patio veranstaltet hatten. Dazwischen läutete ständig das Handy. Nein, nicht ein Handy, Gina hatte in jeder Hosentasche eines, und auch Franks abgelegtes *movil* schepperte immer wieder auf den Steinplatten.

»Ich werde mal die Herztöne abhören, okay?«, eröffnete ich Gina und erhob mich von der Umrandung des *aljibe,* eines stillgelegten Brunnens. Bevor ich nach meinem Hebammenkoffer griff, reichte ich Frank meine Autoschlüssel. »Im Kofferraum liegt der Pool. Du kannst ja langsam mit dem Aufbau beginnen.«

Gina und ich verließen die Idylle und den Sonnenschein im Hof und tauchten in das Hausinnere ein. Die Kühle des Betonbaus umfing mich unangenehm. Im Gang und in den Ecken der Zimmer fielen mir kleine Altäre auf dem Boden auf, weiße Tücher, die mit Blumen, Kerzen, Wasserkelch, Figuren und Steinen geschmückt waren. All dieser Tand legte die Vermutung nahe, dass ich mich in einem Haus heidnischer Glaubenspraktiken befand. Voodoo, Santería oder Candomblé, das brasilianische Gegenstück zur westafrikanischen Yoruba-Tradition?

Aus dem Gespräch mit den beiden im Spital wusste ich, dass die werdende Mutter von ihrem Gynäkologen über alle möglichen Gefahren einer Spätgebärenden zwei Wochen über dem Termin aufgeklärt worden war. Ich hatte alles mit, um den Geburtsbeginn zu beschleunigen, erachtete aber Rizinusöl oder Ähnliches nicht mehr als notwendig. Gina hatte spontane Wehen, sie mussten nur noch stärker werden. Dachte ich.

Im Gästezimmer, in das wir uns zurückzogen, war es kalt, Gina fror, als sie sich den Pullover über den Bauch schob. Das kühle Gel auf der Sonde machte es noch schlimmer.

»Wo willst du denn den Pool aufstellen?«, erkundigte ich mich, während ich mit dem Fetal-Doppler die Herztöne abhörte.

»Hier ist der einzig mögliche Platz im Haus.«

»Aha. *Bueno*«, ich zuckte mit der Schulter, »das Zimmer ist klein, das erwärmt sich schon durch das warme Wasser. Du kannst ja schon mal mit dem Einlassen beginnen.« Selbst die kleinen, mit Gasflaschen betriebenen Durchlauferhitzer, wie sie in allen palmerischen Haushalten vorhanden waren, schafften es irgendwann, meinen Pool mit warmem Wasser zu füllen – es war alles nur eine Frage der Zeit.

»Sobald der Pool steht«, maulte Gina.

»Ja klar, aber der ist schnell aufgestellt.«

In diesem Moment schleppte Frank das blaue Ungetüm zur Tür herein. Dann machte er auf dem Absatz kehrt, um die Tasche mit den Eisenstreben zu holen. Ich sah dem schlanken, sehnigen Mann mit den ausgeprägten O-Beinen nach. Da läutete eines von Ginas Handys – inzwischen hatte sie drei bei sich –, und Frank stoppte unter dem Türrahmen.

»Es ist Maria«, erklärte Gina und widmete sich wieder der Anruferin. »*Si,* Maria, *entiendo, si, gracias.*« Sie warf Frank einen verschwörerischen Blick zu. »Abwarten«, bemerkte sie knapp, dann verschwand Frank durch die Tür.

Ohne Gina vaginal zu untersuchen, weil mir die Wehen noch zu kurz erschienen, zog ich zwei Fläschchen aus meinem Koffer. »Sieh mal, Gina, ich würde dir zu diesen beiden homöopathischen Mitteln raten. Pulsatilla zum Loslassen und Caulophyllum, damit die Wehen effizienter werden. Okay?«

»Okay.«

Kurz war ich dem Holländer noch beim Aufstellen des Beckens behilflich, dann rief Ginas Mama zum Essen. Es gab Spaghetti als obligate Vorspeise, dann Fleischklöße in Basilikumsoße mit Gnocchi und Salat, und danach herausgebackene süße Scheibchen aus Kartoffelteig, eine Spezialität aus Kampanien.

Gina aß nur wenig. Schnaufend umkreiste sie den Tisch, da sie die Wehen im Sitzen nicht gut veratmen konnte. Das machte Frank nervös, sodass er immer wieder hektisch aufsprang und ins Gästezimmer lief, um den Wasserstand des Pools zu kontrollieren. Dazwischen läuteten abwechselnd vier Handys. Die fingen langsam an, *mich* zu nerven. Und ich werde nicht schnell nervös. Ich war froh, als das Essen endlich vorbei war.

Zu dieser Zeit, irgendwann zwischen drei und vier Uhr nachmittags, beschloss Gina, in den Pool zu steigen und sich von dort nicht mehr fortzurühren. Meiner Meinung nach war das zu früh, und das sagte ich ihr auch, aber Gina war eine eigenwillige Person, die anscheinend immer und überall ihren Kopf durchsetzen wollte. Nun ging es hier um ihr Kind und ihre Geburt – wenngleich diese auch nach einem kurzen Check keinerlei Fortschritte zeigte –, und ich ließ ihr ihren Willen. Schließlich dachte auch ich, dass die ganze Angelegenheit beim fünften Mal bestimmt ratzfatz über die Bühne gehen würde.

Das war ein Irrtum. Eine Odyssee begann. Rund um das prall gefüllte Becken lagen vier Handys auf Stühlen und Regalen, die pausenlos läuteten, vibrierten und schepperten.

»Sei mir nicht böse, Gina«, sagte ich nach einiger Zeit betont ruhig, »aber diesen Irrsinn mit den Anrufen halte ich nicht für sehr hilfreich. Du machst dich völlig irre.«

Gina sah mich gereizt und zugleich entgeistert an.

»Wer ist denn diese Maria?«, hakte ich deshalb nach.

»Eine Santera.«

»Ah ja.« Also eine kubanische Priesterin. »Aus Kuba?« Dann ließ sie sich ihren Heilsauftrag ja einiges kosten.

»Sie lebt in Barcelona«, korrigierte Gina, fast trotzig.

»Und was sagt sie?«

»Dass die Geburt nur zögerlich in Gang kommt.«

»Dafür braucht man keine hellseherischen Kräfte.«

Gina tauchte unter. Als sie den Kopf wieder aus dem Wasser reckte, reichte Frank ihr ein Handtuch, rubbelte dann aber selbst über Ginas kurzes violettes Haar, bis es wirr nach allen Seiten abstand. In dem kleinen Raum war es durch das dampfende Wasser beinahe unerträglich schwül. Ich brauchte frische Luft und verließ das Zimmer.

Im Gang war es sehr kühl, und auch der Patio lag mittlerweile im Schatten.

Während ich mir die Beine vertrat und fröstelnd meine nackten Oberarme rieb, gesellte Frank sich an meine Seite.

»Weißt du, Gina ist selbst eine … äh, Priesterin.«

»Oh.«

»Willst du dir ansehen, wo sie praktiziert?« Ohne meine Antwort abzuwarten, ging er ein paar Schritte auf eine Tür zu, die abgesperrt war. Den Schlüssel zog er aus einer Mauerritze, und im Nu sprang die Tür auf.

Neugierig folgte ich ihm in das Reich der Gina Tozzi. Ich sah mich um. Auf einem Bord befanden sich Wachs- und Strohpuppen und Schalen mit getrockneten Kräutern und Bänder in allen Farben. In der Mitte des Raumes das Heiligste, ein Altar auf einer kreisrunden Platte mit geschmückten Figuren, frischen Blumen, Kerzen, einem Wasserkelch, Tellern mit Orangen und getrocknetem Fisch und … einer Axt. Kein Zweifel, ich befand mich im Tempel der örtlichen Santera, wo man mit Pflanzensud gereinigt und mit bunten Bändern geschmückt wurde. Im besten Falle. Nur die Axt irritierte mich ein wenig.

Frank bemerkte es offensichtlich, denn er beschwichtigte sogleich: »Die ist das Symbol des Gottes Changó.« Seine Augen flammten auf. »Changó ist ein kriegerischer Gott, er verkörpert Männlichkeit und Vitalität.«

Die Gänsehaut auf meinen nackten Armen hatte nichts mit der Kühle im Raum zu tun. Der Blick aus Franks dunklen Augen bohrte sich in meinen. Seine scharf geschnittenen Gesichtszüge und der verwegene Zug um seine Lippen verhießen nichts Gutes, was mein Anliegen betraf, schnell und ohne Probleme von hier fortzukommen. Durch die Türöffnung fielen die letzten Sonnenstrahlen und beleuchteten den Altar im Zwielicht der Abenddämmerung. Millionen Stäubchen flimmerten in der Luft.

»Religion kann Ekstase sein, Auflösung des Selbst, Eintauchen in das Weltganze …«

Ich sah ihn zweifelnd an.

Von irgendwoher nahm er eine Kreide und zeichnete ein magisches Symbol auf den Boden. Schwarze Magie? Frank war weiß Gott nicht der Typ Mann, um den meine Gedanken Tag und Nacht kreisten, aber in diesem Moment strahlte er etwas Besonderes aus, etwas verführerisch Magisches. Sein Gesicht leuchtete, und der Blick aus seinen schwarzen Augen fesselte mich. Das Blumenglas im Hintergrund fing die Abendsonne ein und schien in pures Gold getaucht. Das reflektierte Licht umgab seine davor kauernde Gestalt wie ein Heiligenschein, schuf eine Aura des Sinnlichen, Überirdischen. Nein, nicht himmlisch – teuflisch. Oh Gott, solange noch ein Rest von Sauerstoff mein Kleinhirn erreichte, sollte ich mich besser aus dem Staub machen.

Ich trat aus dem Tempel und blickte gen Norden. Allmählich senkte sich der Abend über den Kraterrand des Roque. »Ist was mit Gina, das ich wissen sollte?«, bohrte ich, als Frank am Schloss hantierte.

Er rieb sich die Hände, seine Arme waren sehnig und braun gebrannt. Sein knochiges Gesicht aber nahm den Ausdruck größter Ratlosigkeit an. »Frag nicht weiter.«

»Warum?«

»Aus Zweckdienlichkeit.«

»Und was soll ich mir darunter vorstellen?«

Franks Augen wurden schmal. »Frag einfach nicht weiter. Es wird alles gut. Nur das zählt.«

Frank sah mich an, als hätte er mir soeben die Geheimnisse der Unsterblichkeit enthüllt. Ich dachte an die Axt. Unweigerlich stellten sich mir die Nackenhaare auf. Schnellen Schrittes verließ ich den Patio. Ich spürte Franks Blick im Nacken.

Es war nichts zu machen, Gina glaubte an die Kraft der alten Mythen und Rituale. Was sich normalerweise nach außen in unscheinbaren Gesten darstellt, wurde in dieser besonderen Situation mehr als grotesk. Zumindest für mich, eine Ungläubige.

In den folgenden Stunden wurde ich Zeugin, wie die spirituellen Kräfte der Orishas auf das Leben der Menschen einwirken können und wie man diese afrikanischen Götter mithilfe obskurer Zeremonien zu seinen Verbündeten macht. Was ich zu sehen und zu hören bekam, überzeugte mich allerdings nicht. Neben Maria aus Barcelona und Ana aus Malaga gesellte sich noch ein Padrino aus Kuba zu den Helfenden, die allesamt Kontakt zu den verehrten *espiritos,* den Geistern verstorbener Vorfahren, aufnahmen. Die Reise ging zurück bis nach Afrika. Je mühevoller die Reise wurde, umso mehr bemühten sich die Santeras und Padrinos, diese Adepten der Götter, der Gebärenden zu helfen. Doch Ginas Geburt zog sich immer weiter in die Länge. Ungeachtet massivster Wehen gab es keinen Geburtsfortschritt.

Mit der Zeit wurde Gina ungeduldig, die ersten vier Kinder hatten ja nicht lange auf sich warten lassen. Mit Kreide zeichnete Frank magische Symbole rund um den Pool auf den Boden. Gina bat um die schwarze Kerze aus ihrem Tempel und ein Geldstück. Daraufhin sprach sie Formeln in die Flamme der Kerze. Auf die Münze starrend, murmelte und stöhnte sie ihre Schmerzen heraus. Dann verschwand Frank wieder mit den beiden Ritualgegenständen.

Neben all diesen spirituellen Bemühungen versuchte ich mit Homöopathie, Aromaölen und Massagen die Geburt zu beschleunigen. Was aus unerfindlichen Gründen nicht gelang.

Irgendwann griff Frank zu seinem Didgeridoo, Marke »Eigenbau«. Er hatte einige Jahre in Australien gelebt und dort die Herstellung erlernt, fertigte diese Instrumente nun aber aus einem speziellen Gewächs in La Palma. In der Hocke sitzend, blies er mit flatternden Lippen das kunstvoll geschnitzte Didgeridoo sanft an. Ohne Atempause fügte er die Klangelemente nahtlos aneinander. Der Rhythmus stimmte, schnell gingen mir die Schwingungen unter die Haut. Ich beobachtete die Bewegungen seines Kehlkopfs, sein Spiel klang rau und wild.

Auch Gina nahm es gefangen. Wie in Trance lehnte sie an der Poolwand, bis zur Brust im Wasser. Sie sah in diesem Moment unglaublich schön aus, wie eine entrückte Göttin. Ihre anmutig geformten Arme ruhten auf der Brüstung, und wenn eine Wehe anrollte, krallte sie sich an der Eisenstrebe fest. Wie durch ein Wunder waren alle Handys verstummt.

Mein Körper vibrierte, und ich hatte das Gefühl, als versetzten die rauen Töne den gesamten Raum in Schwingung. Ungeachtet der Gebärenden, ungeachtet ihrer Wehentätigkeit, kam ich mir plötzlich ziemlich überflüssig vor. Die Konstellation passte nicht. Ich sollte einfach aufstehen und verschwinden, dachte ich, zumindest aus dem Zimmer. Oder ihnen sagen, wie bescheuert ich das ganze Spektakel fand.

Irgendwann beendete Frank sein Spiel, und die Handys läuteten erneut. Weitere Voodoo-Zauberpraktiken kamen ins Spiel. Während bei den Freunden in Spanien und Kuba Zeremonien vollführt wurden und bestimmte Trommelschläge und Gesänge, Zeichen, Anrufungen und Gebete die Manifestierung der Götter provozieren sollten, rieten die Santeras Gina und Frank zu bestimmten Opfern, um die Orishas zu beeinflussen. Neben Calypso-Musik und dem Verbrennen von Kampfer empfahlen sie Trankopfer von Rum und Wasser.

»Jeder dieser Götter wird bei den Zeremonien durch einen Fetisch vertreten, dem Opfer in Form von kleinen Gaben gebracht werden«, erklärte mir Gina während zweier Wehen.

»Was opfert man so?«, fragte ich.

Gina zuckte die Schultern. »Geopfert wird, was die Götter brauchen könnten …« Das Schrillen eines Handys unterbrach sie. Aufmerksam lauschte sie, was Maria ihr mitzuteilen hatte. Vor ihr schienen die beiden den größten Respekt zu haben.

»Sobald Elegba«, mischte Frank sich ein, »die zentrale Figur im Spiel der Gottgewalten, die Verbindung zu einem der Orisha frei gibt, kann dieser von einem Teilnehmer Besitz ergreifen und Botschaften übermitteln. Dies bildet den Höhepunkt einer solchen Zeremonie.«

»Wir brauchen die Hilfe Ochúns!«, stöhnte Gina und warf das Handy auf den Stuhl. Nach Abklingen der Wehe knirschte sie: »Ochún ist die Göttin der Liebe und Fruchtbarkeit, die Herrscherin über alle Ströme, Blut oder Honig.« Gina lehnte sich zurück. »Sie ist ihren treuen Anhängern genauso behilflich wie Yemayá, die Hüterin der ruhenden Gewässer und Göttin der Mütterlichkeit.«

Es klang nicht, als hätte die Göttin schon von ihr Besitz ergriffen.

Ich bat, die Musik auszudrehen und hörte die Herztöne ab. Auf eine vaginale Untersuchung verzichtete ich. Ich wusste auch so, dass es keinen Geburtsfortschritt gab. Die Herztöne waren einwandfrei in Ordnung, doch seit Stunden lag derselbe Befund vor. Und das bei fortwährender Wehentätigkeit. Auch die Schmerzen blieben dieselben, unberechenbar und hartnäckig. Gina würde zwangsläufig mit der Zeit schwächer werden. Ich gab dem ganzen Zirkus die Schuld, fühlte mich aber selbst wie paralysiert. Schlimmer noch, mich befiel eine eigenartige Passivität. Und langsam gesellten sich Kopfschmerzen dazu.

Frank ging an eines der Handys, lauschte eine Weile nickend und verließ dann das Zimmer. Im Nu kam er mit einem Ei wieder. Das Ei wurde unter beschwörenden Formeln mehrmals über Ginas Bauch gerollt, dann lief Frank damit an die entlegenste westliche Stelle des Grundstücks und warf es über den Zaun in Nachbars Garten.

Meine Kopfschmerzen wurden immer schlimmer. Hinter Stirn und Schläfen dröhnte es unerträglich. Ich holte zwei Aspirin aus meiner Handtasche und ging damit in die Küche. Inzwischen hatte Frank die Kerzen auf den Altären entzündet. Das Licht der Flammen flackerte wild über die gelb bemalten Wände und hauchte den Gestalten der Heiligen Leben ein. Unruhig huschten ihre Schatten über die Mauern. Weder Ginas Eltern noch ihre Kinder waren zu hören oder zu sehen. Ich sah auf die Uhr. Es wurde bereits halb acht, und um acht Uhr sollte ich meinen Nachtdienst im Hospital antreten. Vor über einer Stunde hatte ich meinen im Tagdienst befindlichen Kollegen Javier per SMS gebeten, eventuell eine Stunde anzuhängen. Das sei kein Problem, hatte er mir geantwortet. Nun wusste ich aber, dass ich auch um neun Uhr nicht von hier wegkommen würde. Vermutlich auch nicht um zehn. Ich rief Javier an. Der Gute bot mir an zu warten, bis ich mit der Hausgeburt fertig sein würde.

»*Gracias,* Javi«, flüsterte ich, »ich zahl es dir mit einem Nachtdienst zurück.«

»Ist schon okay, *no te preocupes.*«

Ohne die Hilfe meiner loyalen Kollegen hätte ich mich neben meinem Job im Spital niemals der Hausgeburtshilfe widmen können. »Die sind ja alle irre hier!«

Javier lachte. »Wer sich von Irren umgeben fühlt, sollte schnell klären, ob er Pfleger oder Patient ist.«

Ja, da musste ich hier wirklich aufpassen.

In der Küche wartete ein üppiges Essen, das die pummelige Italienerin mithilfe ihres etwas in die Jahre gekommenen Küchenjungen fabriziert hatte. Doch ich hatte keinen Appetit. Ich fror und wollte eigentlich nur fort aus diesem Haus.

Die beiden waren doch völlig durchgeknallt. Entschlossen betrat ich das Gästezimmer.

»Also, Gina, entweder kommst du jetzt aus dem Wasser raus und läufst herum, damit die Wehen auch was bringen – und zwar ohne Handys –, oder ich fahre. So geht das nicht weiter.«

Gina starrte mich feindselig an, folgte aber meiner Anordnung. Unwillig und rastlos irrte sie zwischen dem Pool und den verschiedenen Altären im Haus herum. Dabei hängte sie sich Ketten und Wunschamulette aus Pergament um den Hals.

Frank und ich liefen hinterher, mit Saft beziehungsweise Sonicaid in der Hand, vom heißen, dampferfüllten Zimmer ins kühle Haus und zurück. Vermutlich sorgten die Temperaturschwankungen dafür, dass meine heftigen Kopfschmerzen nicht nachließen.

Ob letztendlich das Marschieren den gewünschten Erfolg brachte oder sich eine der Göttinnen erbarmte, konnte ich nicht sagen. Es war mir auch egal. Als das Kind eine halbe Stunde später geboren wurde, erschrak ich bei seinem Anblick zutiefst. Seine schwarzen Augen funkelten mich zornig an. Noch nie hatte mich ein Neugeborenes mit derart stechendem Blick angestarrt.

Ich hob das Baby aus dem Wasser, denn Gina war für die letzte Presswehe noch schnell in den Pool gestiegen. Vielleicht wollte der kleine Teufel einfach nicht in das Medium Wasser geboren werden …

Leise schloss ich die Haustüre hinter mir. Mich umfing eine ungewöhnlich dunkle Nacht. Ich sog die kühle Luft ein und blickte in den schwarzen, sternenlosen Himmel. Fluchend schlurfte ich zum Auto und wusste, dass ich furchtbar krank war. Alle Knochen schmerzten, und nur mühsam schaffte ich es, nach Hause zu fahren. Komm jetzt bloß nicht auf den Gedanken, es könnte schwarze Magie im Spiel sein, höhnte mein Alter Ego. Und Ginas Geheimnis, das ich nicht wissen sollte? Sie praktizierte Schadenzauber, und es war nur logisch, dass die hübsche Frau Feinde hatte, die sich auf gleiche Weise mit dem Traktieren von Wachs- und Strohpuppen rächten. Vielleicht daher die negative, schlechte Energie in ihrem Haus? Ich hatte sie von Anfang an gespürt. Ich hätte gleich wieder gehen sollen. Und dann dieses Kind, dieser kleine Teufel. Sein Blick war nicht der Blick eines normalen Babys. Ich kenne den Blick aus den katecholamingeweiteten Pupillen eines Neugeborenen. Hatte nicht Ginas Mutter Weihwasser in den Pool geträufelt, bevor Gina ihn bestieg? Gott, ich litt vermutlich schon an Gehirnerweichung im fortgeschrittenen Stadium! Wichtig war einzig und allein, dass Mutter und Kind gesund waren. Ich würde mich schon wieder erholen. Aber irgendwie befriedigte mich dieser Gedanke nicht.

Ein paar Kurven weiter griff ich zum Handy, um meinen Kollegen zu verständigen. Weiter oben in den Bergen würde ich keinen Empfang haben.

»Javi, ich bin jetzt fertig hier und fahre heim. Du, mir geht es sauschlecht.«

»*No problema,* Ursula. Ich bleibe im Dienst und mach dir die Nacht.« Ich hörte, wie er Luft holte. »Äh, Guerra möchte dich sprechen.«

»Oh.« Das hatte noch nie etwas Gutes bedeutet. »Weißt du, warum?« Meine leicht apokalyptische Verfassung näherte sich der absoluten Endzeitstimmung.

»Hm, denk mal an deine letzten Geburten. Er rief nach der ärztlichen Dienstbesprechung am Vormittag an und erkundigte sich nach deinem nächsten Dienst.«

»Alles klar«, fiel es mir wie Schuppen von den Augen. Wie üblich ging es um Geld und Macht. Was sonst. »Die Belgierin. Ich hab sie ihm weggeschnappt, quasi vom OP-Tisch runter. Sie wäre ein von ihm programmierter Kaiserschnitt gewesen, nur weil sie achtunddreißig Jahre alt ist …«

»*Si.*«

»Verstehst du, Javi?«

»Ja, ich versteh schon. Nur, sie ist seine Privatpatientin, das ist halt Pech. Aber du hast Glück, dass sie Ausländerin ist.«

Hanne hatte in drei Stunden ihr erstes Kind geboren, ohne Dammschnitt, ohne irgendwelche Interventionen. Ich erbebte von Kopf bis Fuß. Nicht aufgrund der Grippe, sondern in Gedanken an unseren Chef Guerra. Ich erinnerte mich an einen anderen Fall. Damals hatte ich während eines Nachtdienstes eine seiner Patientinnen, eine junge Palmerin, entbunden. Die Gute war zur Geburt ihres ersten Kindes mit kräftigen Wehen ins Krankenhaus gekommen. Es war eine völlig problemlose, schnelle Geburt gewesen. Das über vier Kilogramm schwere Kind hatte beste Apgar-Werte gehabt. Es waren keine zusätzlichen Hilfen meinerseits nötig gewesen. Vor allem aber hatte ich keine Notwendigkeit gesehen, der Frau einen Dammschnitt zu verpassen. Diese Art der genitalen Verstümmelung wurde im palmerischen Hospital zu jener Zeit jedoch als ein unbedingtes *must-have* betrachtet, praktisch keine Frau war ohne diese Ziernaht nach Hause gegangen. Am nächsten Tag stand ich vor dem Kadi. Dass es dem Kind nachweislich gut gegangen war und die Frau nicht einmal eine Schleimhautverletzung davongetragen hatte, spielte überhaupt keine Rolle.

»Nimm's nicht persönlich, Ursula.«

»*No?* Wie soll ich sowas denn sonst nehmen?« Auch wenn die nachrückenden jungen Kolleginnen die verordnete Dammschnittphilosophie nicht teilten, war doch ich es gewesen, die von Anfang an dagegen gekämpft hatte. Kompromisslos.

»Du weißt doch, dass wir seine Ansichten über eine natürlichere Geburtshilfe nicht werden ändern können. Dazu ist er zu alt, zu konservativ und auch … äh …«

»Zu rassistisch«, fiel ich Javier ins Wort. Guerra lehnte alles ab, was von auswärts kam. In dem Fall speziell aus Mitteleuropa, Alpenregion, Binnenland. Nein, ich meine nicht die Schweiz.

»… zu stur. Also ruhig Blut bewahren. Wir sehen uns, *adiós*.«

»Ja, gut, *adiós*. Und danke noch mal.«

Dr. Guerra – was übersetzt bezeichnenderweise ›Krieg‹ bedeutet – war ein Choleriker, der umso lauter wurde, je eindeutiger er im Unrecht war. Was wiederum das Sprichwort »Wenn einer schreit, hat er nichts zu sagen« bestätigt. Das half mir im Moment aber auch nicht weiter. Dazu machte die Tatsache, dass ich mit dröhnendem Kopf, Gliederschmerzen und Schlafentzug im feuchtkalten Auto saß und eine qualvolle Heimfahrt vor mir hatte, die Aussicht auf ein derartiges Gespräch nicht gerade verlockender.

Was der plötzliche Schwächeanfall tatsächlich bedeutete, wurde mir eine schmerzhafte Autostunde später klar. Mehr schlecht als recht schleppte ich mich vom Wagen ins Haus und dort ins Bad. Die heiße Dusche brachte keine Erleichterung, und ich hatte nicht den Nerv, eine halbe Stunde abzuwarten, bis sich die Wanne mit dem dünnen Rinnsal aufgrund des schwachen Wasserdrucks endlich gefüllt hätte.

Peter schlief schon. Ich schlich zu meiner Seite und rückte an die Außenkante des Bettes. Was meinen dennoch erwachten Mann aber in keinster Weise davon abhielt, zutraulich zu werden.

»Du schon wieder«, murmelte ich, mich fest in die Decken einrollend.

Peter lachte. »Ich schätze deine schnelle Auffassungsgabe immer wieder.«

»Bitte …«, flehte ich. Ich wollte einfach nur meine Ruhe haben.

»Ja? Bitte, was?«

Ich wurde deutlicher. »Sehe ich aus, als ob mich *das* jetzt interessieren würde?« Gerechterweise muss ich sagen, dass er im Dunkeln nicht wirklich viel erkennen konnte.

Peter ignorierte mich. »Hattest du eine tolle Geburt?«

»Also, bevor du auf ›ansteckenden Hormontrip‹ und so anspielen willst und voll daneben argumentierst, will ich dir sagen, dass es mir total mies geht. Schaut aus, als hätte ich mir plötzlich eine schwere Grippe eingefangen.«

»Plötzliche Grippe«, lästerte er ungläubig.

Das Knarzen des Bettes, als er sich auf die andere Seite wuchtete, klang unmissverständlich.

»Genau. Gute Nacht.«

Im Laufe der Nacht bekam ich Schüttelfrost, Schweißausbrüche und erneut Kopfschmerzen, doch Peter überhörte mein Stöhnen geflissentlich, bis er mich im Morgengrauen sah. Ich muss schrecklich ausgesehen haben. Besorgt stieg er aus dem Bett und war ab sofort der beste aller Ehemänner. Und Krankenpfleger.

In aller Früh schleppte ich mich zum Telefon. Wie befürchtet, fühlte ich mich völlig gerädert. Wenn man über vierzig ist und ohne Rückenschmerzen aufwacht, ist man tot, hat mir gerade vor Kurzem jemand gesagt. Auch ohne Grippe. Mit Grippe war es bestimmt noch schlimmer. Ein Blick in den Spiegel bestätigte meinen Verdacht: Ich hatte trotz noch vorhandener Bräune einen Teint wie nach einem dreimonatigen Urlaub in einer Tropfsteinhöhle.

Der Anruf musste vom Festnetz erfolgen, damit es nicht später einmal heißen konnte, ich wäre bei einer Hausgeburt gewesen und hätte mich deshalb krankgemeldet. Unwillig griff ich zum Hörer. Ich erinnerte mich an das bevorstehende nette Gespräch mit dem Chef, und gleich ging es mir noch schlechter. Für die nächsten beiden Dienste meldete ich mich krank.

Wieder im Bett ließ ich, mit Tee und Aspirin versorgt, den vergangenen Tag noch einmal Revue passieren. Leise beschlich mich das ungute Gefühl, dass schwarze Magie vielleicht doch etwas bewirken könnte.

Die Amazone

Nach der Geburt sitzt Veronika wieder auf ihrem Pferd

Noch voller Empörung über den eingeschriebenen Brief, den ich am Morgen erhalten hatte, stieg ich am Nachmittag ins Untergeschoß hinab. Laute Musik und dichter Nebel umfingen mich, als ich nach kurzem Anklopfen die Tür zu Nicos Reich aufstieß. Ich marschierte, nein, balancierte quer durch den Raum zum Fenster und riss es weit auf. Auf dem Weg zurück erkannte ich deutlicher, worüber ich stieg: über halb gewendete Pullover, schmutzige Socken und Gläser, die unverkennbar nach Bier rochen.

Ein Wort von mir, und mein Mann, der zu fünfzig Prozent an der Misere beteiligt war, zumindest genetisch, würde mit Vergnügen hier aufräumen – im übertragenen Sinne. Aber das brachte uns auch nicht weiter. Immer selber nachdenken, das sagte schon Immanuel Kant, und der war kein Dummer. Ich weiß nur nicht, ob er einen spätpubertierenden Sohn gehabt hatte. Ich holte Luft.

In Erwartung einer dramatischen Szene wappnete sich Nico gleich einmal mit einem arroganten Grinsen. Das zog bei mir allerdings überhaupt nicht.

Eisiger als beabsichtigt keifte ich: »Heute sind drei Mahnungen von der Schule eingetrudelt – mit wie vielen weiteren müssen wir rechnen?«

Achselzucken.

»Komm, mach jetzt nicht auf blöd! Oder muss ich mir die ganze Tragödie selber zusammenpuzzeln?«

»Jetzt reg dich nicht gleich so auf wegen der drei Briefchen!«

»Nein? Weshalb sollte ich mich deiner Meinung nach sonst aufregen?«

Wieder Achselzucken. »Keine Ahnung. Wegen dem ganzen Plastikmüll …«

»Willst du mich verarschen, Nico?« Es half nichts, man musste sich sprachlich auf ihr Niveau begeben.

Nico lenkte ein. »Nein, gar nicht, Mama.« Er seufzte. »Also wieder kollektives Familientrauma.«

»Ja, und wenn dein Erzeuger jetzt zur Tür hereinmarschiert, gibt's auch noch den kommunikativen Super-Gau!«

Ich setzte mich auf die einzig freie Stelle am Bett, zwischen Gitarre, Jausenbrett, Sporttasche und alte Playboy-Magazine. Immerhin, nicht der allerletzte Mist. »Und, irgendein Abschluss in Sicht? Ein positiver, meine ich.«

Nico wand sich wie ein Regenwurm. »Ja, schon ...«

Mit lauerndem Blick sah ich ihn an. »Zuck ja nicht wieder mit den Schultern! Also?«

»Sport.«

»Nein!«

»Doch.«

»Etwa auch Musik?«

»Weiß nicht.«

Herrgott noch mal! Zur Beruhigung in Hochglanzmagazinen blättern! Schließlich sagte ich resigniert: »Also, mit wachsendem Abstand zur Pubertät solltest selbst du checken, dass es ohne Leistung nicht geht.«

Nico zündete sich eine Zigarette an. Nico war Nichtraucher, er musste also ziemlich nervös sein. Es waren auch nicht seine Zigaretten, sondern die seines Freundes, doch das spielte jetzt keine Rolle. Ich sah ihm zu, wie er hektisch am Glimmstängel zog. Inhalierte. Oh my God! In sechs Sekunden ist das Nervengift im Gehirn, wird Adrenalin ausgeschüttet und das Glückshormon Dopamin. Großartig. Die andere Seite ist, dass jede Zigarette das Lebensalter um fünf Sekunden verkürzt. Oder sind es fünf Minuten? Ich rechnete hoch. Gott, mein Sohn ist noch so jung! Und hundertzwanzigtausend Tote in Deutschland pro Jahr. Ich kannte mich aus, hatte erst jüngst eine Doku im Auto gehört und mir die Zahlen wegen meiner ältesten Tochter eingeprägt, die schon seit zehn Jahren an ihrem Sargnagel hängt.

Je demonstrativer ich die Augen zusammenkniff, umso unverschämter blies er mir den Rauch entgegen. Angewidert wandte ich mich ab. Dreitausendachthundert chemische Bestandteile sind im Rauch, dachte ich mir. Aber ich sagte es nicht, er wusste es ohnehin.

Nach unserer intellektuell tiefschürfenden und emotional hochgradig fordernden Diskussion rauschte ich ab und ließ ihn in seinem Chaos zurück. Obwohl ich es eigentlich hatte vermeiden wollen, war das Gespräch eskaliert. Dabei steckte Nico abgrundtief in der »Rue de Gack«, wie wir in Österreich eine miserable Situation elegant umschreiben. Das bedeutete noch drei Mahnungen. Mindestens. Wie im Vorjahr. Seltsamerweise hatte er sich damals überall verbessert, sogar ohne eine Nachprüfung einzufahren. Unweigerlich entschlüpfte mir ein Lächeln.

Seufzend stieg ich die Stufen hoch. Hinter mir wurde die Musik gleich um zehn weitere Dezibel nach oben getunt.

»Negermusik!«, zeterte Peter in der Küche mit fehlender *political correctness.*

Verärgert schüttelte ich den Kopf. Meines Wissens waren bei der Gruppe Oasis keine schwarzen Stammesbrüder vertreten. Allerdings bezweifelte ich, dass Peter überhaupt wusste, welche Gruppe unter uns lärmte. Oder mit dem Namen Oasis etwas anfangen konnte.

»Negermusik«, lästerte er erneut, diesmal eindeutig, um mich zu provozieren. »Diese Klänge können einen zartbesaiteten Menschen in tiefe Agonie stürzen.«

»Sicher«, stimmte ich ihm zu. »Zum Glück brauchen wir zwei uns da keine Sorgen machen, nicht wahr?« Zu den Klängen aus Nicos Höhle bewegte ich mich aus der Küche. Ich hatte keine Lust, über die Mahnungen zu diskutieren oder mir pädagogisch wertvolle Sätze wie »Nimm etwas Druck aus der Sache« oder »Wenn dir für Nicos Problem was substanziell Neues einfällt …« oder Ähnliches anzuhören.

»Sind wir lustig?«, rief Peter mir nach.

»Ob du lustig bist, weiß ich nicht, ich bin es nicht«, grunzte ich zurück. Man kann über Humor nicht streiten. Humor ist eine ganz persönliche Sache.

Im Morgengrauen rief Veronika an. Die Blase sei soeben gesprungen, aber sie habe noch keine Wehen.

»Gut, ich werde mich bald auf den Weg machen«, murmelte ich verschlafen ins Handy. »Wenn es schneller gehen sollte, ruf mich bitte noch mal an.«

»Ja, mach ich sicher.« Die sympathische Deutsche, die es aufgrund ihrer neuen Liebe nach Österreich verschlagen hatte, erwartete ihr zweites Kind. Bis vor wenigen Tagen hatte die durchtrainierte Reiterin noch auf dem Pferd gesessen.

Veronika wohnte nur ein paar Autominuten von mir entfernt, und das war wohl auch der Grund, weshalb ich wieder eingeschlafen war. Als eine Stunde später Peters Wecker klingelte, fuhr ich im Bett hoch. Im Bad standen wir uns gegenseitig auf den Füßen, dann machte ich mich auf den Weg.

Regen prasselte herab und erfüllte die Morgenluft mit dem süßen Geruch feuchter, frisch bearbeiteter Erde. Für Mai war es ziemlich kalt. Mit Schirm und Koffer lief ich zum Auto. Langsam setzte sich mein Spanier in Bewegung und reihte sich in den Morgenverkehr. Der Regen trommelte laut auf das Dach, während ich im Schritttempo auf das provozierende Rot der Ampel zurollte. Da meldete Veronika, dass sie nun gute Wehen hätte. Da sie über dem Termin war und auch die erste Geburt sehr flott gegangen war, rechnete ich mit einer kurzen Eröffnungsperiode.

Zehn Minuten später parkte ich vor dem Einfamilienhaus am Stadtrand von Graz. Der Regen hatte nachgelassen, nur hie und da klatschten einzelne schwere Tropfen aus den Dachrinnen träge auf die Steinfliesen. Ein dicker Tropfen erwischte mich am Nacken, bevor ich durch die unverschlossene Tür schlüpfte, und rann mir unangenehm den Rücken hinab.

Das Haus am Hang schien unbewohnt, nicht einmal der Hund hatte mein Kommen bemerkt. Ich kannte den Weg. Wie eine Einbrecherin schlich ich bis zur untersten Etage hinunter. Aus irgendeinem Grund vermutete ich Veronika und ihren Mann Bernd im Salon, der sich ebenerdig über eine gesamte Etage erstreckte.

Der hallenartige Raum wurde von einem prasselnden Kaminfeuer beherrscht. Davor rannte Veronika – von den heimeligen Wollsocken abgesehen völlig nackt – wie in Trance auf und ab. Die Teppiche waren zur Seite geschoben und die rehbraune Ledergarnitur zierte eine Plastikfolie aus dem Baumarkt.

»Sag mir nicht, dass ich noch nicht unter der Geburt bin«, waren Veronikas Begrüßungsworte über eine nackte Schulter.

»Sieht mir nicht so aus«, lachte ich und begrüßte auch Bernd. Ich zog mich in den Gang zurück und schlüpfte in bequemere Jeans und Top.

Als ich den Salon wieder betrat, lag Veronika auf einem Badetuch am Boden vor dem Kamin. Ausdrucksvolle Augen von kräftiger grüner Farbe und mit braun umrandeter Iris musterten mich, während meine Finger sich vorsichtig an den Muttermund tasteten. Ich lächelte und nickte.

»Wie viel?«

»Tolle sechs Zentimeter. Du gehst es ja ganz schön rasant an.«

»Juhu!« Bernd klatschte in die Hände.

Während ich mich bemühte, die Herztöne zu finden, verließ er auf Zehenspitzen den Raum. Veronikas Bauch war für eine Zweitgebärende ziemlich prall und rund. Schon bei meinem letzten Besuch hatte ich in Übereinstimmung mit den Ultraschallbefunden ein großes Kind getastet. Der Eindruck wurde neuerlich bestätigt. Bernd maß immerhin knapp zwei Meter, das erste Kind und dessen Vater waren dagegen zierlicher gebaut.

Bernd legte Holz nach, und Veronika rannte wieder um die Sitzgarnitur. Plötzlich stoppte sie und ging unvermittelt vor der Glasvitrine in die Knie. Sie erbrach schwallartig, heftig. Ich riss das Laken vom Sofa, um das Gröbste aufzufangen.

»Ausgezeichnet!«, rief ich erfreut, obwohl die in reichlich Kakao aufgeweichten Cornflakes mit einem unerfreulichen Klatschen auf dem Boden landeten.

Veronika warf mir einen kurzen, verwirrten Blick zu. Aus ihrem offenen Mund tropfte geronnene Milch. »Ursula, du bist furchtbar!«, schnaubte sie, nahm das Badetuch entgegen und wischte sich über Hals und Gesicht. »Das waren das Müsli und die heiße Schokolade.«

»Offensichtlich. Nein ehrlich, ist ein gutes Zeichen.« Mein Lächeln war offenbar so entwaffnend, dass Veronika unwillkürlich zurücklächelte. Bis sie an sich hinuntersah.

Das Hausfrauenauge wanderte über das braun gesprenkelte Laken, die cerealiendekorierten Vitrinenfüße und die schokoladeverzierten Socken. »Du meine Güte!«, stöhnte sie.

Veronika war nicht zimperlich, aber pingelig. Schon beugte sie sich gefährlich vornüber, um die Spuren des Müslis bis unter das Sofa zu verfolgen. Glücklicherweise setzte die nächste Wehe ein, und die drohende Tirade norddeutscher Kraftausdrücke erstarb auf ihren Lippen.

»Halb so schlimm«, beschwichtigte ich und machte mich rasch daran, die Reste des Frühstücks einzusammeln. Hier kam mir Bernd mit Eimer und Wischtuch zu Hilfe.

Veronika hielt sich an der Vitrine fest und veratmete die Wehe unter leisem Stöhnen. Dunkles Blut sickerte ihre Beine hinab. Nun würde es nicht mehr lange dauern, dachte ich und begann Handschuhe, Kompressen, Nabelklemme und Nabelschere bereitzulegen.

Als ich gepresstes Atmen vernahm, bat ich Veronika, nachsehen zu dürfen, ob der Muttermund schon vollständig geöffnet war. Ich nickte zum Zeichen dafür, dass sie die Übergangsphase hinter sich hatte und der letzte Abschnitt begann.

Veronika hockte sich vor den Kamin und dirigierte Bernd als Stütze hinter sich. Sie wirkte gefasst und konzentriert. Bevor sich die nächste Wehe ankündigte, schob ich Inkontinenzauflagen unter ihr Gesäß. Veronika presste, bis ihre Augäpfel fast aus den Höhlen traten.

»Pass auf«, riet ich, »hol weniger Luft. Schieb nur mit dem Bauch nach unten.« Der große Kopf musste die Scheide erst allmählich aufdehnen. Der Beckenboden der durchtrainierten Reiterin war elastisch, aber fest.

»Mach langsam, Liebling, wir haben alle Zeit der Welt«, murmelte Bernd in ihr Ohr. Für ihn war es das erste Kind, die erste Geburt.

Veronika nickte. Im Schein der Flammen funkelten ihre Augen kampflustig. Nach einer längeren Pause, in der nur das Prasseln des Feuers zu hören war, spannte sie sich erneut an. Holte Luft. Presste. Zentimeter um Zentimeter schob sich der blonde Kopf dem hellen Feuerschein entgegen. Drehte sich. Senkte sich. Dicke, runde Schultern folgten. Paul erblickte das Licht der Welt – und es war flackernd und Funken sprühend.

Gegen Mittag verließ ich das glückliche Paar mit dem fast viereinhalb Kilogramm schweren Jungen und machte mich zu einem verabredeten Hausbesuch in der Nähe auf. Eine junge Ärztin erwartete ihr drittes Kind und plante eine Hausgeburt. Es sollte unser erstes Gespräch werden. Die älteren Kinder waren im Kindergarten, und so hatten wir wunderbar Ruhe, die für sie wichtigen Details durchzugehen. Bis mich Bernds Anruf erreichte.

»Bitte komm sofort, Veronika hört nicht auf zu bluten!«

»Ja, klar, bin schon unterwegs. Leg ihr die Eiswürfel auf!«

Ich winkte der Ärztin, die mir mit einer Geste signalisierte, dass sie mir die Daumen hielt, und rannte zum Auto. Hier, an der Peripherie von Graz, war Gott sei Dank nicht viel Verkehr. Dennoch machte ich jeden zur Schnecke, der neben mir noch die Straße benutzte. Normalerweise gilt bei mir die Unschuldsvermutung, ich bin ja ein toleranter Mensch. Hinter dem Steuer nicht. Nicht in existenziellen Momenten. Man ahnt nicht, wie dünn die Zivilisationsschicht werden kann! Ich war wenigstens so anständig, beide Fenster oben zu lassen.

Vor mich hin zeternd rätselte ich über die verspätete Blutung. Gut, Paul wog viertausenddreihundert Gramm, aber das allein erklärte noch keine atonische Nachblutung. Die Gebärmutter war zwei Stunden nach der Geburt gut kontrahiert gewesen, die Blutung etwas stärker, aber im normalen Bereich. Auch bei der Plazentalösung hatte es keine Auffälligkeiten gegeben.

Zehn Minuten später stürzte ich in den Salon. Die lebenslustige Deutsche war nicht wiederzuerkennen. Wie aufgebahrt lag sie unter dicken Decken auf dem Sofa und hatte inzwischen die Farbe ihres Kopfpolsters angenommen, selbst die Lippen waren blutleer und weiß. Ich schob die Decken und den Eiswürfelsack beiseite und tastete nach der Gebärmutter. Sie war in höchstem Maße atonisch, also nicht kontrahiert. Auf dosierten Druck hin schoss helles Blut aus Veronikas Schoß.

»Scheiße!«, entfuhr es mir. Blitzartig angelte ich mir einen sterilen Handschuh aus dem Koffer. Als ich das Blut aus dem weichen Uterus drückte, verlor Veronika das Bewusstsein. Die Blutmenge, die aus ihr quoll, bescherte mir eine Gänsehaut. Und weiche Knie.

»Ruf die Rettung, auf der Stelle!«, herrschte ich Bernd an und wunderte mich, warum er das nicht längst getan hatte. »Und leg ihre Beine hoch, ich kann hier nicht auslassen.« Jetzt hätte ich natürlich vier Hände gebraucht. Meine Linke umfasste von außen, durch die Bauchdecke, Veronikas schlaffe Gebärmutter und drückte sie gegen meine Rechte in ihrer Scheide. Ziemlich brutal. Veronika öffnete die Augen, verdrehte sie aber wieder.

»Schieb den Koffer her, du musst mir eine Infusion richten. Rechts unten ist der Beutel Voluven, daneben das Infusionsbesteck.«

Bernd war Heeressanitäter gewesen, wie er mir heute Vormittag stolz erzählt hatte, deshalb traute ich ihm zu, diese

Aufgabe zu bewältigen. Er hatte die Infusion auch im Nu zubereitet. Daneben tätschelte er immer wieder Veronikas Wangen, damit sie nicht wieder das Bewusstsein verlor.

»Den grünen Venenkatheter und das Klebeband daneben.« Ich nickte zum Plastikeinsatz des Koffers, den er neben uns auf den Boden gestellt hatte. Bernd fand beides und legte es auf Veronikas Brust.

»Bitte den Stauschlauch!« Ohne den würde ich in dem blutleeren Arm wohl keine Vene finden. »Jetzt lös mich hier ab.«

Bernd übernahm die Aufgabe, von außen die Gebärmutter zu komprimieren. Mit blutigen Handschuhen machte ich mich daran, eine Vene zu finden. Glücklicherweise klappte es schnell, und im Nu tropfte, nein rann der Plasmaexpander und füllte Veronikas Kreislauf auf. Ich zog fünf Einheiten des Kontraktionsmittels Syntocinon auf und spritzte sie in den Venenkatheter. Fünf weitere Einheiten spritzte ich in die Infusion. Mit gemischten Gefühlen tastete ich erneut nach der Gebärmutter. Wieder drückte ich Blutkoagel aus, die Gefahr war also noch nicht gebannt. Erfahrungsgemäß müsste das intravenös verabreichte synthetische Oxytocin schnell wirken. Schnell genug? Veronika schien es besser zu gehen, doch die Lage war immer noch besorgniserregend. Sofort ging ich erneut in die Vagina ein und presste die Gebärmutter mit der Linken gegen meine Rechte.

»Bitte ruf endlich die Rettung an, Bernd!« Meine Aufforderung klang nicht mehr freundlich. Ich wagte nicht, meinen Griff zu lockern, um selbst zu telefonieren. Nicht, bis die Blutung zum Stillstand gekommen war.

Bernd griff nicht zum Handy. Stattdessen schob er Veronika Globuli in den Mund.

»Arnika, das ist okay«, nickte ich. »Und gib ihr auch Ustilago.« Ich deutete, beide Hände immer noch an der Gebärmutter, auf den obersten Einsatz im Koffer, der nur den Aromaölen und homöopathischen Medikamenten vorbehalten war. »Und dann ruf endlich die Rettung, Mann!«

Veronika schüttelte den Kopf. »Es wird so gehen«, meinte sie leise, aber bestimmt.

Ihre Lippen waren nicht mehr so erschreckend blutleer, und auch ihr Blick war wieder fest. »Schon möglich«, räumte ich ein, »aber du wirst lange Zeit brauchen, um den Eisenspeicher wieder aufzufüllen.«

»Ich nehme ja doch keine Blutkonserve.«

»Bernd …!« Himmel, ich stieß hier wohl auf deutsch-österreichische Starrsinnigkeit!

Entschlossenheit kerbte Bernds Mundwinkel. »Veronika möchte nicht ins Krankenhaus.«

Das Feuer war inzwischen heruntergebrannt, die verkohlten Scheite spendeten keine Wärme mehr. Auch wenn die Zentralheizung weiterhin den Raum temperierte, fehlte die Hitze des Kaminfeuers. Bernd ging zu dem vor der Tür lagernden Holzstapel, suchte zwei große Scheite Buchenholz heraus und legte sie auf die Glut. Wir beobachteten, wie die Scheite prasselnd Feuer fingen. Das Feuer flackerte und sprühte Funken. Wie magisch zog uns dieses Schauspiel an, und lange starrten wir in die Flammen, die um das Holz herum in die Höhe leckten.

Summend fuhr ich nach Hause. Eigentlich hätte ich völlig fertig sein müssen, mit der Welt, dem Universum und dem ganzen Rest, doch ich war dankbar. Unendlich dankbar. Es hätte anders ausgehen können. Mit Blaulicht mit der Rettung ins Spital und dennoch zu spät. Die häufigste mütterliche Todesursache in der westlichen Welt sind atonische Nachblutungen. Ich kenne zwar keine der Frauen persönlich, aber mir sind namentlich drei Fälle bekannt, die dramatisch endeten. Einer tödlich, bei den beiden anderen konnte durch die Entfernung der Gebärmutter das Leben der Frauen gerettet werden. Allesamt Spitalsgeburten, wohlgemerkt.

Schicksal, Bestimmung, Glück oder Unglück? Heute sterben in Österreich pro Jahr vier Frauen an den Folgen der Geburt. In Zukunft werden es mehr sein, denn der Kaiserschnitt birgt für die Mütter weit größere Gefahren als die Spontangeburt. Das ist mittlerweile hinreichend belegt. Geburt, die große Gefahr? Auch das ist längst eingebrannt in die kollektive Seele. Ein Dilemma, denn der Ausweg hieße einzig und allein: Verzicht auf Fortpflanzung.

Also, nicht gefährlicher als Autofahren, sagte ich mir. Aber das muss ohnehin jede Frau für sich entscheiden. Noch immer vor mich hin summend stieg ich aus dem Wagen und stand wenig später trällernd unter der Dusche.

Peter steckte den Kopf zur Badezimmertür herein. Ich lachte ihn an. Er grinste. Sofort schlüpfte er ins Bad. Ich wusste das Glänzen seiner Augen völlig richtig zu deuten.

»Willst du wirklich, dass ich dich hier, an diesem unromantischen Ort, glücklich mache?«

»Why not?« Ich angelte mir ein Badetuch und begann mich abzutrocknen. Langsam, spielerisch. »Und danach könnten wir uns ein Feel-Good-Movie reinziehen – was meinst du?«, gurrte ich.

Vom ansteckenden Oxytocinrausch – bis hin zum Oxytocintsunami, dem wir bei manchen Geburten ausgesetzt sind – wissen auch Kolleginnen zu berichten. Mit anderen Worten: Wir Hebammen haben nach aufwühlenden Geburtserlebnissen oft den aufregendsten Sex!

Ungeachtet des großen Blutverlusts erholte sich Veronika erstaunlich schnell. Dieses Phänomen habe ich mehrfach beobachten können, auch hier hat die Natur auf einfache Weise wunderbar vorgesorgt. Ob man es glaubt oder nicht – schon wenige Tage nach der Geburt saß die junge Mutter wieder auf ihrem Pferd.

In allerletzter Sekunde

Ein kleiner King-Kong in Ljubljana hat es eilig

Das Publikum tobte, wurde aber trotzdem noch von der mächtigen Taiko-Trommel übertönte. Jeder Schlag saß, als wäre er ein Unikat. Mit kurzen Holzstäben bearbeitete der japanische Glatzkopf das Trommelfell der hüfthohen Trommel, die als Wohnort der Götter gilt. In Japan, so heißt es, trommelt man, um die Götter aufzuwecken. Auf diese Art musste das funktionieren. Es klang wuchtig und martialisch. Nicht nur mein Trommelfell schwang, mein ganzer Körper bebte. Mit jedem Schlag.

Stählerne Arme, gegrätschte Beine, ernster Blick: der kahlköpfige Cheftrommler der Tenrindaiko-Gruppe hatte das Publikum fest in der Hand. Andächtig lauschte es jedem seiner Schläge, verfolgte es jede seiner beinahe anmutigen Bewegungen. Als er seine jüngeren Kollegen zum brachialen Trommelwirbel anfeuerte, vibrierte alles in mir. Es war ein Wunder, dass ich ein anderes Vibrieren, nämlich das in meiner Hosentasche, überhaupt bemerkte. Als ich die slowenische Nummer auf dem Display sah, winkte ich meinen Kindern zu und schlich mich aus der Vorstellung. Ich warf einen letzten Blick auf die Bühne, wo der Glatzkopf soeben zum Stakkato ansetzte – und fluchte über meinen Job.

Während ich das Grazer Orpheum verließ, wählte ich Irenas Nummer. Irena war Drittgebärende, lebte außerhalb von Ljubljana und spürte die ersten Wehen. Mit dem Handy am Ohr hetzte ich zum Auto, das wieder einmal irgendwo geparkt war. Mögen andere Angst haben, den Volksgarten des Nachts allein zu durchqueren, ich hatte keine Zeit für solche Bedenken und nahm die Abkürzung mitten hindurch. Selbst polizeiliche Schwarzgurte in mindestens drei Disziplinen streiften dort nur paarweise rum. Shaolin war ja gerade sehr angesagt. Durchtrainiert bis in die Magenschleimhaut. Echte Mönche hätten mit den Dealern im Volksgarten vermutlich längst kurzen Prozess gemacht. Echte Mönche sind auch sonst kompromisslos. Und bescheiden, nicht nur bei Haarschnitt und Outfit – also seit Jahrhunderten dasselbe Orange mit demselben langweiligen Schnitt. Vielleicht ein Grund dafür, warum sie fünf Jahre länger leben als ihre Geschlechtsgenossen außerhalb der Klostermauern? Angeblich gilt das für alle Mönche.

Während ich mir diese und ähnliche Gedanken über Helden machte, auf die ich hier bestimmt nicht treffen würde, begegneten mir ein Afrikaner und drei Türken. In meiner fernen Zeit als Hebamme in einem Provinzkrankenhaus in unmittelbarer Nähe eines Asylantenheims hatte ich eine sehr spezielle Meinung zur Integrationspolitik. Mit welchem Gleichmut ich mir das jetzt alles ansah, welch praktische Distanz! Gleich darauf bogen grölende Jugendliche um die Ecke. Ebenfalls schwarze Stammesbrüder. Kein Problem, sagte ich mir und setzte zu einem letzten Endspurt an, etwas beeinträchtigt durch High Heels und definitiv zu enge Klamotten.

Unbehelligt erreichte ich mein Auto und startete los. Wenn bei teuren Wagen die Tür ins Schloss fällt, bleibt die Außenwelt ausgesperrt. Nicht so bei mir und meinem Spanier. Vom Straßenlärm bis zum Motorgeräusch lässt mich mein Toledo an allem teilhaben, und je schneller ich dahinfliege, umso lauter wird es drinnen, sodass ich wiederum die Musikanlage aufdrehen muss. Was meistens damit endet, dass ich sie wegen Kopfschmerzen irgendwann ausschalte.

Endlich hatte ich die Stadt hinter mir gelassen und reihte mich in den Abendverkehr auf der Autobahn. Die Freisprechanlage hatte ich eingeschaltet und nun reichlich Zeit, unter anderem meinen Mann zu informieren. Ohnehin telefoniere ich unterwegs stundenlang. Oder höre Musik, falls die vorgerückte Stunde meine Neugierde, den letzten wirklich wichtigen Klatsch zu erfahren, brutal bremst. Dabei habe ich nur wenig Skrupel. Oft belästige ich Freunde bis Mitternacht, mir zu verraten, was wirklich unter uns bleiben muss. Nach

24 Uhr wage ich allerdings nur noch meine Tochter Nina zu stören. Nicht jeder hat Verständnis für meine Arbeitszeiten. Ist Nina auch nach fünfmaligem Anklopfen nicht erreichbar, kurve ich ziemlich frustriert durch die Gegend.

Kurz erklärte ich Peter den Sachverhalt und die Dringlichkeit meines Aufbruchs und somit den Grund, weswegen die Kinder die Straßenbahn nach Hause nehmen würden.

»Kennst du sie?«, erkundigte sich Peter.

»Nö.«

»Na bravo.«

»Was heißt: ›Na bravo‹?«, fragte ich gereizt.

Sein trockener Kommentar »Das Vertrauen in die Hebamme muss offensichtlich grenzenlos sein« ließ mir dann den Kragen platzen.

»Jetzt pass einmal auf«, ereiferte ich mich, »die Armen da unten hinter den Karawanken haben auch ein Recht auf eine natürliche Geburt. Und sie unternehmen gewiss die größten Anstrengungen, um sich das zu erfüllen. So nebenbei beruht das Vertrauen ja auf Gegenseitigkeit …«

»Du hast nie die Garantie, dass du das Geld auch bekommst. Oder verlangst du es etwa gleich, wenn du den Fuß in die Tür setzt?«

»Das meine ich nicht. Abgesehen davon gab es mit der Bezahlung bisher nie ein Problem. Ich meine ein anderes Vertrauen, ein wichtigeres …«

»Ah ja?«

Den süffisanten Einwurf überhörte ich geflissentlich. »Sie schicken mir alle Befunde und Infos …«

»Die du natürlich verstehst …«

»Auf Englisch. Slowenisch kann ich noch nicht.«

»So engagiert wie du bist, wirst du das sicher auch noch lernen.«

Ich legte einfach auf.

Ungefähr eine halbe Stunde nach ihrem ersten Anruf meldete sich Irena wie vereinbart erneut. Noch konnte ich umkehren und gemütlich nach Hause fahren, falls die Geburt zu heftig losging und abzusehen war, dass ich es ohnehin nicht rechtzeitig schaffen würde. Aber Irena versicherte mir, es gäbe keine Veränderung, sondern weiterhin leichte Wehen in großen Abständen.

»Okay«, sagte ich, »ruf mich aber bitte sofort an, wenn sich die Situation auch nur im Geringsten ändert, damit ich abschätzen kann, ob du nicht doch besser in die nächste Klinik fährst.«

Ich hatte ihre Adresse in meinem Navi eingespeichert und wusste, dass ich noch zwei Stunden unterwegs sein würde. Eine halbe Stunde später kam dann der überraschende Anruf, dass Irena die Blase gesprungen war. Oh oh, dachte ich, jetzt könnte es knapp werden. Doch die Wehen, beschwichtigte sie mich, seien die gleichen, da habe sich nichts geändert. Ja, noch nicht, dachte ich. Meine explizite Frage, ob sie tatsächlich zu Hause bleiben wolle, bejahte sie, und sie bat mich ausdrücklich zu kommen. Ich hörte heraus, dass die Frau auf keinen Fall vorhatte, die Klinik aufzusuchen, und gab Gas. Die Autobahn bis Ljubljana war kein Problem. Radarkontrollen gibt es in Slowenien kaum, und wenn ich in eine Falle tappen sollte, müsste Irena sie bezahlen. Das einzig Unangenehme war der Geräuschpegel meines in die Jahre gekommenen Spaniers ab einer Geschwindigkeit von 130 km/h.

Nach einer knappen Stunde war es dann so weit. »Hurry up!«, war das Einzige, was Irena noch zwischen den Wehen hervorstöhnte, und die einzige Frage ihres Mannes Igor war: »Where are you, Ursula?«

Das konnte ich ihm so spontan gar nicht genau beantworten, jedenfalls befand ich mich noch auf der Autobahn unweit von Ljubljana. Aber nicht immer fand mein Navi auf Anhieb die slowenische Adresse. Ich konnte nur noch beten, dass ich rechtzeitig eintreffen würde.

In der Folge spielte sich dann beinahe eine Telefongeburt ab, und zwar auf Englisch, was für beide Seiten ziemlich mühsam war. Igor hatte sein Handy auf Lautsprecher geschaltet.

»Ich sehe den Kopf!«, rief er während einer der nächsten Presswehen.

Meine Güte, fluchte ich, das würde ich nie und nimmer schaffen! Das vorige Kind hatte über vier Kilo gewogen, und es war anzunehmen, dass dieses noch schwerer sein würde. Da waren Komplikationen vorprogrammiert. Warum hatte ich mich nur darauf eingelassen? Sicher, das Zetern kam etwas spät.

Mein Navi dirigierte mich von der Autobahn hinunter Richtung Nirgendwo. Kein Haus, keine Siedlung weit und breit. Die Gegend gottverlassen, beinahe mystisch. Ich beschleunigte. Mit hundert km/h nachts auf einer unbekannten Straße entlangzurasen, war allerdings nicht sehr spirituell.

»Ich glaube, der Kopf kommt raus«, rief Igor, leicht in Panik. »What should I do?«

»Okay, put your hand on when the head comes out. Try to slow down the expulsation. Irena should not press! Not press, okay?«

In das Stöhnen hinein verkündete die nette weibliche Stimme meines Navis, dass ich mein Ziel erreicht hätte. Aber wo, verdammt?! Offensichtlich das letzte Haus in einer Ansammlung von drei Anwesen, sofern ich dies in der rabenschwarzen Nacht erkennen konnte. Als ich meine Scheinwerfer ausdrehte, stand ich komplett im Finstern. Der Himmel war von einer so Furcht einflößenden Schwärze, dass ich erschauderte. Ich schnappte meinen Hebammenkoffer und nahm irgendwelche Steinstufen im Laufschritt.

Im Haus brannte auch nur spärliches Licht, doch unwillkürlich wusste ich, wo ich entlanglaufen musste. Ich stürzte auf die mir unbekannte, am Boden kniende Frau zu. Gerade rechtzeitig, bevor sich der mächtige Kopf durch die dick geschwollenen Schamlippen schob. Ich übernahm, gleich ohne Handschuhe, und Igor rückte erleichtert zur Seite.

Eine Weile tat sich gar nichts. Da Irena kniete, sah ich die Augen des Kindes in dem dicken, in Falten geschobenen Gesicht. Sie waren nur zwei Schlitze. Auch die Hautfarbe des Kindes war normal. Ich schob einen Finger seinen Hals entlang, um zu prüfen ob eine straffe Nabelschnurumschlingung vorlag, und als ich glücklicherweise keine vorfand, beschloss ich, in aller Ruhe die nächste Wehe abzuwarten. Bisweilen lässt die letzte Wehe ja auf sich warten, was die Geburt besonders spannend macht. Da der Kopf aber keine Anzeichen zeigte, sich in einer Weise zurückzuziehen, wie es bei Schulterkomplikationen der Fall ist, blieb ich gelassen.

»Hi, Irena«, nutzte ich die Wehenpause, um mich vorzustellen, blieb aber in meiner Position hinter der Frau kniend.

»Hi«, lächelte Irena, zurück, wobei sie den Rumpf leicht beugte.

Ich bat Igor um mein Sonicaid, das er gleich obenauf im Koffer fand. Mein Adrenalinspiegel stieg, als ich die langsamen Herztöne hörte. Gott sei Dank kam im Anschluss daran eine kräftige Wehe, und unter dem lauten Anfeuern ihres Mannes, der inzwischen das reinste Nervenbündel war, presste Irena den Körper des Kindes heraus.

Himmel, war das ein Bröckerl! Ich reichte Irena die geschätzten fünf Kilo zwischen ihren Beinen durch. Die Frau hockte sich auf die Fersen, als wäre nichts gewesen, und hob den Jungen auf. Inzwischen angelte ich mir aus dem Koffer einen Absaugkatheter. Nach kurzem Absaugen begann das Kind kräftig zu schreien. Irena lächelte selig, Igor lachte, und ich stimmte erleichtert ein.

Der Riesenkopf hatte einen Dammriss verursacht, den ich nach bequemer Lagerung der Mutter und Geburt der Plazenta nähte. Dann erst erhob ich die Maße des Kindes. Es gab keinen Zweifel, meine Digitalwaage zeigte 4.800 Gramm bei 56 Zentimeter Länge. Der Kopfumfang war mit über 38,5 Zentimetern auch so ziemlich das größte, was ich bisher bei Neugeborenen gemessen hatte.

Irena hatte keinen Diabetes, verriet mir aber beim anschließenden Abendessen, dass sie in den letzten Wochen täglich einen Kuchen gebacken hatte. Die Slowenin war zwar füllig, aber nicht dick. Zu den von Igor in der Zwischenzeit gekochten Spaghetti setzte sie sich frisch geduscht und mit großem Appetit. Wieder dachte ich mir, wie groß die Unterschiede bei den Frauen doch sein konnten!

Nach Mitternacht stieg ich ins Auto. Im Davonrollen trank ich ein Red Bull, das ich zum Munterbleiben immer im Handschuhfach habe. Es puscht mich für gute zwei Stunden besser als Cola oder Kaffee. Ich sah auf die Uhr. Zu dieser nächtlichen Stunde konnte ich wirklich nur noch meine Tochter Nina anrufen, sie ist die gleiche notorische Nachteule wie ich. Nur kurz Hallo sagen, nahm ich mir vor, da mir das Auslandsgespräch aus Slowenien nach Paris eigentlich zu teuer war. Nina war natürlich wach und saß am PC.

»Stell dir vor, die Frau stand eine halbe Stunde nach der Geburt dieses Monsters singend unter der Dusche!«, schwärmte ich.

»Hm, kann ich mir nicht vorstellen, nein.«

»Na ja, das habe ich zwar auch gemacht, wenn du dich erinnerst ...«

»Ich war nicht dabei, Ursula, das ist Anna gewesen.«

Das stimmt. Bei der Geburt meiner Tochter Noa waren Anna und Nico dabei gewesen. »Aber ich habe auch keinen King Kong geboren. Noa hat 3.600 Gramm gewogen, das ist schon ein Unterschied. Und ich hatte keine Geburtsverletzung.«

»Hmm«, meinte Nina nachdenklich, »ich kenne mich da nicht so aus und will eigentlich auch gar nicht wissen, wie das so ist. Noch nicht!«

»Na dann«, lenkte ich von diesem im Moment vielleicht nicht gerade Top-Thema ab, »schalte ich jetzt mal auf Musik um, okay? Bussi.«

»Ja«, lachte Nina, »hab noch eine gute Fahrt!«

Zwei Stunden später kam ich ziemlich erschöpft zu Hause an. Genervt betrat ich ein vom Keller bis in den Dachboden hell erleuchtetes Haus. Ich komme mit exakt drei Glühbirnen aus. Nicht, dass es mir auf die Stromkosten einer Glühbirne ankommt, ich bin in keinster Weise knausrig oder gar eine pedantisch wirtschaftende Hausfrau. Ich kann nur eine Ballsaalbeleuchtung im Wohnzimmer nicht ausstehen, vor allem, wenn keiner sich dort aufhält. Aber auch sonst nicht, ausgenommen, dass man etwas in der Größe einer Kontaktlinse sucht.

Einer Ahnung folgend, dass ein Bewohner noch wach sein könnte, stattete ich meinem Sohn einen Besuch ab. Er haust ja ziemlich unabhängig im Tiefparterre. Mit unabhängig meine ich, losgelöst von jeglicher zivilisierten Form des Wohnens.

Das Untergeschoß lag in mystischem Dunkel. Nico war auch für den Gang verantwortlich, deshalb dachte ich sofort an eine defekte Glühbirne. Sein eigenes Reich erstrahlte nicht viel heller. Dennoch sah ich seine Botschaft – an mich, an seine Eltern, an jeden Erwachsenen, den er zum Establishment zählte. Unter Bett und Schreibtisch flockte der Staub, auf Letzterem hatten sich zusätzlich Essensreste mehrerer Jausenteller beinahe entmaterialisiert, aber eben nur beinahe. Halb und dreiviertel gewendete T-Shirts lagen verstreut und als Dekoration über Sessel, Gitarre und Schultasche verteilt.

Inzwischen war es halb drei Uhr, aber Nico lag mit glücklicher Miene im Bett und las. Ich bückte mich nicht. Die Zeiten waren vorbei. Und ich nahm auch das schmutzige Geschirr nicht mit. Trotz des vermutlichen Engpasses an Trinkgläsern in der Küche.

»Du fürchtest wohl die Abstumpfung der Seele durch Wiederholungen, wie tägliches Aufräumen, hm?«, fragte ich, dann schloss ich leise die Tür hinter mir. Es war ohnehin nur eine rhetorische Frage. Nur bei zwei Dingen war sein Ehrgeiz zurzeit kaum zu bremsen: eine Leidenschaft gehörte den asiatischen Kampfsportarten und die andere stand mitten im

Gang vor seinem Zimmer. Stahl und Chrom des Fitnessgerätes glänzten schwach im Schein der Stiegenbeleuchtung. Kurz überlegte ich, ein paar Übungen zu machen, entschied mich dann aber für das genaue Gegenteil von *Wie bleibe ich schlank und fit* und ging stattdessen in die Küche.

Hunger war es bestimmt nicht, genau genommen lagen mir die Spaghetti schwer im Magen und sorgten bereits dafür, dass meine sonst locker sitzende Jeans unangenehm spannte. Am Bund, knapp unter dem Nabel. Eine trendig auf den Hüften sitzende Hose würde zwar den aufgeblähten Bauch nicht einschnüren, sondern darüberschwabbeln lassen, erforderte aber eindeutig mehr Selbstbewusstsein.

Ein Schälchen pikant marinierter Antipasti mit Ziegenkäse lachte mich an und war genau das Richtige zu einem Schluck Sauvignon und einem Happen Weißbrot. Etwas versöhnt stieg ich zu unserem Arbeitszimmer hoch. Ich war längst darüber hinweg, mir von einer Kalorie, oder zwei, den Abend verderben zu lassen. Die fiesen Biester rotten sich ja sowieso immer wieder hinterhältig zusammen, um einen spätnachts noch zu überfallen, wenn man nichts ahnend und total unschuldig den Kühlschrank aufsucht, um einen Schluck Mineralwasser zu trinken.

Blieb noch ein kurzer Check meiner Mails, bevor ich mir eine ausgiebige Dusche gönnen wollte. Gmx meldete eine Reihe Mails und begann mit dem Herunterladen. So schnell würde ich heute nicht davonkommen. Und dabei bin ich nicht mal bei Facebook. Noch nicht. Doch auch meine Töchter können anscheinend nicht mehr ohne leben und halten mir – nicht ganz unberechtigt – auf meine Vorwürfe und Vorurteile hin vor, dass auch ich eine Homepage betreibe. Und damit transparent sei und Infos über mich preisgebe. Stimmt. Nur nicht jeden Tag neue. Mein Motto ist: so wenig Privates wie möglich von mir ins Netz. Um die Hoffnung nicht sterben zu lassen, man sei doch noch kein völlig gläserner Mensch.

Ich tummle mich auch nicht in irgendwelchen Foren. Dazu habe ich schlichtweg keine Zeit. Zwangsläufig gerate ich bei den Recherchen für meine Vorträge oder Bücher auch in solche Gruppen gemeinsamer Interessen. Nur selten finde ich dort eine Antwort, aber stets habe ich das Gefühl eines gewissen Zwangs. Ich hasse Gruppenzwang, doch hier ist es etwas anderes. In den Foren spüre ich förmlich die Angst der Leute, etwas zu versäumen. Es ist ähnlich wie bei den TV-Serien. Je banaler und geistloser der Inhalt, desto erfolgreicher sind sie. Es muss einen Grund geben, warum sie so beliebt sind. Reine Neugier kann es nicht sein, denn sonst hätten die Wetterprognosen die höchsten Einschaltquoten, da wird man ja immer überrascht. Offensichtlich steht der Mensch auf *never ending stories,* schließlich war schon Scheherazade damit höchst erfolgreich.

Ich möchte jetzt nicht den Eindruck vermitteln, als würde ich der Kommunikation per Fax und der Recherche mittels Meyers Konversations-Lexikon nachweinen. Das Internet ist großartig und Tante Google unschlagbar. Nur der Zugang zu diesem tollen Medium ist oft nicht ganz einfach. Manchmal bleibt er mir ganz verwehrt. Und ich verstehe überhaupt nicht, warum. Ich speichere, kopiere und archiviere immer nach dem gleichen Schema, ich halte mich an die Regeln. Mein PC nicht. Das geht so weit, dass er mir von Zeit zu Zeit den Mittelfinger zeigt, dabei aber so viel Anstand besitzt, sich irgendwann selbst aufzuhängen.

Dann sagt mein Mann mit lautem Seufzer und diesem gewissen Unterton in der Stimme, den er auch einsetzt, wenn mein Auto nicht anspringt oder der Videorecorder nicht aufnimmt, was ich will, dass das Problem immer vor dem Bildschirm sitzt. Zwar bin ich als Frau von Natur aus komplexer verdrahtet als er, kann dies aber vor dem PC sitzend nicht ausspielen.

Als ich die zwei Dutzend Mails sah, überlegte ich, das Gerät gleich wieder auszuschalten und duschen zu gehen.

Aber dann blieb ich doch noch vor meinem PC kleben. Ja. Nein. Ja! Nein! Vielleicht. Nein. Doch. Oder? Schuhkauf. Dabei bin ich in meinem Konsumverhalten ziemlich eindeutig. Und forsch, fast draufgängerisch. Wenn ich beschließe, mir etwas Neues zu kaufen, was kein eigentlicher Beschluss ist, sondern eher das Ausnutzen einer zeitlichen Ressource im Stadtzentrum, dann steuere ich gewisse Läden ganz gezielt an: eine schicke italienische Boutique, dann H&M und Zara. Das wären schon mal locker drei Stunden. Für Schuhe bleibt dann meist keine Zeit mehr. Somit erlag ich der Versuchung, mal im Internet zu stöbern. Resigniert beschloss ich nach einer öden halben Stunde, es bei nächster Gelegenheit doch lieber wieder auf die konventionelle Art mit den Geschäften in der Stadt zu versuchen.

Aus dem Zimmer nebenan drangen die Sägegeräusche meines Mannes. Frustriert setzte ich mich mit einem Teller Antipasti und einem Glas Sauvignon – samt Flasche – vor den Fernseher, was ich circa dreimal im Jahr mache. Sonst herrscht das Jahr über des Abends ja Sauvignonkarenz, was nicht an den Kalorien der süffigen Rebsorte mit ungewisser Herkunft, aber weltweiter Verbreitung liegt, sondern an der in Österreich herrschenden 0,5 Promille-Grenze.

Ich war wild entschlossen, die restliche Nacht angenehm zu verbringen. Im Grunde ist das reine Willenssache. Manchmal hilft eine gute Flasche Wein dabei, denn speziell wenn das Wochenende naht, wird das Fernsehprogramm noch ein bisschen anspruchsloser, als es sowieso schon ist. Nach zehnminütigem Herumzappen blieb ich bei einem Western von Sam Peckinpah hängen. Er wirkte wie ein alter Tom-Waits-Song, kratzig und melancholisch. Man bedauert es sogleich, wenn er zu Ende ist. Aber er ließ mich immerhin das Thema Schuhe wieder vergessen.

Im Pförtnerhaus der Burgruine

Eine mystische nächtliche Odyssee

»Kennst du die?«, fragte ich meine Kollegin, unauffällig in Richtung der Begleitung eines uns bekannten Gynäkologen nickend. Die beiden betraten soeben die Halle. Die Kunststoffmaus war aufgeputzt wie ein Christbaum und für diese Feier für meinen Geschmack etwas overdressed. Doch es war Samstagabend, und vielleicht hatten die beiden ja noch etwas anderes vor.

»Ist seine Freundin, sein steiler Vorzimmerzahn in der Ordi.«

»Fesch, fesch, aber zu aufgedonnert. Und der Optik nach nicht älter als die Tussi seines Sohnes.«

»Und mit Sicherheit nicht dessen leibliche Mutter.« Carina schüttelte den Kopf. »Kein Stil, die Barbie.«

»Oh, hallo die Damen!« Dr. Hamid Bazargani, seines Zeichens ebenfalls Gynäkologe, näherte sich unserem Stehtisch mit einem Glas Sekt und einem weiteren Besucher. »Darf ich vorstellen: mein Kollege Kurt Heller, Intensivmediziner.« Und mit einem Nicken in unsere Richtung: »Meine beiden rechten Hände, Ursula und Carina.«

»So, so. Und wenn die beiden nicht da sind, hast du nur zwei linke? Das erklärt einiges.« Kurt Heller zwinkerte mir zu.

Wir vier stießen mit Sekt und Prosecco an. Ich weiß nicht, wie lange der Herr Intensiv schon da war, aber er schien mir bereits recht angeheitert zu sein, da er sein Glas fast an meinem zertrümmert hätte.

»Sieht aus, als hätten wir euch bei einem ganz wichtigen Thema gestört«, meinte Kurt.

»Das ist prinzipiell richtig«, erwiderte ich, »macht aber nichts.«

Carina grinste. »Wir haben schon alle durchgehechelt. Wer mit wem halt und so.«

»Und so …«, lästerte Hamid. »Ihr in Europa leidet doch an vollkommener sexueller Überfütterung!«

»Ha, das sagst gerade du, als Perser!«, konterte ich. »Pardon, Iraner. Wenn ich den Fernseher andrehe, sehe ich nur lauter Kochshows.«

»Und Arzt- und Gerichtsserien et cetera«, behauptete Hamid. »Und da geht's schließlich auch immer nur um das Eine. Anbaggern, abschleppen und so fort.«

Kurt nickte zu Hamid: »Und dann wachst du auf und schwörst dir, nie wieder zu trinken. Wir kennen das.«

»Henny Youngman sah das entspannter«, warf ich ein. »›Als ich von den schlimmen Folgen des Trinkens las, gab ich sofort das Lesen auf‹, sagte er. Hatte wohl keine Probleme mit dem Tag danach.«

Kurt lachte. »Ja, ist anscheinend auf lauter tageslichttaugliche Göttinnen gestoßen. Aber wehe dir, wenn du am Tag danach Lilly Munster auf dem Polster neben dir erblickst ...«

Max, ein weiterer Gynäkologe, gesellte sich zu uns und hatte wohl Kurts letzte Worte aufgeschnappt. »Da bin ich ganz Ihrer Meinung.« Er hob sein Glas und prostete in die Runde.

»Du, mein Lieber«, verkündete ich und deutete auf mein Glas, »verbündest dich ja nur mit dem Zeug, um unsere Urteilsfähigkeit herabzusetzen und deine koitablen Chancen zu erhöhen.«

»Hat bei dir noch nie was genützt.«

»In Wahrheit ist es doch umgekehrt«, sagte Kurt und grüßte nebenbei den geschäftsführenden Leiter des Sanatoriums. »*Wir* werden von *euch* ausgesucht. Ihr könnt das nur raffinierter verbergen, weil ihr komplexer verdrahtet seid!«

»Meine Worte«, nickte ich anerkennend, »ich meine, das mit der Verdrahtung.«

»Uh, ein ganz ein Schlauer, der uns durchschaut hat«, lachte Carina und harpunierte mich mit ihrem Ellbogen.

»Habe ich bei der Ansprache was Wesentliches versäumt?«, erkundigte sich Max und nickte zur Bühne des Krone Centers. Vor einer Stunde hatte dort die kollegiale Führung des Sanatoriums die Silbermedaille für *best health* in Österreich aus den Händen der Landesrätin für Gesundheit in Empfang genommen.

»Nö«, überlegte ich. »Die haben dich glatt vergessen. Deine Verdienste sind einfach nicht gewürdigt worden.«

»Schweinerei«, empörte sich auch Carina.

Kurt hatte sich kurz entschuldigt und kehrte mit einer Platte *Petit Fours* an unseren Tisch zurück. Mittlerweile war es halb elf geworden. Eine neue Runde Weißwein wurde serviert, und ich beschloss endgültig, mir später ein Taxi nach Hause zu nehmen. Langsam lichteten sich die Reihen, und man rückte enger zusammen. Unsere Runde erweiterte sich um eine Schwester des Sanatoriums, eine Gynäkologin und noch einen Schnösel, seines Zeichens Anästhesist. Wir erörterten gerade die Problematik fehlender Anästhesisten, als sich mein Handy rührte.

»Ein Blasensprung!«, witzelte Hamid.

Ich warf ihm einen vernichtenden Blick zu und verließ die Halle mit ihrer Geräuschkulisse.

»Ja?«, erkundigte ich mich am Gang, denn die Nummer am Display war mir unbekannt.

Am anderen Ende hörte ich eine aufgeregte Frauenstimme: »Frau Walch, hier ist Lilo, ich habe Sie heute früh angerufen …«

»Ich weiß, Sie haben mich aufgeweckt.« Nein, das darf doch nicht wahr sein! Ich runzelte die Stirn. Darf ich nicht ein Mal ausgehen? Betonung auf *ein*.

»Sie sagten, ich solle mich melden, wenn ich Wehen hätte …«

»Und nun haben Sie Wehen.«

»Ja. Sie sind schmerzhaft, aber die Abstände noch sehr groß.«

»Lilo, ich bin hier gerade auf einer Veranstaltung …« Nachdenklich, nein verdrossen, blickte ich auf mein Weinglas. Himmel!

»Frau Walch, ich fahre sicher nicht ins Krankenhaus, ich habe ja nicht einmal einen Mutter-Kind-Pass!«

Holy shit! »Ja, ich weiß, viertes Kind, keine Untersuchungen, das sagten Sie mir schon.« Meine Güte, wer dachte denn, dass das heute sein würde! Unentschlossen sah ich mich um. »Ich bin gerade auf einer sehr wichtigen Veranstaltung …«, wiederholte ich schroff. Viel zu schroff. »Gut, ich komme«, seufzte ich kaum vernehmlich und blickte resigniert zur Decke. »Den Weg haben Sie mir ja beschrieben, hinterm Schöckl Richtung Arzberg bis zur Ruine, richtig? Aber bleiben Sie in der Nähe des Telefons. Ich werde ungefähr eine Stunde brauchen, nicht wahr?«

»Etwas weniger, ja. Bis zwölf Uhr könnten Sie's schaffen.«

Die zieht das alleine durch, sagte ich mir, das vorige Kind hatte sie auch alleine zu Hause geboren. Aber nun saß ihr die Angst im Nacken. Ich hatte so ähnliche Situationen schon ein paarmal erlebt und wusste, dass die Ängste dieser Frauen unbedingt ernst zu nehmen waren. Eine Alternative gab es nicht, keine Kollegin würde diesen »Fall« Samstagnacht übernehmen, noch dazu, wo ich die am nächsten wohnende Hebamme war. Da ging es um Kilometergeld und schnöden Mammon. Eigentlich eine unhaltbare Situation, die die nicht gerade ruhmreiche Haltung der Krankenkassen und ihre unmögliche Zahlungsmoral zeigte.

Im Vorbeigehen streifte ich die im Gang zur Schau gestellten und zuvor beworbenen Bilder. Na ja, über Geschmack lässt sich bekanntlich nicht streiten. Auf dem Weg zurück in die Halle grüßte ich die Frühschläfer, die die Arena bereits in kleinen Gruppen verließen.

Wieder zurück an unserem Tisch sagte ich bedauernd: »Leider, Hamid, du hast gar nicht so falsch gelegen.«

»Machst du Witze?«

»Sehe ich aus, als wäre ich zu Scherzen aufgelegt? Ich muss zu einer verflixten Geburt.«

»Nicht schon wieder!«, stöhnte Max. »Deine Frauen haben aber auch vor gar nichts Respekt!«

»Du sagst es.« Ich seufzte und begann mich zu verabschieden.

»Wer ist es denn?«, fragte Carina.

Ich zuckte die Schultern. »Eine Ungarin. Ich kenne sie nicht.«

»Du kennst sie nicht?« Entsetzen im Gesicht der Gynäkologin. Auch die halbgesenkten Lider des Schnösels an ihrer Seite verbargen einen spöttischen Blick.

Ich schüttelte den Kopf. »Das kommt hie und da vor. Die Frauen sehen das ganz entspannt. Diese rief mich in aller Früh an, weil sie heute Geburtstermin hat. Das war ihr erster Anruf, wohlgemerkt. Aber ich hatte heute keine Zeit zu ihr zu fahren, und sie wiederum hat kein Auto. Wohnt da irgendwo hinterm Schöckl, ich war noch nie in der Gegend.«

»Das wievielte Kind ist es denn?«, fragte Carina, während alle anderen nur den Kopf schüttelten. Keiner konnte nachvollziehen, warum ich mich auf so etwas einließ.

»Das vierte.«

»Dann geht's ohnehin flott«, grinste Hamid.

Im Gehen blickte ich noch einmal über die Schulter und sagte: »Da bin ich mir nicht so sicher. In drei Jahren vier Kinder zu gebären ist nicht so ohne. Ciao!«

In den Gesichtern der Zurückgebliebenen stand Unverständnis und Ablehnung. Vielleicht sogar ein bisschen Neid. Jetzt hatten sie ausreichend Gelegenheit, mich und meine Auffassung von Geburtshilfe genüsslich durch den Kakao zu ziehen. Nun, es war mir völlig gleichgültig.

Im Foyer traf ich auf den Maler, der in den Gängen des Krone Centers gerade eine Ausstellung laufen hatte. »Tja, tut mir leid, Guido, wird wohl nichts aus unserem Geschäft heute.« Ich zwinkerte ihm zu. »Dabei habe ich mich gerade mit Dr. Bazargani um die Frau im Pfauengarten gestritten …«

Guido grinste. »Die könnten Sie sich sowieso nicht leisten.«

»Dann könnten Sie sie mir ja schenken.« Ich winkte ihm zu. Neben dem Maler stand ein junges Paar, das mir einen verdutzten Blick zuwarf. Ich nickte dem Typ zu, der Cola trank und sich an der Taille seiner Freundin festhielt, für den Fall, dass Wind aufkommen sollte. »Wer weiß, vielleicht sind die Kunstwerke«, ich deutete ringsum, »in einem halben Jahrhundert sogar was wert. Dann freuen sich meine Kinder.«

Auf dem Weg zu meinem Wagen kramte ich in meiner tiefen Tasche nach dem Autowohnungsgaragenbriefkastenschlüsselbund. Ich startete und fuhr los. Genervt stellte ich fest, wie viele Ampeln noch in Betrieb waren, obwohl um diese Zeit fast nur noch Taxis unterwegs waren. Zum Glück hatte ich das letzte Glas nicht mehr getrunken, sonst würde ich jetzt bei einem Ali oder Sergej auf der Rückbank sitzen und eine Dreiviertelstunde lang rollende weiße Augäpfel im Rückspiegel seiner Dieselmühle sehen. Da fuhr ich lieber selbst.

Blöd war nur, dass mein Navi in Peters Wagen war. Gut, die Frau hatte mir den Weg heute Morgen geschildert und ich hatte mir angewöhnt, die Wegbeschreibung immer in meinem Kalender mitzuschreiben. Man wusste ja nie …

Während der engen Kurven auf den Schöckl hinauf, den Hausberg der Grazer, läutete das Handy. Ich drehte den CD-Player ab und hörte Lilo über die Freisprechanlage.

»Frau Walch, die Wehen kommen jetzt in kürzeren Abständen und sind schon stark.«

»Okay, ist kein Problem, ich bin schon fast auf dem Schöckl.«

»Gut, dann sind Sie ja bald hier. Nehmen Sie auf jeden Fall die Abkürzung durch den Wald, sonst ist es ein Riesenumweg.«

Kurz darauf stand ich an der besagten Kreuzung, die Lilo in unserem Telefonat erwähnt hatte. Ich las die Schilder, nickte und bog in den schmalen, mit Schlaglöchern gepflasterten Weg ab. Rundherum war dichter Wald. Ich kam nur langsam vorwärts. Es wurde immer gespenstischer. Meine Scheinwerfer warfen beunruhigende Schatten auf die Bäume und hauchten ihren Stämmen Leben ein. Gott, nur nicht stehen bleiben!, dachte ich. Beängstigend war, dass einem hier keine Menschenseele begegnete. Nicht zu nachtschlafener Zeit. Zu jeder anderen vermutlich auch nicht. Aber bei Tageslicht sah die Welt anders aus, weniger unheimlich …

Von der Abzweigung weg ging es stetig bergab. Dann endete der Wald abrupt, und ich atmete auf. Allerdings nicht lange, denn nun wurde ich von Nebelschwaden eingehüllt. Ich schlich noch langsamer dahin und spähte angestrengt in alle Richtungen. Der Nebel wurde immer dichter, bald konnte ich nur noch wenige Meter weit sehen. Wie sollte ich da die Burgruine ausmachen? Das Haus, in dem Lilo mit ihrer Familie wohnte, war das Pförtnerhaus der Burg und lag irgendwo an dieser schmalen einspurigen Straße.

Fluchend griff ich zum Handy und wählte, mich weiter die Straße entlangtastend, die letzte Nummer. Kein Netz. Na großartig! Wenn ich das nur geahnt hätte! Nun bekam Lilo ihr Kind wieder allein. Ungeachtet der schlechten Sicht fuhr ich schneller. Kriminell schnell. Die ungesicherte Straße schlängelte sich in engen Kurven bergab. Du riskierst hier dein Leben, nicht mehr und nicht weniger, dachte ich. Irgendwann machte ich, wie in Watte verpackt, das Ortsschild »Arzberg« aus und wusste, ich war zu weit. Noch immer kein Empfang. In welcher Scheißgegend war ich denn da! Suchend fuhr ich weiter. Unten im Tal war kaum mehr Nebel, aber alle Häuser lagen im Dunkeln. Ich sah auf die Uhr, es war genau Mitternacht. Meine einzige Chance war ein Gasthaus, das um diese Zeit noch offen hatte.

Üblicherweise befindet sich in der Mitte eines Dorfes die Kirche und gegenüber das Wirtshaus. Ich steuerte den Dorfplatz an und sah tatsächlich der Kirche gegenüber ein Gebäude, aus dessen kleinen Fenstern gedämpftes Licht auf die Straße fiel. Unendlich erleichtert stöckelte ich mit meinen High Heels und in viel zu engem Rock die Stufen der Dorfkneipe hoch. Geschlossen. Der gusseiserne Türklopfer hallte laut durch die Nacht. Ich klopfte nochmals. Eine verdutzt lächelnde Wirtin öffnete mir und ließ mich ein.

Ich folgte ihr in die Wirtsstube, in deren rauch- und schnaps-geschwängerter Luft ich kaum etwas erkennen konnte. Es stank bestialisch. Auf das Stakkato meiner Absätze hin drehten sich mehrere Köpfe in meine Richtung. Die Runde rotäugiger Zechkumpanen starrte mich an, als wäre ich eine Erscheinung. In ihren umnebelten Hirnen überlegten sie wohl, welche Art von Panne ich gerade in der Nähe hatte oder ob ich eines dieser hysterischen Luxusweibchen bin, das nach einem Streit aus dem Ferrari springt.

»Darf ich bitte ganz schnell Ihr Telefon benutzen?«

Belustigt deutete die hagere Blonde mit einem Kopfnicken hinter den Tresen. Ich wählte die letzte Nummer vom Display meines Handys.

Lilos Mann meldete sich mit aufgeregter Stimme, nachdem ich erklärt hatte, wo ich mich befand. »Sie sind zu weit gefahren. Haben Sie denn die Ruine nicht gesehen?«

Wie stark war denn das? »Bei diesem Nebel! Unmöglich! Also …«

»Kommen Sie bitte so schnell es geht!«

Hilfe suchend schaute ich mich um. Die Schluckspechte sahen mich immer noch entgeistert an. Schließlich wandte ich mich an die Herrin des wilden Haufens: »Ich bin die Hebamme«, krächzte ich, »ich muss dringend zur Geburt ins Pförtnerhaus. Also zu der Familie, die im Pförtnerhaus der Burg wohnt.«

Schweigen. Die hagere Alte musterte mich von oben bis unten, doch die Kerle, die längst das glückselige Stadium erreicht hatten, sich über ihre eigene Dämlichkeit krumm zu lachen, stießen sich gegenseitig die Ellbogen in die Seiten. Vermutlich grübelten sie noch immer darüber nach, was wohl der Witz an meiner Ansage gewesen sein mochte.

Nur einer aus der Runde erhob sich mit trunkener Anmut, rückte sich seinen Gürtel zurecht und trat schwankend vor. »Ich mach das.« Sein Blick aus glasigen Augen wanderte mit dreister Anerkennung über meine Erscheinung. »Fahren Sie mir nach, Lady, ich führe Sie hin.«

Die Zechkumpane feixten, nur die Wirtin schaute den Möchtegern-Romeo an, als wäre er nicht ganz bei Verstand.

»Oh, das ist furchtbar nett von Ihnen!« Ich stöckelte hinter dem Provinzcasanova her, der sich schwankend wie ein Seemann zur Wirtsstube hinausbewegte.

Sein Fahrstil entsprach seinem Gang. Nun ging es die Serpentinen wieder hinauf, und nicht immer nahm er die engen Kurven so knapp, wie es nötig gewesen wäre. Ich hielt so viel Abstand, wie es der Nebel erlaubte, fürchtete aber jedes Mal, wenn ich ihn aus den Augen verlor, dass er bereits den Hang hinuntergekullert war. Lautlos, verschluckt vom dichten Nebel. Wider Erwarten hielten wir bald vor dem alten Steinhaus. Ich winkte ihm zum Dank, schnappte meinen Koffer und stürzte ins Haus.

Inmitten eines großen, halb leeren Raumes hockte eine nackte Frau auf dem Boden und krümmte sich im Wehenschmerz.

Geduldig wartete ich im Hintergrund die Wehenpause ab. »Hallo Lilo, ich bin Ursula.«

»Hallo«, hauchte die Frau matt und strich sich eine blonde Strähne aus dem Gesicht.

»Freut mich, dass ich es offensichtlich doch noch rechtzeitig geschafft habe.«

Ich zog einen sterilen Handschuh aus dem Koffer und untersuchte sie. Hm. Neben Blasensprung stellte ich fest, dass der Kopf bei eröffnetem Muttermund noch nicht tiefer gekommen war. Da die Herztöne in Ordnung waren, beschloss ich, unter Zuhilfenahme alternativer Mittel zuzuwarten.

Ich schlüpfte in meine Arbeitsklamotten, setzte mich an den Küchentisch und bestaunte die über und über zerkratzte und bemalte Holzplatte. Nach Ausfüllen meiner Vordrucke mit Lilos Daten und Smalltalk mit Alfred, einem hageren Mittdreißiger mit langem Rastazopf, checkte ich den Geburtsfortschritt. Doch weder Homöopathie noch aromatische Öle oder der starke Nelken-Zimt-Tee zeitigten irgendwelche Erfolge. Lilo wurde immer müder und teilnahmsloser. Sie saß nur auf dem Teppich, wiegte sich während jeder Wehe in den Hüften und stöhnte. Alle meine Ratschläge, vom Positionswechsel bis zum Rumspazieren, wurden geflissentlich ignoriert. Als auch nach einer weiteren Stunde keinerlei Fortschritt zu bemerken war, dachte ich laut über einen Abbruch der Hausgeburt nach.

Lilo weigerte sich strikt. Auch Alfred, der bis dahin fortwährend eines der Kleinkinder herumgeschleppt und beruhigt hatte, sprach sich gegen eine Verlegung ins Krankenhaus aus.

»Okay«, willigte ich ein, »dann passt mal auf: Dass nichts weitergeht liegt einzig und allein daran, dass du vollkommen ausgelaugt bist. Das Kind ist groß, bestimmt über vier Kilogramm schwer. Weil du müde bist und keine Power hast, sind auch die Wehen zu schwach und lassen immer weiter nach. Ich kann aber nach Blasensprung und bei vollständig eröffnetem Muttermund nicht stundenlang warten, bis du ausgeschlafen und topfit bist. Wir probieren Folgendes: Ich hol aus dem Auto ein Red Bull und Traubenzucker. Dann gehst du unter die Dusche und erfrischst dich. Wenn dann ordentliche Presswehen kommen, kann Alfred unterstützend mitdrücken.« Ich sah Lilo tief in die Augen. »Wäre doch gelacht, oder?«

Lilo nickte, und ich ging zum Wagen. Wenig später hing die junge Frau wie ein Häufchen Elend in der Badewanne, Dusche gab es keine. Alfred und ich hatten zu tun, sie da wieder herauszubekommen. Presswehen stellten sich ein, doch Lilo nutzte sie nicht. Wir feuerten sie an, pressten sogar instinktiv mit, schnitten Grimassen, aber es half alles nichts.

»Du musst mitschieben, Lilo! Von alleine fällt das große Kind nicht heraus!«, rief ich bereits etwas genervt. Die Herztöne waren immer noch in Ordnung, aber ich fragte mich, wie lange wohl noch.

»Ja, ja, bei der nächsten«, lächelte sie.

Energisch schüttelte ich den Kopf. »Entweder du machst jetzt mit, oder wir lassen's – ist das klar?«

»Aber ich hab doch keine Kraft«, jammerte sie, und Tränen kullerten über ihre runden Wangen.

»So ein Quatsch!« Körperlich war der Frau auch nicht anzusehen, dass sie für eine Geburt zu schwach sein sollte. Sie war von mittelgroßer Statur und kräftig gebaut.

»Ich muss mich ausruhen, ich muss Kraft schöpfen und mich entspannen.« Trotzig schob sie ihr Kinn vor.

»Also ausgeruht hast du dich wohl genug. Aber gut«, lenkte ich ein, »entspann dich. So hat das keinen Sinn. Möchtest du ein Glas Bier oder Wein?« Das würde die Geburt zwar weiter verzögern, aber ich wollte ihr eine halbe Stunde gönnen und dann weitersehen.

»Ich will was rauchen.« Bittend sah Lilo zu Alfred. Der hagere große Mann nickte, zog sich an den Tisch zurück und drehte eine Zigarette. Schweigend zogen sie abwechselnd an dem Glimmstängel, und ich erkannte am Geruch, was Alfred noch ins Filterpapier gewickelt hatte. Es war nicht das erste Mal, dass ich so etwas erlebte, und bis jetzt hatte das THC immer gewirkt.

Lilo saß entspannt an ihren Mann gelehnt, eine Presswehe nach der anderen rollte über sie hinweg. Und die Frau rauchte sich ins Nirwana! Ich konnte nicht anders, ich musste lachen. Die Situation war einfach zu schräg! Der Anblick der beiden wäre genau das Richtige für die Hardliner unter den Schulmedizinern. Schade, dass die feudale Runde von vorhin jetzt nicht hier sein konnte!

Ich kontrollierte die Herztöne, sie waren im grünen Bereich. Was sollte dem Kind auch zusetzen? Die Presswehen waren es nicht. Nach einer weiteren halben Stunde hatte sich die Situation nicht wesentlich geändert, obwohl der Kopf etwas tiefer gerutscht war. Ich kündigte an, die Hausgeburt abzubrechen.

Da erwachte Lilo aus ihrer Lethargie. *»Nem!«*, rief sie. »Nicht!« Sie raffte sich auf und lächelte mich an. Ich sah die

Kampflust in ihren hellen Augen. Erbost warf sie den blonden Zopf auf ihren Rücken und presste.

Ich nickte ihr zu. Dennoch hatte sie nicht die Kraft, dieses Kind hinauszuschieben. »Hör mal, Alfred, jetzt bist du dran«, forderte ich den sehnigen Mann auf, bevor Lilo wieder lethargisch auf dem Teppich zusammenschrumpfen würde. Ich zeigte ihm, wo er mitdrücken sollte, und bei der nächsten Wehe versuchten wir es zu dritt.

»Nein, nein«, beteuerte ich mit langsam zur Neige gehender Geduld, »so rührt sich gar nichts. Mit deiner ganzen Kraft, hab ich gesagt.«

Der Po des Kindes war durch den teigigen Uterus hindurch gut zu tasten, und ich legte Alfreds große Hände genau dorthin. Als die nächste Wehe anrollte, bedeutete ich ihm ordentlich mitzuschieben. Lilo stöhnte zwar, aber ich duldete keinen weiteren Aufschub. Vereint halfen wir dem Kind auf den Weg. Als der Kopf die Scheide füllte, bedeutete ich Alfred, abzulassen und Lilo auf die Knie zu helfen. Kurz darauf legte ich einen viereinhalb Kilogramm schweren Buben seiner völlig erschöpften Mutter in den Arm.

Müde machte ich mich auf den Heimweg. Noch immer lag Nebel in der Luft, wie Fetzen strich er an mir vorbei. Beklemmung verspürte ich keine mehr, denn langsam wich die Nacht dem Tag.

Trotz des guten Ausgangs der Geburt verfiel ich ins Grübeln. Als ich in den 80er-Jahren studierte, hieß die Wunderwaffe für uns Frauen: zurück an den Herd, zurück zur Natur. Wie Lilo und Alfred es vorlebten. Die Frauenzeitschriften propagierten »Stillen ist schön«. Die »Sanfte Geburt« und Rooming-in wurden entdeckt und Brotbacken und Körndl-Schroten wurden modern. An die Seite der ökologisch bewegten Aussteigerinnen traten zunehmend Esoterikerinnen. Der Zeitgeist suggerierte die Suche nach der großen Göttin, und Feministinnen warnten vor dieser neuen Weiblichkeit, die die Frauen weg von der politischen Aktion holte. Mit alldem konnte ich in meiner Sturm-und-Drang-Phase wenig anfangen. Irgendwann gegen Ende des Studiums kam dann die Besinnung auf Wahlmöglichkeiten, auf Selbstbestimmung. Jede ihre eigene Pionierin auf der Entdeckungsreise zum ICH … Mein Gott, was ist von den damaligen Visionen geblieben? Von den Möglichkeiten des Erfülltwerdens noch machbar? Lauter unangenehme Fragen …

Ich schaltete den CD-Player ein. Aber was bleibt einem denn wirklich? Wahrscheinlich nur, gute Miene zum bösen Spiel zu machen und die Hoffnung auf das Eldorado fahren zu lassen. *Shadow on the wall* dröhnte aus den Lautsprechern. Meine Stimmung hob sich umgehend. Einiges, nein, etliches ist noch machbar, sagte ich mir und stieg trotz Nieselregens aufs Gas, damit ich endlich nach Hause kam. Eine Zeitlang sah es so aus, als ob ich dem Unwetter entwischen würde, doch gleich hinter dem Ortsschild von Graz holte es mich endgültig ein.

Bei strahlendem Sonnenschein erreichte mich am darauffolgenden Tag auf der Zufahrt zum Schöckl der Anruf meiner Kollegin. Carina erkundigte sich nach dem Ausgang der Geburt vergangene Nacht.

»Ein Abenteuer, sage ich dir! Ich bin soeben zur Nachsorge hin unterwegs.«

»Was sind das für Leute? Bauern?«

Ich lachte. »Aber wo! Überbleibsel der Hippies – lieb und absolut friedlich. Er mit Rastafarischwanz bis zur Hüfte. Mit offenen Haaren würde er aussehen wie ein Reserve-Christus. Vermutlich ernährt er seine Haarwurzeln besser als sich selbst, nach den diversen Haarwässern Marke Bio in ihrem Bad zu schließen.«

»Die kommt nächstes Jahr wieder.«

»Nicht zu mir, nein, das werde ich ablehnen!«

Schließlich war diese Geburt schon grenzwertig gewesen. Keine Chance, lächelte ich und drehte laut Musik auf. Vor mir einer dieser voluminösen Geländewagen, deren einziges Erlebnis von Abenteuer die provisorische Schotterpiste der neuen Zufahrt war. Gesteuert von einer grazilen Blonden, die bestimmt eine überdimensionale Louis-Vuitton-Tasche spazieren führte. Nicht meine Klientel, zumindest nicht für Hausgeburten. Die Gnädige passte besser ins Sanatorium.

Am Fuße des Schöckls ein Endorphin-Süchtler in hautengem Trikot, das beinahe obszön wirkte. Bis ich eine Gelegenheit zum Überholen fand, strampelte er eine Weile auf dem Aluminiumdrahtesel vor mir her. Mein Respekt, er nahm die Steigung souverän, ich war ehrlich deprimiert. Mehr noch, wenn ich mir vorstellte, dass er vielleicht in Graz losgefahren war. Ich sollte heute Abend wirklich nicht ohne Pilates-Übungen den Tag beschließen.

Als ich nach dem Schöcklpass den dichten Wald verließ, blendete mich der helle Sonnenschein. Tief unter mir das Tal mit dem kleinen Ort. Die Gegend mit der auf halber Höhe gelegenen Burgruine, die man ohne Nebel tatsächlich schon von Weitem sah, war eindrucksvoll.

Bei meinem Eintreffen befand sich die gesamte Familie mit Ausnahme des Vaters im Bett, das den ganzen Schlafraum einnahm. Lilo thronte mit dem Neugeborenen in der Mitte, und um sie kullerten die drei älteren Kinder, die sich glichen wie ein Ei dem anderen. Ich krabbelte ebenfalls ins Bett, sah mir Baby Oskars Nabel an und tastete nach Lilos Gebärmutter. Alles stand zum Besten. Für eine schnellere Genesung empfahl ich Lilo Kräuterblutsaft aus der Apotheke, dann machte ich mich wieder auf den Weg.

Zu Hause besuchte ich meine Zweitälteste, um Hallo zu sagen und mich nach ihrem Tag zu erkundigen. Wir wohnen zwar sozusagen Tür an Tür, sehen uns aber nicht jeden Tag – wie das bei Nachbarn so üblich ist. Dass sie sich hie und da in unsere Küche oder besser gesagt in unsere Speisekammer verirrt, stelle ich an manch rasant schwindenden Vorräten fest, woran natürlich auch mein Sohn beteiligt ist. Sein Hunger – beziehungsweise eher sein Appetit – ist im Moment nur noch schwer zu finanzieren.

Es blieb bei einem kurzen »Hallo«, denn zu Besuch war eine Freundin, deren Faible für Markenklamotten ich nicht gutheißen konnte, seitdem ich wusste, dass die Hübsche nicht arbeitete und ihre alleinerziehende Mutter sich abstrampelte, um ihr das Studium zu finanzieren. Ihr halbverhungertes Gestell steckte in Edeljeans, die schon vor dem ersten Tragen die Abnützung jeder Arbeiterhose in den Schatten gestellt hätten. Die gut gebräunte Trägerin und die ausgebleichten kultigen Röhren sahen jedenfalls aus, als hätten beide an der legendären Rallye von Paris nach Dakar teilgenommen.

Mein letzter Blick schweifte über den Tisch in der kleinen Studentenküche, bevor ich leise die Türe hinter mir schloss: Mango-Lassi und zwei Tage alte Müslischalen. Fruchtfliegen kreisten mit trägem Besitzerstolz über der Obstschüssel mit Äpfeln, Litschis und Feigen.

Ich besuchte Lilo noch ein paarmal während ihrer Zeit im Wochenbett, bis ich sicher war, dass der kleine Kerl zunahm. Neben Oskar stillte sie noch das einjährige Kind und auch die Zweijährige nuckelte noch hie und da an ihrer Brust. Da auch eine Woche nach der Geburt noch kein Kräuterblutsaft besorgt worden war, brachte ich das Elixier bei meinem nächsten Besuch mit. Überzeugt, dass Lilo in den nächsten Monaten keinen Arzt aufsuchen würde, legte ich ihr eindringlich ans Herz, bald mit einer vernünftigen Familienplanung zu beginnen, denn eine weitere Geburt innerhalb der nächsten drei Jahre wäre für sie und für das Kind eine echte Gefahr. Bei meinem letzten Besuch wies ich noch einmal verstärkt darauf hin. Schon damals hatte ich das Gefühl, dass meine Warnung nicht ernst genommen werden würde.

Ich versuchte diesen Gedanken abzuschütteln, als ich aus dem Pförtnerhaus trat. Es war ein warmer Sommertag, und ich nahm die Gelegenheit wahr, der Ruine Stubegg einen Besuch abzustatten, in der immer wieder Burgspiele aufgeführt wurden.

Von Vogelgezwitscher begleitet streunte ich durch die verlassene Burg. Die Kulisse war perfekt für mittelalterliche Szenarien. Meine Fantasie überschlug sich, und vor mir hüpften Burgfräulein, Ritter und Narr über die bemoosten Steine. In den von Birken gefilterten Sonnenstrahlen tanzten Schmetterlinge, und in der warmen, feuchten Luft lag etwas wie ein Zauber, der Hauch von Erfüllung.

Entspannt wie nach einer Meditation trat ich aus dem leichten Dämmerlicht auf den staubigen Parkplatz. Die Nachmittagshitze hatte sich azurblau aufgelöst.

Ein gutes Jahr später meldete sich Lilo wieder bei mir, wieder am letzten Tag, um den Geburtstermin herum. Aber ich blieb meinem Vorsatz treu und lehnte diesmal eine Begleitung ab.

Am Telefon: La Palma

Geburtsmanagement über 4.000 km Distanz

Schon mit einer gewissen Unlust setzte ich mich an den PC. Nur noch schnell die Mails durchsehen, dann war auch diese Arbeit erledigt und ich konnte mich den wirklich wichtigen Betätigungen widmen: die Lieblingsfreundin anrufen, die hundertfünfte Folge von der Serie mit den desperaten Hauskrähen ansehen, im Bett einen Chai schlürfend meine Lieblingsmusik hören – mit Kopfhörern versteht sich, man war ja rücksichtsvoll. Oder im Bett lesen. Drei Seiten. Maximum.

Während der lahme, veraltete PC hochfuhr, ließ ich Schultern, Kopf und Rumpf kreisen. Prophylaktisch. Ich ahnte schon, dass Tom Kenyon heute länger auf mich warten musste. Der Amerikaner, dessen genetische Provenienz bunter war als ein Benetton-Leiberl, hat stimmlich einen Umfang über vier Oktaven. Das hatte Rebroff auch, doch war sein Gesang eben nur beeindruckend, mehr nicht. Kenyons Stimme kann mehr, sie kann heilen. Zumindest fühlt man sich besser, wenn man ihr eine Zeit lang gelauscht hat.

Oh nein, Dutzende Mails! Das durfte nicht wahr sein! Aber es ist immer so: Entweder bleibt die Inbox leer oder man wird zugemüllt. Leute, die vor Kurzem noch Buchempfehlungen und Filmtipps oder ihre Lieblingsrezepte per Telegraph in die Welt hinaus morsten und Internetcafés für Kaffeehäuser mit außerirdischem Interieur hielten, beglücken nun Freunde und Freundinnen, deren Kocheifer sie für ausbaufähig erachten, mit E-Mails, die in orthografischer Hinsicht oftmals einen grenzwertigen Humor erfordern. Man tippt schnell, denn Zeit ist kostbar, und orientiert sich an der Phonetik, vor allem, wenn es sich um diverse englische Ausdrücke handelt, die ja fast schon eingedeutscht sind. Aber eben nur fast. Und die nächsten Schritte sind längst vorprogrammiert: weg vom Verteiler, hinein in die Foren. Geistigen Gruppensex nenne ich das. Sex ist offensichtlich kein Thema mehr, wozu auch, man kann die Samstagabende auch anders gestalten. Foren und Facebook, die geistigen Swingerclubs, bieten Unterhaltung, Fortbildung und Bewunderung.

Mein Sohn steckte den Kopf zur Tür herein und meldete sich ab. Es war Samstagabend, und er hatte eindeutig etwas Besseres vor als ich, wo es allem Anschein nach beim Abfragen der heutigen und gestrigen Mails bleiben würde. Das sah ich sofort an seiner Frisur, die durch ein halbes Kilo *wet gel* bestach – im wahrsten Sinne des Wortes, jedenfalls wenn man ihr zu nahe kam. Neu war das Styling, das ich *Out-of-bed*-Style nenne. Er sah damit genauso aus wie unmittelbar nach dem Aufstehen, hatte dafür aber garantiert eine halbe Stunde vor dem Spiegel gebraucht.

Nachdem ich die Hälfte meiner Mails gelesen hatte, wechselte ich kurz zu meiner Lieblingsbeschäftigung. Neben zwei Buchprojekten arbeitete ich am Konzept für einen Film. Es sollte ein Geburtsfilm der anderen Art werden, in dem Bilder sprechen und keine sich in endlosen Monologen ergehenden Geburtshelfer, Psychologen oder sonstigen Gurus der sanften Geburtsszene.

Als Einstieg stellte ich mir eine kurze drastische Szene im OP vor – der kaiserliche Schnitt in seiner ganzen Brutalität. Grelles weißes Licht, Blut, vor allem ein blutiges Kind, das am Po hochgezogen wird. Kurzer Schwenk zu den vor Angst geweiteten Augen der Mutter. Und aus dem Off ertönt eine liebliche Stimme: »Weltweit werden täglich x« – das musste ich noch recherchieren – »Kinder per Kaiserschnitt geboren.« Kurze Pause. »Europaweit werden täglich x« – auch diese Zahl musste ich erst googeln – »Kinder ans grelle Licht im OP gezerrt.« Die Stimme wird besonders sanft: »In Österreich werden täglich sechzig Kinder aus den Bäuchen ihrer Mütter geschnitten.«

Geht's nicht ein klein wenig subtiler?, überlegte ich. Ganz klein wenig. Vielleicht, aber wozu? Mein Alter Ego nervte.

Die beiden Zahlen zu recherchieren war dann doch sehr aufwendig, und ich beschloss schlafen zu gehen. Nach Mitternacht schaltete ich den PC aus, und gegen ein Uhr muss ich wohl eingeschlafen sein.

Der scheppernde Klang meines Smartphones bereitete dem Träumen ein Ende. Ich fuhr hoch. Ich fahre immer hoch, wenn mich das Telefon weckt. Anscheinend erwischt es mich immer in der Tiefschlafphase. Was statistisch gesehen doch eher unwahrscheinlich ist, denn ich wurde oft in der Nacht geweckt. Auch in den Jahren meiner Sanatoriumsentbindungen schlief ich des Nachts zu Hause, bis ich verständigt wurde. Und in Spaniens Spitälern pennte ich während des Nachtdiensts, wenn nichts los war, ebenfalls, ganz legal und feudal, nur wurde ich dort in der Regel von der Stationsgehilfin geweckt.

Verschlafen griff ich zum Handy. Draußen war es finstere Nacht. Die übergroßen Ziffern der an die schwarze Schlafzimmerwand projizierten Uhr leuchteten in grellem Rot. Aufreizend. Beinahe höhnisch. Sie zeigten brutal auf halb drei.

Ich wusste, das war zu früh. Nach vier Stunden Schlaf war ich ausgeschlafen, nach drei Stunden für eine gewisse Zeit lang fit. Doch eineinhalb Stunden waren zu wenig. Gereizt nuschelte ich ein verschlafenes »Ja?« in den Äther.

»Hola, Ursula. *Manu tiene contracciones.«*

Sofort war ich hellwach. Das war ich immer, wenn es brenzlig oder knapp wurde. Zum Beispiel im Falle einer Siebentgebärenden im letzten Graben in Kärnten oder einer Fünftgebärenden in Ljubljana. In beiden Fällen lag eine Strecke vor mir, für die ich unter Umständen drei Stunden brauchen konnte. In Manus Fall waren es allerdings viertausend Kilometer.

Ich hatte nicht auf das Display geachtet, hatte nicht bemerkt, dass dieser Anruf von den Kanarischen Inseln kam. Enriques sonore Stimme klang ruhig, wenn auch nicht ganz so gelassen wie gewohnt. Der große, kräftige Mann von Mitte vierzig und seine um einige Jahre jüngere Frau erwarteten das dritte Kind. Und jetzt sagte er, dass sie Wehen hätte.

»*Bueno*«, flüsterte ich, denn ich wollte das warme Bett noch nicht verlassen, »gib mir mal Manu, bitte!«

Peter drehte sich geräuschvoll neben mir um, und ich schlich samt Decke zum Sofa ins Arbeitszimmer. Derweil erfuhr ich von Manu, dass sie seit einer Stunde Wehen hatte. Da diese mir noch ziemlich kurz erschienen, gab ich ihr den Rat, sich noch etwas auszuruhen. Auch auf La Palma war es noch mitten in der Nacht – oder dort erst recht, immerhin waren sie eine Stunde hinterher.

»Bis später, Manu«, murmelte ich und war auch gleich wieder weggedämmert.

So schnell wie ich hellwach bin, schlafe ich auch wieder ein. Das funktioniert eigentlich ganz gut, zumindest immer dann, wenn ich eindeutig noch zu wenig Schlaf abbekommen habe.

Irgendwann läutete das Handy erneut, es war immer noch stockdunkel. Vier Uhr. Super.

Enriques Stimme klang etwas nervöser. Im Hintergrund vernahm ich heftiges Stöhnen. Pressdrang hörte ich noch keinen. Aus der Entfernung war es schwer zu sagen, wie weit die Geburt fortgeschritten war, denn Manu war eine sehr impulsive Frau. Außerdem kannte ich sie von der vorigen Geburt, bei der es auch ganz schön laut und heftig zugegangen war.

»Sieh nach«, forderte ich Enrique auf. Ich hatte das Gefühl, dass ich mich auf seinen Befund verlassen konnte.

Ob er daraufhin wagte, seine Frau während einer Wehe zu untersuchen, und sie ihn in ihrer burschikosen Art aus dem Zimmer warf, weiß ich nicht, jedenfalls drang ein Poltern und Stöhnen an mein Ohr. Dann, nachdem es wieder still geworden war, hörte ich Rics tiefe Stimme.

»Da oben, am Ende, spüre ich eine harte Kugel.«

»Konntest du sie mit den Fingern noch wegstupsen?«, fragte ich.

»No.«

Okay, dachte ich, es würde also noch etwas dauern, bis der Kopf herunterkam. Enrique hatte lange Finger.

Die nächste Wehe rollte an, und Manu begann so laut zu stöhnen und zu ächzen, dass Enrique mit dem Handy nach draußen verschwand. Ich erklärte ihm, was sein Tastbefund bedeutete. Er klang zwar immer noch recht cool, doch setzte ihm Manus Stöhnen mehr und mehr zu. Ich beruhigte ihn, sprach einige ermutigende Worte und sagte ihm noch einmal, worauf er achten müsse und was er keinesfalls vergessen durfte. Mit heiserer Stimme wiederholte er die Handvoll Anweisungen. Ich wünschte den beiden viel Glück, dann legte Enrique auf.

Bunte Bilder einer Geburt liefen vor meinem geistigen Auge ab. Ich hörte die temperamentvolle Frau förmlich stöhnen, sah, wie sie die glutvollen Augen verdrehte. Wie damals, vor zwei Jahren. Heute stand nur Enrique an ihrer Seite.

Von Anfang an war das einzige Inselspital keine Option für die beiden gewesen. Nicht nach der für Manu perfekten Hausgeburt und der vorangegangenen unschönen Klinikgeburt. Gab es dort doch Ärzte und Hebammen, die man sich nicht aussuchen konnte, denen man praktisch ausgeliefert war. Auch als sehr bestimmte, selbstbewusste Frau. Manche meiner ehemaligen Kolleginnen und Kollegen waren nicht zu unterschätzen und auch recht resolut. Das wollte sie auf keinen Fall riskieren. Dann doch lieber allein zu Hause. *Unassisted birth,* aber eben nicht ganz.

Bei meinem letzten Besuch auf La Palma war Manu im sechsten Monat schwanger gewesen. Akribisch waren wir noch einmal die vorige Geburt durchgegangen, hatten dann die Vorbereitungen und das Procedere für ihre dritte Geburt besprochen. Meine Bemühungen, einen meiner ehemaligen Kollegen aus dem Hospital zu einer Hausgeburt zu überreden, blieben erfolglos. Seit einer Generation war man endlich über diese primitive Geburtshilfe hinweg, fuhr man selbst noch aus dem letzten *barranco* mit dem eigenen Auto zur Entbindung ins Hospital. Mit dem Rettungswagen seltener, aber das hatte andere, logistische Gründe.

Anfangs war auch noch alles gut gelaufen mit der alten Garde an Gynäkologen, denn sie überließen die Arbeit den Hebammen, die es auch bis dahin fabelhaft alleine geschafft hatten. Doch schon bald drängten jüngere, auf dem Festland oder gar in Lateinamerika verbildete Wichtigtuer ans Gebärbett und verschworen sich, den erfahrenen Hebammen mit immer mehr Interventionen, deren Sinnhaftigkeit sie nie hinterfragten, das Wasser abzugraben. Dass sie dabei dem modernen US-amerikanischen Geburtsestablishment blind nacheiferten, sahen nur die wenigen kritischen Hebammen, die sich mittlerweile der in Europa längst etablierten Gegenbewegung angeschlossen hatten. Denn die alten erfahrenen Hebammen starben aus, und was nun von den Universitäten in die Spitäler strömte, praktizierte dieselbe interventionsreiche Geburtshilfe wie die »Gynäkokken«, jene, wie sich bald herausstellen sollte, gegen jede Vernunft resistenten Klinikkeime. Dabei haben die Fanatiker, oder die, die den blinden Fanatismus schüren, längst den *point of no return* übersehen. Auch auf den Kanaren.

Meine ehemaligen Kollegen organisierten für mich, was ich nicht im Fluggepäck mitgenommen hatte, wie Absauger, Nabelklemme, Kompressen und praktische Netzhöschen. Manu selbst überraschte mich mit Tees, die sie sich nach eingehendem Studium für jedes Problem zusammengestellt hatte.

Nach meiner Rückkehr nach Österreich blieben wir in Kontakt. »Enrique spottet zwar, dass ich watschle wie ein Schwan beim Landgang«, stand in ihrer letzten E-Mail vor ein paar Tagen, »aber ich fühle mich großartig – und sehr sicher.«

Als mich eine halbe Stunde später das Läuten des Handys zum letzten Mal aus dem Schlaf holte, hörte ich im Lautsprechermodus heftiges Atmen, Schreie, wieder heftiges Atmen und dann ein Greinen am anderen Ende.

»*Hola,* Ric«, lachte ich, »hört sich ja prächtig an! Tolles Stimmchen.«

»Ursula!«, jubelte Manu im Hintergrund so überschwänglich, als hätte ich das Kind bekommen.

»Was ist es denn geworden?«

»Äh, Sekunde«, stammelte Ric mit etwas belegter Stimme. War es wirklich möglich, dass keiner von ihnen bis jetzt nachgeschaut hatte? Dann flötete er: »Ein Junge! – Julio!«

Schon waren Manus herrische Anweisungen im Hintergrund zu vernehmen, die sich auf eine warme Decke und Küchenrolle bezogen, und ich wusste, es ging ihr gut. Der Kleine hatte eine klare Stimme und brauchte nicht abgesaugt zu werden. Enrique deckte beide warm zu, und ich erinnerte ihn nochmals an die Blutungskontrolle. Wir unterbrachen das Telefonat, während die beiden auf die Plazenta warteten. Diesmal schlief ich nicht mehr ein. Wir hatten vereinbart, dass Enrique sich bei der geringsten auffälligen Blutung melden würde.

Manu hatte Hirtentäscheltee vorgekocht und nahm derweil Arnika in homöopathischer Form. Zwanzig Minuten später meldete Enrique, dass die Plazenta ohne größere Blutungen geboren worden sei und er sie bereits fotografiert habe. Ich schlurfte zum PC und schaltete ihn ein. »Gott, der Kasten braucht wieder mal ewig!«, zeterte ich, obwohl er bestimmt nicht langsamer hochfuhr als sonst auch.

Rasch sah ich mir die gemailten Fotos der Plazenta an. »Alles okay, Ric«, simste ich. Den PC ließ ich vorsichtshalber eingeschaltet. Wenn man von der Geburtshilfe absieht, bin ich ein eher ungeduldiger Mensch.

Schmunzelnd verschwand ich ins Bad, und kurz darauf trällerte ich los. Zum Leidwesen sämtlicher Mitbewohner, inklusive Hund. Vor allem Hund. Unsere Inka war da keine Ausnahme, sie hatte bestimmt ein sehr feines Gehör. Ich habe sicher viele Talente, aber Singen gehört definitiv nicht dazu. Da verschone ich meine Mitmenschen wo es geht. Selbst wenn bei einer kleinen Geburtstagsfeier noch dringend eine Stimme benötigt werden sollte, halte ich mich eisern zurück. Alles hat seine Grenzen. Mit den Weihnachtsliedern war es dasselbe, bis wir in der Familie auf die wortwörtlich glorreiche Idee kamen, Demis Roussos für uns singen zu lassen. Bleibt einzig das Trällern in der Dusche, das lässt sich nicht immer verhindern. Wie an diesem Morgen. Der Vollständigkeit halber muss ich noch das Mitsingen im Auto erwähnen. Doch da stört es niemanden, weil ich meistens alleine unterwegs bin und zugegebenermaßen als Fahrzeuglenkerin bestimmt öfter fluche als singe.

Nach dieser gleichsam entspannenden wie erfrischenden Dusche schaute ich auf dem Weg in die Küche am PC vorbei. So wie es Ehefrauen geben soll, deren Stimmorgane früher aufstehen als der Rest des Körpers – nein, ich gehöre nicht dazu –, gibt es ein paar Verrückte in meinem Freundeskreis, die Zeit und Muße zum Mailen haben, *bevor* sie dem Broterwerb, ihren Hobbys oder was weiß ich welchen Dingen nachgehen. Vielleicht war es aber auch schon senile Bettflucht mit vierzig. Nicht alle altern gleich schnell. Bei mir zum Beispiel gibt es Phasen, da denke ich, ich komme nie wieder alleine aus dem Bett hoch. Diese von meinen Bandscheiben boshaft und absolut willkürlich festgesetzten Zeitabschnitte wechseln sich mit Wochen, manchmal Monaten völliger Beschwerdefreiheit ab, und niemand kann verstehen, dass ich eines Tages plötzlich wieder dastehe wie zur Salzsäule erstarrt. Schmerzhaft erstarrt. Begleitet wird die fiese Attacke mitten ins Rückenmark von einem kurzen Schrei meinerseits, dann Stöhnen, heftigem Atmen und Schweißausbrüchen. Und mehreren Tagen mit meiner Wärmflasche. Mindestens.

Unter der digitalen Morgenpost, zu der für mich aufgrund der Zeitverschiebung auch alle Mails aus Lateinamerika gehörten, befanden sich ein paar Zeilen aus La Palma.

»Verbinde gerade ›Erkennen dürfen, dass man den eigenen Traum tatsächlich lebt‹ mit Freiheit nach Viktor Frankl. Oder: Das Geheimnis des Glücks ist die Freiheit. Das Geheimnis der Freiheit ist der Mut«.

Auch das war Manu.

Sicher, die Hormone spielten jetzt verrückt bei der Dame, aber die umtriebige Person hatte auch sonst recht skurrile Gedankengänge. Das jedenfalls war eindeutig noch zu früh für mich, ich sinnierte nicht weiter darüber nach.

»Jedem Anfang wohnt ein Zauber inne«, schrieb ich Manuela mit Hesses Worten zurück.

Mit Wehmut dachte ich an den soeben stattfindenden Sonnenaufgang, wie ich ihn Dutzende Male über dem Meer beobachtet hatte. Vom Auto aus, wenn ich nach einem Nachtdienst die Straße vom Inselspital zu unserer Finca hinabgekurvt war. Wie die noch blasse jungfräuliche Sonne aus den silbern glitzernden Fluten getaucht war, sich vom unendlich weiten Horizont gelöst hatte und langsam emporgestiegen war, manchmal verdeckt von vorbeiziehenden schiefergrauen Wolken, die dem strahlenden frischen Tag eine gespenstische Note gegeben hatten, eine Drohgebärde des Himmels, die sich Minuten später wieder aufgelöst hatte. Ein Schauspiel, das ich vermisse …

Ich stand summend in der Küche, als Peter zum Frühstück erschien. Augenzwinkernd meinte er, dass er sich an nichts erinnern könne, was für meine tolle Stimmung schon so früh am Morgen gesorgt haben könnte.

»Das war echt geil«, flötete ich, mit den Fingern auf die Küchenplatte vor dem glühenden Toaster trommelnd.

»Ja?« Stirnrunzeln und Grübeln beim Endvierziger vor dem Wasserkocher.

»Ich mach die Geburten jetzt nur noch übers Telefon.«

Peter wiegte den Kopf. »Alles andere aber nicht, oder?«

»Keine Sorge. Für Telefonsex habe ich bestimmt nicht die richtige …«, ich raunte, »einfühlsame Stimme …«

Peter grinste. »Würde ich nicht so sehen. Aber es wäre schade, wenn man dich nur hören würde …«

»Nettes Kompliment, danke.« An mehr war ohnehin nicht zu denken. Es war Wochenende, und zwei unserer Kids krochen soeben aus ihren Betten. Wir hatten nur ein Bad. Unser Schlafzimmer lag strategisch ungünstig. Und unter dem entschieden zu laut knarzenden Bett wohnte Anna. Aus Sentimentalität wollte ich mich nicht davon trennen. Mir gefiel der Gedanke, dass die letzten drei Kinder möglicherweise darin gezeugt worden waren. Bis jetzt hatte unser Bett neun Umzüge mitgemacht, und ich beschloss, dass es gemeinsam mit uns alt werden sollte. Wir knarzten ja auch schon ein wenig im Gebälk. Außerdem hatte das massive Kiefernholz mittlerweile eine wunderschöne Patina bekommen und glich in der Farbe exakt den übrigen Bauernmöbeln, einem alttiroler Schlafzimmer aus den 1920er-Jahren.

Ich holte mir das Festnetztelefon in die Küche und wählte Carlas palmerische Nummer. Als Peter mitbekam, mit wem ich die folgende Stunde teilen wollte, sanken seine Mundwinkel hinab. Ob es an der Person am anderen Ende der Leitung lag oder an der ungenutzten Gelegenheit, wusste ich nicht. Die Telefonkosten waren es jedenfalls nicht.

»Na, was macht der Job?« Carla hatte fünf Kinder und war nicht berufstätig. Sie fragte mich immer nach meiner Arbeit. Einerseits faszinierten sie meine Einsätze, auch die damaligen in der Klinik, andererseits wollte sie hören, wie geschlaucht ich oft war oder wie ich mir vom Schlafmangel angekratzt auch noch ein schlechtes Gewissen meinen Kindern gegenüber einredete. Dann baute sie mich wieder auf, und uns beiden ging es großartig.

»Kannst du dich noch an Manus Geburt erinnern?«

»Hm …«

Ich sah förmlich ihre in zarte Falten gelegte leicht gebräunte Stirn vor mir. Normalerweise funktionierte ihr Gedächtnis fabelhaft. Besser als meines jedenfalls. Sie konnte sich nach

Jahren noch an Geburten erinnern, die ich schon längst in Regionen meines alten faltigen Cerebrums verschoben hatte, zu denen ich keinen Zugang mehr hatte. Carla war Manu nie persönlich begegnet – fast ein Kunststück auf der kleinen Insel, wo sich die wenigen Intellektuellen früher oder später alle über den Weg laufen – und kannte sie nur aus meinen Erzählungen.

»Du weißt sicher noch, wie die Kleine in den ersten Tagen unterkühlt war …«

»Ja doch – hat sie nicht Mekonium gespuckt?«

»Das hat der Kinderarzt behauptet.« Kindspech in der Spucke blieb also in Erinnerung.

Die Kanarischen Inseln bedeuten nicht automatisch Sonnenschein und Sommerfeeling das ganze Jahr über. Man darf den eklatanten Unterschied zwischen den einzelnen Inseln und überhaupt zwischen Nord-Süd und Ost-West nicht vergessen. Auch müssen die Jahreszeit und die Seehöhe relativiert werden. Das wird es auch, aber nur von den *residentes,* also aufenthaltsberechtigten Ausländern. Ein gebürtiger Kanare wird bei jeder Gelegenheit über *»calor, calor«* stöhnen, die Wagenfenster runterkurbeln – nein, nicht nur im Taxi – und sämtliche Haustüren aufreißen. Wenn man die typischen kanarischen Häuser kennt, weiß man, dass praktisch jeder Raum eine Tür ins Freie hat. Zumindest wird man dieses Verhalten ein Dreivierteljahr lang beobachten. In der Zeit von Dezember bis Februar, bei zeitweiligem Kälteeinbruch von tagsüber nur noch sechzehn Grad – plus, versteht sich – frieren dann alle, da sie solch schreckliche *frio* nicht gewohnt sind. Stiefel, Mäntel und Decken sind die Mittel erster Wahl für draußen und drinnen, wobei auch gerne kombiniert wird. Es wird alles versucht, um sich gegen die mörderische Kälte zu wappnen, alles außer heizen. Heizungen besitzen nur die Ausländer.

Die Häuser tragen weder den Temperaturen noch den Befindlichkeiten ihrer Bewohner Rechnung. Sie sind aus Beton und daher immer kalt. In den grünen, niederschlagsreicheren Zonen zudem auch noch feucht. Auf La Palma manchmal sehr feucht.

Manus vorige Hausgeburt war im Frühsommer gewesen. In ihrem am Beginn der Nebelzone gelegenen Betonhaus auf der Ostseite der Insel war es kalt und feucht. Doch die glutäugige Palmerin sah das anders. Als ich am Tag nach Maris Geburt zur Wochenbettvisite kam, waren schon wieder alle Türen aufgerissen.

Mari lag, nur von einer Baumwolldecke bedeckt, im geflochtenen Stubenwagen. Sie trug einen kurzärmligen Body, sonst nichts – von der Windel abgesehen. Ich nahm das unruhige Kind heraus, um Nabel und Ausscheidungen zu kontrollieren. Die Haut des Babys war kühl und marmoriert. Ich wies Manu darauf hin und erklärte ihr, warum Kinder anfangs so viel Wärme benötigen. Meine Aufforderung, das Kind wärmer einzupacken, wurde jedoch freundlich ignoriert.

Am nächsten Tag rief mich Manu aufgeregt an. Mari habe Blut gespuckt. Da ich bei einer Geburt war, verständigte sie einen Kinderarzt aus ihrer großen Verwandtschaft, der ausnahmsweise ins Haus kam. Ins Hospital fahren wollte sie nicht. Bei meinem Besuch am darauffolgenden Tag bot sich mir dasselbe Bild. Die Kleine lag nur leicht bekleidet auf dem Bett. Als ich Mari aufnahm, zitterte sie. Der Kinderarzt hatte Manu jedoch erklärt, dass das Erbrochene nicht Blut, sondern Kindspech gewesen war, sonst aber sei alles in Ordnung. Ich konnte es kaum fassen. Die Ansichten des Cousins mit keinem Wort kommentierend, wiederholte ich, nun mit etwas drastischeren Worten, die physiologischen Anpassungsvorgänge des Neugeborenen nach der Geburt und dass an allem nur die fehlende Wärme Schuld hätte.

Manu sah mich zwar ungläubig an, befolgte aber meinen Rat und steckte Mari in ein gestricktes Steckkissen. Die Kleine dankte es mit längeren Schlafphasen, guter Gewichtszunahme und einer warmen, rosigen Haut.

Danach kamen Carla und ich auf Gerda zu sprechen, die bei Carla ums Eck wohnte, und danach auf deren Tochter. Carla war wie immer bestens informiert. Gerdas Tochter war ein Kapitel für sich, ich kannte das gesamte Familiendrama von Anfang an. Und dann dauerte es noch eine Stunde, bis wir alle Deutschen der Insel durchgehechelt hatten.

Kärnten, einsames Alpental

Verkehrt herum und trotzdem zu schnell

Aus dem Lautsprecher meines Wagens ertönte die sonore Stimme des Häuptlings der Creek. Trommelmusik untermalte das gekrächzte Ya-Na-Hana, ein Lied zur Erntefeier des wilden Reises.

In gemächlichem Tempo glitt ich auf steirischer Seite die Pack hinunter, als mein Handy aufleuchtete und ich das Gespräch über die Freisprechanlage annahm. Es war Astrid. Die große, schlaksige Brünette war bei mir wegen Beckenendlage für das Sanatorium angemeldet und hatte in drei Wochen Termin. Es war das erste Kind der vierzigjährigen Schwangeren.

»Hallo, Astrid, nett dich zu hören! Wie geht es dir?«

»Ja, wenn ich das wüsste!«

»Was ist los?«

Die diffusen Rückenschmerzen, über die Astrid klagte, deutete ich schließlich als Senkwehen. Ich beruhigte die Frau und gab ihr den Rat, sich zu entspannen und sich von ihrem Mann mit einer streichelnden Massage verwöhnen zu lassen.

»Gerhard ist nicht hier«, sagte Astrid bedauernd.

»Hm. Dann nimm ein entspannendes Bad und trink einen Melissentee oder später zum Schlafengehen ein Glas Bier.«

»Ich fürchte, das geht hier alles nicht.«

»Ja, wo bist du denn gerade? Klingt etwas spooky … nach einsamem Trip in einer gottverlassenen Gegend. Oder machst du einen Segeltörn?«

Astrid lachte. »Also im Moment stehe ich auf einem Hügel inmitten einer gebirgigen Landschaft, von der aus ich einigermaßen guten Empfang habe.«

»Und wo soll das sein?«

»Bei Gerhards Großmutter. Auf der Kärntner Seite der Pack. Da ist so eine wunderbare Luft. Sie hat da ein richtig romantisches Holzhäuschen.«

»Eine Almhütte, meinst du.«

»Na ja, Knusperhäuschen, aber sehr gemütlich. Nein, sie hat alles hier, nur keinen Handyempfang – und keine Badewanne. Ich bin ein Stück auf den Bergkamm marschiert …«

»Marschiert?? Vielleicht bist du in den letzten Tagen zu viel marschiert! Kann das sein? Also komm mal schnell wieder runter. Was für ein Zufall, ich bin nämlich gar nicht weit weg, am Fuße der Pack, aber auf der steirischen Seite. Da hatte ich vorgestern eine Geburt.«

»Würde es dir viel ausmachen, bei mir vorbeizuschauen? Nur so, zur Beruhigung? Die Oma hat frische Buchteln gemacht. Die sind ein Hammer!«

»Astrid, das Kind liegt verkehrt herum! Es ist eine Steißlage, und du fährst bei der geringsten Kleinigkeit ins Sanatorium. Da gibt es überhaupt nichts zu rütteln!«

»Hast du mir nicht soeben erklärt, dass ich mir keine Sorgen machen soll?«

»Ja, hab ich. Du solltest gemütlich zur Hütte hinunterspazieren und dich ausruhen. Hm … Buchteln, sagtest du? Ich bin eigentlich auf dem Weg nach Hause. Aber Buchteln sind schon ein starkes Argument …«

Das Häuschen der Großmutter, in dem die junge Frau eine Woche verbrachte, lag nicht gerade auf der Strecke, weil ich soeben in entgegengesetzter Richtung unterwegs war, aber laut Google Maps ziemlich in der Nähe – sofern man über ein paar Täler und Gräben dazwischen großmütig hinwegsah.

Ich schaute auf die Uhr, dann angelte ich meinen Terminkalender aus der Tasche. Bei nächster Gelegenheit wendete ich den Wagen, verschob einen Termin und programmierte mein GPS. Und los ging's.

In Gedanken ging ich nochmals unsere beiden Treffen durch. Um die genaue Schwangerschaftsdauer zu berechnen, zog ich erneut meinen Kalender zu Rate. Astrid Mitterhammer, Gynäkologe: Dr. H., GT 29. Juli. Ihr fehlten zwanzig Tage bis zum errechneten Geburtstermin. Drei bis vier Wochen vor der tatsächlichen Geburt kam es oft zu Senkwehen, die vor allem Erstgebärende schlecht einordnen konnten und als Rückenschmerzen oder Bauchkrämpfe artikulierten.

Die ausgebildete Frühförderin und ihr Mann, ein Gymnasiallehrer, kamen mit der Vorstellung, ihren Sohn eventuell mittels Kaiserschnitt auf die Welt zu holen, nicht so gut zurecht. Wir hatten vor einer Woche anlässlich unseres zweiten Treffens in der Privatklinik alle Möglichkeiten einer Beckenendlagengeburt besprochen, da sich das Kind bis dahin bei allen Ultraschalluntersuchungen hartnäckig in dieser Lage gezeigt hatte. Eine spontane Wendung war zwar immer noch möglich, aber ehrlich gesagt hielt ich sie aufgrund der Form des Bauches und nach Abtasten desselben nicht mehr für sehr wahrscheinlich. Also hatten wir Strategien für die verbleibenden Wochen bis zur Geburt erörtert.

»Sollte sich der Kleine tatsächlich noch drehen, grenzt das an ein Wunder«, hatte die weise Voraussage des Arztes vor zwei Tagen anlässlich der letzten Mutter-Kind-Pass-Untersuchung gelautet. Wundersamerweise hatte er auch gleich einen idealen OP-Termin als Vorschlag parat, um das Kind auf keinen Fall einer vaginalen Beckenendlagengeburt auszusetzen.

»Nun, für Wunder muss man beten, für Veränderungen muss man arbeiten, Astrid«, hatte ich die Frau beruhigt, als sie mich nach der Ordination entsetzt angerufen hatte. Das hatte schon Thomas von Aquin erkannt. »Du gehst wie besprochen vor. Oder hast du es jetzt mit der Angst zu tun bekommen?«

Wir hatten alles bis ins kleinste Detail durchgesprochen, das ganze Programm, um das Kind doch noch zu einer Drehung zu überreden. Und auch die Eventualitäten, falls Moxen, indische Brücke, Homöopathie und Taschenlampe erfolglos blieben.

Auf der anderen Seite arbeitete das System. Spätestens seit der kanadischen Studie im Jahr 2002, in der das *fetal outcome* vaginal entbundener Steißlagen untersucht und mit dem per Kaiserschnitt entbundener verglichen worden war, war klar, dass es nie wieder so sein würde wie zuvor. Die allgemeine Verunsicherung der Ärzte und die nun damit losgetretene professionelle Verunsicherung jener vier Prozent der Eltern, die einen Sprössling in Beckenendlage erwarteten, war nicht mehr aufzuhalten. Egal ob in den USA, in Europa, Asien oder Lateinamerika. Von Feuerland bis Mexiko stiegen die Kaiserschnittraten sprunghaft an. Dabei war die Aussage der Studie, dass nämlich vaginal geborene Beckenendlagen hinter der Kommastelle schlechtere Apgar-Werte hatten, nicht einmal wirklich überzeugend. Das Fatale aber war, dass die allgemeine Hemmschwelle für das Aufschneiden noch tiefer sank.

»Angst nicht«, hatte Astrid gemeint, »... du kennst ja Doktor Heinrich.«

Ja, ich kannte ihn. Ihn und andere Helden des modernen Geburts-Establishments. Jene, die in den Ordinationen am Termin zu viel oder zu wenig Fruchtwasser sehen – Letzteres führt unter der Geburt dann oft zu Überschwemmungen, die aber niemandem peinlich sind –, eine überreife oder verkalkte Plazenta, vor allem aber ein zu großes Kind für das Becken der jeweiligen Frau. Ich gebe zu, dass ich solch einen Propheten wirklich bewundere.

Ein Schädel-Becken-Missverhältnis schon im Vorhinein zu wittern, ist die hohe Kunst der Geburtshilfe. Nein, ehrlich. Selbst nachdem die rachitischen Becken bereits vor hundert Jahren sogar im nebeligen London ausgestorben und Unfallopfer oder Hüftoperierte leicht auszumachen sind, schrecken die wahren Könner nicht davor zurück, ihre hellseherischen Fähigkeiten an den Mann, respektive an die in guter Hoffnung befindliche Frau zu bringen. Dass ihre Hoffnung auf eine spontane Geburt mit der liebsten aller Diagnosen um weitere zwanzig Prozent sinkt, ist persönliches Schicksal. Für viele nur Pech, für manche eine Tragik.

Wenn man nun glaubt, es geht nicht mehr dümmer, kommt selbiger Nostradamus dann mit der Idee daher, die Geburt einzuleiten, um das Kind nicht noch größer werden zu lassen. Gönnerhaft wird ein *good will* demonstriert, wo aufgrund der eigentlich geburtsunmöglichen Situation ein programmierter Kaiserschnitt nicht nur *state of the art,* sondern schlichtweg unerlässlich wäre.

»Doktor Heinrich hält nicht viel von einer Wendung«, hatte Gerhard nach der Ordination vorsichtig in Astrids Handy geraunt.

Ich sah das schmale Gesicht mit der goldgerahmten Brille vor mir, das den wehmütigen Ausdruck eines Menschen trug, der sich in jedem Augenblick seiner mangelhaften Bildung bewusst war. Zumindest hatte Gerhard die Möglichkeit einer Wendung angesprochen. Ob er den Arzt nach seinen Gründen für die Ablehnung gefragt hatte? Vermutlich nicht. Schade, denn ich hatte ihnen von der in Schweden seit Jahrzehnten bewährten Methode erzählt. Irgendetwas in Gerhards Stimme hatte mich allerdings davon abgehalten, weiter nachzubohren.

Aber nicht alle Paare machen es den Göttern in Weiß so leicht. Emotional weit gefestigtere werdende Väter bestehen selbst in der Klinik und von mehreren Experten umringt noch darauf, ihr Beckenendlagenkind vaginal zu entbinden oder bei unauffälligen Schädellagen einen spontanen Geburtsbeginn abzuwarten und bis dahin nach Hause zu gehen. Also nicht vor dem elften Tag einzuleiten, dem ominösen Tag x – unterdessen empfohlener und allgemeiner Usus in der westlichen Welt. Die Hardliner berufen sich dabei auf die WHO und zögern die Einleitung gleich bis zum vierzehnten Tag hinaus, was ein- oder zweimal im Jahr verständnisloses Köpfeschütteln der Klinikmacker hervorruft.

Öfter passiert es ohnehin nicht, dass gut gemeinte Ratschläge in puncto Sicherheit und Risikominimierung am Ende der Schwangerschaft von den unter Druck gesetzten Paaren ignoriert werden. Gerade diese zählen aber zu den Bestinformierten. Schließlich sorgt ein allzu aktives Geburtsmanagement dafür, dass die Geburt dann doch auf dem OP-

Tisch endet, zumindest bei jeder zweiten zusatzversicherten Frau. Womit jene Spezies geschäftstüchtiger Gierhälse dann wieder recht hatte und sich in den Privatkliniken lautstark damit brüsten darf, erneut ein Kind gerettet zu haben.

Wovor nur, fragt man sich, wenn man sich das *fetal outcome* und die Zahlen der Kaiserschnitte in den Privatkliniken ansieht. Kaiserlich ist dabei gar nichts. Wenn man bedenkt, dass die Klientel dieser Kliniken aus gesunden Schwangeren mit gesunden, ausgetragenen Kindern besteht, lässt dies nur zwei Schlüsse zu: Entweder sind die im Schnitt gebildeteren und betuchteren Frauen degenerierter, oder es gab gar keinen Grund für die Schnippelei. Was selbst der aufrichtigste Arzt nie zugeben würde. Immer nach der Devise: Wer heilt, hat recht. Der Heiler muss es nur so formulieren, dass er, egal was auch passiert, immer recht behält.

Das Navi führte mich ein schmales, aber langes Tal bergauf. Die Hänge zu beiden Seiten waren teilweise mit Fichten dicht bewaldet, auf einer weniger steil ins Tal abfallenden Wiese weideten Kühe. Dort, wo sich die Asphaltstraße und eine Schotterpiste gabelten, fiel, wie von Astrid vorausgesagt, das Navi aus. Nun konnte es nicht mehr weit sein. Links ging die Straße zum letzten Bergbauern hoch, ich aber hielt mich geradewegs auf dem Schotterweg.

Die Landschaft wurde immer idyllischer, vorausgesetzt, man konnte sich für ein Leben ohne Handy und Internet erwärmen. Ob hier der Schulbus fuhr? Wenn man Kinder hat, stellt man sich solche Fragen. Das hatte Maria Theresia, als sie großzügig Land an Bergbauern verschenkte, natürlich nicht bedenken können. Aber ich war in Carinthia, in Kärnten, da fuhr der Bus garantiert bis zum letzten Bretterverschlag. Sie hatten auch sonst Kinder lieber. Die Investition in die Zukunft in Form bemerkenswerter zusätzlicher Kindergeldzuwendungen wäre ja an und für sich begrüßenswert, war aber budgetmäßig keine weise Entscheidung des damaligen Landeshauptmanns.

Die Fahrbahn wurde immer abenteuerlicher. Mein zwar wendiger, aber geländemäßig entschieden schwächelnder Spanier kämpfte tapfer gegen die Schlaglöcher an. Durchgerüttelt steuerte ich nach einer Weile auf ein einsames Holzhäuschen zu.

Eine kleine weißhaarige Frau mit roten Wangen und aufgekrempelten Ärmeln öffnete wild gestikulierend die Tür. »Gott sei Dank, Sie kommen gerade noch rechtzeitig!«

Ich schnappte meinen Koffer und lief ins Haus. Astrid kniete stöhnend am Boden. Von wegen Senkwehen! Ein Blick unter den Slip ließ mich schleunigst meinen Koffer öffnen. Ich angelte mir einen sterilen Handschuh und untersuchte sie.

»Scheibe!«, entfuhr es mir, als ich den weichen Po in Beckenmitte ertastete. Eine weitere Erklärung war nicht nötig.

Langsam ebbte die Wehe ab. Gerhards Großmutter half mir, Astrid von kurzer Hose und Slip zu befreien.

»Der steile Abstieg und dann vor einer Viertelstunde der Blasensprung«, krächzte Astrid.

»Super. Und was machen wir jetzt?«

»Das fragst du mich?«

Okay, dachte ich etwas gereizt. Aber da war ich ohnehin schon dabei, das Wichtigste aus meinem Koffer zu holen. »Den letzten Steiß hatte ich in Spanien vor drei Jahren«, wetterte ich. Zumindest alleinverantwortlich.

»Das klingt ermutigend …«

Die folgende Wehe schnitt ihr das Wort ab. Astrid atmete heftig. Ich wusste, gleich würde der Pressdrang einsetzen. Mit meinem Sonicaid gelang es mir trotz der knienden Position, ein paar Herztöne einzufangen. Sie waren zwar nur leise zu hören, aber im grünen Bereich.

»Immerhin hast du es überhaupt schon mal gemacht«, beschwichtigte Astrid, als sie sich wieder entspannte.

Das schon. Unzählige Male sogar. Und dennoch: Die Gute hatte keine Ahnung! Aber ihr Vertrauen in mich musste grenzenlos sein. Irgendwie übertrug sich ihre Zuversicht auf uns alle. Ich blickte in das angespannte Gesicht der Großmutter. »Einmal?«, scherzte ich, und es klang beinahe arrogant.

Eine Steißgeburt hat ihre Tücken. Die Gretchenfrage ist: Was macht der Kopf? Bevor der Kopf nicht eingetreten ist, ist die Sache nicht gegessen. Es kann der halbe Körper bereits geboren sein, fehlt doch noch das sprichwörtlich dicke Ende, das die Sache so spannend macht. Und dieses Ende ist hart, rund und unberechenbar.

Die entwicklungsgeschichtlich früher angelegten Gesichtsknochen sind härter als die Schädelknochen, die durchaus verformbar sind und beim Anblick so manches Neugeborenen eher an einen Zombie denn an ein frisch geschlüpftes Krönchen der Schöpfung denken lassen. Meine Kinder waren selbstverständlich die hübschesten Babys der Welt gewesen, sie hatten keine verbeulten Köpfe oder Nasen und keine roten Lidödeme – so viel zur mütterlichen Objektivität. Aber solch kleine »Monster« sehe ich immer wieder. Und dann denke ich mir, dass vielleicht der eine oder andere besonders erfolgreiche Sience-Fiction-Animateur während seiner kreativen Phase gerade Vater geworden ist.

Steißlagenkinder haben andere Köpfe. Ihre Schädel sind abgeflacht, als hätten sie dauernd eins aufs Dach bekommen. Auch nicht hübsch anzusehen. Wächst sich aber aus. Obwohl ein wirklich deformierter Flachkopf bedeutend länger braucht, sich in ein hübsches Köpfchen zu verwandeln, als ein gurkenförmiger, in Fachkreisen als Turmschädel bezeichneter Kopf.

Aber ob hübsch oder nicht, der Kopf bleibt immer das größte Problem. Ein weiteres stellt die Nabelschnur dar. Theoretisch kann sie ab dem Zeitpunkt, an dem der Bauch mit dem Nabelschnuransatz ins Becken eintritt, gequetscht werden. Gefährlich wird eine komprimierte Nabelschnur aber erst, wenn ein nachfolgender großer Kopf sie abdrückt. Bei sehr unwahrscheinlicher vollständiger Abklemmung würde das Kind ersticken. Das Fatale an der Situation ist allerdings: Wenn es richtig gefährlich wird, darf man nicht helfen. Das klingt absurd, hat aber eine einfache Erklärung: Zieht man zu früh an den schon geborenen Beinchen oder am Po an, würde das Kind seine Ärmchen reflexartig nach oben schlagen. Ein Eintreten des Kopfes samt daneben liegender Arme ist nur bei kleinsten unreifen Kindern möglich. Also hat man ohne nervösen Blick zur Uhr abzuwarten, bis der kindliche Körper marionettenartig aus der Scheide hängt, auch wenn es noch so juckt, »helfend« einzugreifen. Zumindest bis die Schulter zum Vorschein kommt, sollte man sich beherrschen. Und auch dann. Doch ab diesem Moment gibt es wieder furchtbar wichtige Handgriffe, ohne die das Kind, so hat es zumindest in Universitätskliniken den Anschein, nicht gesund geboren werden könnte.

Ich beobachtete die Gebärende immer zuversichtlicher. Sie war gefasst, aber keineswegs verkrampft. Im Gegenteil, sie machte einen lockeren und furchtlosen Eindruck und schien bereit zu sein, sich zu öffnen. Auch ich war bereit. Ich hatte ohnehin keine andere Wahl, denn Rettung oder Notarzt mit Inkubator konnte ich nicht verständigen.

Die nächste Wehe kam. Astrid verspürte den Drang mitzupressen.

»Nicht zu heftig, Astrid, mach nicht mit voller Kraft«, warnte ich.

Stoßweise presste und schob die immer noch kniende Frau mit, während die Scheide anschwoll und die Labien leicht auseinanderzuklaffen begannen, dann hockte sie sich wieder auf die Fersen.

Ich hatte einige Erfahrung mit Beckenendlagengeburten, weder in Spanien noch in den Jahren davor in Österreich war der Kaiserschnitt dafür das Mittel der Wahl gewesen. Nicht einmal nach jenem Vorfall an der Universitätsklinik, dessen Zeugin ich während meiner Ausbildung geworden war. Ich werde das Bild nie vergessen. An dem strammen Jungen, der zuallererst seine Füßchen in die Welt streckte, hatten der Reihe nach alle gezogen, die in dieser Nacht im Kreißsaal Dienst gehabt hatten. Falsch, aber vor allem zu früh. Bis der Hals lang und dünn war und das Kind so weiß wie der Kittel des zuletzt doch noch erreichten Herrn Dozenten. Der hatte es dann irgendwie zustande gebracht, dass der Kopf trotz der hochgeschlagenen Ärmchen ins Becken eingetreten und geboren worden war. Das Kind aber war wenige Stunden später gestorben. Eine – berechtigte – Klage war elegant unter den Teppich gekehrt worden. Denn diese Frau damals – und da war ich ebenfalls Zeugin gewesen – hatte den arrogant auftretenden Dozenten um einen Kaiserschnitt gebeten, weil sie schon am Abend vor der Geburt ein negatives Vorgefühl hatte.

Ich schüttelte mich, wie um dieses Bild loszuwerden. Vor mir kniete Astrid, nicht jene Frau, an deren Gesicht ich mich nicht mehr erinnerte. Außerdem war die Frau nicht im Vierfüßerstand gewesen, hatte nicht die Position wählen dürfen, die sie instinktiv als die beste erkannt hätte. Danach hatte ich etliche ergreifende Steißgeburten erlebt, und meine Zuversicht, was selbst diese Eigenwilligkeit der Natur betraf, war wieder gestiegen.

Ich entschied, keine Herztöne mehr abzuhören. Stattdessen steckte ich den Ambubeutel zum Beatmen zusammen und legte ihn neben den Absaugkatheter. Dann hockte ich mich abwartend an Astrids Seite. Ihre großen blauen Augen suchten meinen Blick. Sie sah mich ruhig und gefasst an. Es war der Blick eines Menschen, der sich genau im Hier und Jetzt befand. Als gäbe es nur sie und ihre Aufgabe.

Da überrollte sie die nächste Wehe. Sie presste lange und ächzend, bis sich die Augäpfel vorwölbten. Die Labien teilten sich, und hindurch schob sich eine kahle, blassrosa Kuppe.

»Alles okay, du machst das ganz prima«, sagte ich. Sie würde es ohnehin auch alleine hinbekommen. Wenn ich nicht gekommen wäre, hätte sie es alleine gemacht. Auch ein Blick zur Oma, die soeben einen Eimer warmen Wassers neben mir abstellte, als hätte sie das schon ein Dutzend Mal gemacht, bestätigte mir, dass nun nichts mehr schiefgehen würde. Kurz darauf sah ich, wie sich der rosarote Po langsam ans Licht der Welt schob. Mühelos folgten die Schultern. Es war geradezu lustig anzusehen, wie sich der kleine helle Körper drehte und aus Astrids Leib schraubte.

Ich erfasste Oberschenkel und Oberkörper, aber mehr um den Austritt des Kopfes zu bremsen, als ihn zu beugen, da die Position im Vierfüßerstand ohnehin optimal war. Der Kopf rutschte heraus und ich reichte der knienden Frau das kräftig schreiende Kind. Es war ein Junge.

Mit Tränen in den Augen ließ sich auch die alte Frau auf die Knie nieder und umhüllte das Kind mit einem angewärmten Tuch.

Lange ließ ich die drei allein und gab ihnen Zeit, sich an die neue Situation zu gewöhnen. Vor allem Astrid musste akzeptieren, dass jetzt alles anders gekommen war als geplant. Und dass Gerhard bei der Geburt des Prinzen nicht dabei war.

Irgendwann gebar sie die Plazenta und beschloss, sie neben dem Holzhäuschen zu begraben. Genäht werden musste sie nicht. Mit Frau Mitterhammers Hilfe war Astrid schnell gewaschen und auf das alte Bettsofa verlegt. Während meiner Blutungskontrollen beäugte ich das nackt auf Astrids Oberkörper liegende Kind. Als ich sichere Zeichen für ein Interesse an der Brust bemerkte, half ich, den Kleinen anzulegen. Schnell fand er die Warze, war aber so aufgeregt, dass er sie nicht im Mund behalten konnte. In seinem verzweifelten Bemühen, endlich einen kostbaren Tropfen zu erhaschen, brachte der arme Kerl alle zum Lachen.

Mir war aufgefallen, dass ich bis dahin noch keinen Namen gehört hatte. Meist frage ich danach zu Geburtsbeginn, wenn ich nicht ohnehin schon früher eingeweiht worden bin. Wissen die Paare das Geschlecht ihres Nachwuchses nicht, gibt es zumindest zwei mögliche Versionen. Bei Astrid konnte ich mich an keinerlei Namen erinnern. Ich erkundigte mich nun danach und dachte, dass die etwas zu frühe Ankunft des Stammhalters an diesem Umstand schuld sein könnte.

Astrid verzog das schmale Gesicht. »Weißt du, Gerhard und ich konnten uns bis jetzt nicht einigen. Er wollte Benjamin, ich wünschte mir immer Theodor. Hm …« Liebevoll betrachtete sie das Kind in ihrem Arm, dann schüttelte sie den Kopf. »Das kleine zarte Kerlchen sieht nicht wie ein Theodor aus. Außerdem möchte ich Gerhard dafür entschädigen, dass er um das Geburtserlebnis gebracht worden ist.« Zärtlich strich sie über das Köpfchen. »Also wirst du Benjamin heißen.«

Immer noch mit runden roten Wangen servierte mir Frau Mitterhammer einen starken Filterkaffee, und ich setzte mich dankend vor einen Berg Buchteln.

»Sie hatten wohl so einen Riecher, oder wie nennt man das bei euch Hebammen?« Astrids Großmutter nickte respektvoll.

»Sechsten Sinn, Frau Mitterhammer.«

»Immer zur richtigen Zeit am richtigen Ort«, lächelte sie.

»Heute waren es Ihre Buchteln.« Es musste gesagt werden. »Sie sind wirklich der Hammer!«

Die alte Dame verneigte sich freudestrahlend.

»Nein, ehrlich.« Dann deutete ich mit dem Kinn in Astrids Richtung. »Das heute war aber knapp.«

Frau Mitterhammer nickte, und eine Weile betrachteten wir das traute Bild auf dem Sofa. »Wie lange machen Sie das denn schon?«

»Hm … in Österreich bin ich erst seit zwei Jahren«, schmunzelte ich.

»Aber jeder hier kennt sie«, rief Astrid herüber.

»Immerhin«, sagte ich und spülte einen Bissen Buchteln hinunter, »habe ich es in der kurzen Zeit zur höchsten Form der Anerkennung gebracht: zum Neid.«

Seufzend erhob sich die alte Frau und schlurfte in die kleine Kochnische. Ich blätterte in der jüngsten *Gala,* die auf einer *Vogue* und einem *News* neben mir auf dem Tisch lagen. Nicht gerade die typische Literatur, die ich bei einer Schwangeren auf einer Almhütte vermuten würde.

Groß im Bild George Clooney. Die Großmutter kam und goss mir Kaffee nach. »Geld allein macht nicht glücklich«, sagte sie mit einem verächtlichen Seitenblick auf den Hochglanzhelden.

»Angeblich. Unsereins tut sich da schwer mit der Beurteilung.« Und dann noch diese entsetzliche Belastung, wenn man mit dem Privatjet landet und dann steht einer daneben, der größer ist. Gott! Dennoch wäre ich ganz gern mal neben George aus dem Jet gestiegen. Auch aus dem kleineren …

Frau Mitterhammer setzte sich wieder zu mir. »Astrid erzählte mir, dass Sie zuvor auf den Kanarischen Inseln gelebt haben. Wie lange waren Sie denn da unten?«

»Zuerst lebten wir auf Teneriffa, ich musste auf der Uni ein Upgrading, also Ausbildungen nachmachen. Die spanischen Hebammen sind ja viel besser ausgebildet als die unseren – heute noch. Und haben ganz andere Kompetenzen … Dann wurde ich vom einzigen Inselspital der Nachbarinsel abgeworben und wir zogen nach La Palma …» Ich seufzte. »Elf Jahre … die Kinder gingen dort zur Schule und in den Kindergarten …«

Die kleinen Augen in dem freundlichen Gesicht meines Gegenübers wurden rund wie Haselnüsse und entlockten mir ein kurzes Lachen. »Ja, die Zeit vergeht wie im Flug, ich glaube es oft selbst nicht!«

»Mensch, toll!«, rief Astrid herüber, nur Frau Mitterhammers Stirn blieb fragend gerunzelt.

»Muss wohl romantisch gewesen sein.« Aus ihren Worten sprach eher Höflichkeit als zustimmende Begeisterung.

»Hm, romantisch … Wo ganze Inseln vom Tourismus leben, ist es mit der Romantik irgendwann vorbei. Aber Sie haben recht, alles keine Massentouristen.« Ich lachte. »Millionen von Individualurlaubern.«

Benjamin greinte wieder, weil er die Brustwarze verloren hatte und dann nicht mehr mit ihr zurechtkam. Ich kniete mich vor dem Sofa auf den Boden, um die ersten Stilltipps loszuwerden. Wir wechselten zur anderen Brust, und schon bald saugte der Kleine wieder friedlich.

»Und wie war die Arbeit dort?«, wollte Astrid wissen, als sie wieder entspannt in die Kissen sank.

»Abwechslungsreich«, sagte ich und kehrte wieder an den Tisch zurück. »Und sehr spannend.«

Die Großmutter stellte Gläser und eine Wasserkaraffe auf den Tisch und warf mir einen auffordernden Blick zu. »Sie haben gewiss einiges erlebt, Frau Walch.«

Ich nickte.

»Sind Sie auch schon einmal zu spät gekommen?«

»Auch das.« Bedächtig griff ich nach dem Wasserglas, dann zuckte ich mit der Schulter. »Es war eigentlich nie meine Schuld. Manchmal hat einfach niemand Schuld. Auch nicht am Ausgang einer Geburt. Aber diese wenigen Male ist es immer gut gegangen.« Ich nahm einen Schluck Wasser. Auf die soeben erlebte Geburt anspielend meinte ich: »Heute wäre ich ja auch beinahe zu spät gekommen, nicht wahr?«

»Genau«, nickte Astrid. »Aber ich hätte dich dafür bestimmt nicht verantwortlich gemacht!«

Darüber wollte ich lieber nicht nachdenken. Zu viel habe ich schon gelesen und von anderen Kolleginnen gehört, als dass ich den Beteuerungen der Frauen allzu großen Glauben schenkte. Wenn alles gut geht und die Geburt den Vorstellungen entsprechend abläuft, wird man auf Händen getragen, dann ist man die weise Superfrau, die beste Freundin. Kommen Mutter oder Kind zu Schaden, wird ein Schuldiger gesucht. Dann steht man ziemlich alleine da. Das ist mir sehr wohl immer bewusst. Weil ich mir die Mitterhammers nun aber nicht als denunzierende Partei vorstellen wollte, vertrieb ich diese unguten Gedanken schnell und griff nach der dritten Buchtel. Heute Nacht würde mich der frische Germteig ganz schön malträtieren, so viel war klar. Klar war aber auch, dass Dr. Heinrich mir nicht glauben würde. Wie gut, dass ich nachweisen konnte, dass ich beruflich in der Nähe zu tun gehabt hatte. Dennoch musste ich deutlicher werden. Die Erfahrung hatte mich gelehrt, dass die Frauen die schnöde Motivation der Ärzte zu den meisten ihrer Handlungen einfach nicht durchschauten. Sie sind zu gut und zu gutgläubig. Wenn ihnen, wie Dr. Heinrich jetzt, eine Sanatoriumsgeburt durch die Lappen geht, können sie wirklich ungut werden. Bezahlen muss das ich. Man kann sie nur mit den eigenen Waffen schlagen. Wenn sie Angst bekommen, eine Frau als Patientin zu verlieren, lenken sie vielleicht ein.

»Hör mal, Astrid, tu mir bitte einen Gefallen …« Ich suchte ihren Blick.

»Ja?« Astrid sah mich erwartungsvoll an.

»Erzähle Dr. Heinrich den Hergang der ganzen Geschichte. So, dass er mir keine Schwierigkeiten macht. Du verstehst schon, er verzeiht mir nie, dass ihm die Geburt durch die Finger flutschte … und ich zufällig daran verdiene.«

Astrid nickte ernst. »Mach ich.«

»Frau Walch, waren Sie mal in einer ähnlichen Situation wie heute?«, fragte Frau Mitterhammer und nippte an ihrem Kaffee.

Ich nickte. »Ähnlich und auch wieder nicht. Auf La Palma hatte ich ständig das Problem mit schlechtem Empfang. Da brauchte man gar nicht erst in die Berge.« Ich zwinkerte Astrid zu. »Das und die unwegsame, gebirgige Landschaft machten ein *timing* immer problematisch. Aber auch die Schwangeren hatten oft keine Möglichkeit, mir mit einem Griff zum Handy mitzuteilen, was ablief – so entlegen, wie die oft wohnten!«

Astrid lächelte. »Du denkst an etwas ganz Konkretes, nicht wahr?«

Ich schmunzelte.

»Erzähl schon von der Geburt!«, bat sie, ohne von Benjamin aufzublicken, der inzwischen eingeschlafen war.

»Hm … Einmal bin ich des Nachts zu einer Geburt hoch oben in den Bergen gerufen worden …«, begann ich die Geschichte, die sich wie ein Märchen anhörte. Als ich endete, nickte Frau Mitterhammer stumm und sichtlich bewegt.

»Wie cool!«, murmelte Astrid.

Benjamin schreckte aus dem Schlaf hoch und begann zu greinen. Da wir keine Kleidung für ihn hatten, nutzte ich diesen Moment, um ihn in eine von seiner Uroma bereitgelegte Packung zu wickeln. Diese bestand aus Frau Mitterhammers Wollstola, ausgelegt mit einem Seidentuch. Als Windelersatz schlang ich ein weiches Geschirrtuch um den kleinen Po. Während ich das Tuch einschlug, ruderte Benjamin orientierungslos mit den Ärmchen in der Luft.

»Ist das normal?«, fragte seine Mutter und ergriff beide Fäustchen, um ihn irgendwie zu stabilisieren. »Sieht ja aus wie ein Spastiker.«

»Kind!« Der großmütterliche Blick war mehr als tadelnd.

Freudestrahlend nahm Astrid das weiche Wollbündel entgegen. Ich sah ein letztes Mal nach ihrer Blutung und dann auf meine Uhr. Der Nachmittag war wie im Flug vergangen, und schon bald würde es zu dämmern beginnen.

Offenbar erkannte Astrid meinen Wunsch, das mir nicht ganz geheure gebirgige Terrain noch bei halbwegs guter Sicht zu durchqueren, und fürchtete ein fluchtartiges Aufbrechen, denn sie bemerkte rasch: »Jetzt sag uns noch schnell, wie wir hier weitermachen!« Sie nahm den Kleinen von der Brust und hielt ihn aufrecht an ihre Schulter gelegt. Dabei begann sie rhythmisch auf seinen Rücken zu klopfen.

Ich lächelte ob der sicheren Instinkte, die wir Frauen haben, denn bestimmt hatte noch niemand Astrid gezeigt, wie ein Baby aufstoßen sollte. Obwohl Benjamin das jetzt gewiss nicht tun würde.

Ich kehrte nicht mehr an den grob gezimmerten Holztisch zurück, sondern setzte mich auf Astrids Bettkante. Die weitere Vorgehensweise war schnell besprochen.

Ich trat aus dem Haus und sah die Baumwipfel über dem Tal in den letzten Sonnenstrahlen glühen. Über das Tal selbst hatten sich bereits die Schatten der Nacht gesenkt.

Bei der Gabelung am Ende der Schotterstraße, dort, wo mein GPS ausgefallen war, nahm ich mein Handy und versuchte Gerhard zu erreichen. Astrid hatte mich gebeten, ihm nur auszurichten, dass er heute noch vorbeischauen sollte. Ich musste mich ziemlich zusammenreißen, um wirklich unbekümmert zu klingen.

Nach dem kurzen Gespräch schaltete ich Musik ein. Ich wechselte von den melancholischen Gesängen der nordamerikanischen Steppe zu der französischen Sängerin Emma Shapplin. Ihre Stimme klang einfach paradiesisch. Entsprach ganz meiner Stimmung. Vor mir brannten die Wolken am Himmelssaum in einem leuchtenden Rot, das in der Höhe schnell verblasste. Die Landschaft um mich herum verlor allmählich ihren Glanz.

Gleitend kurvte mein Spanier die ins Tal hinab – und ich swingte im Wageninneren mit.

Nachwort

Ausgebildet in einem System, das Frau und Kind nicht als Einheit betrachtet, sondern bestenfalls als zwei interagierende medizinische Probleme in ein und demselben Körper, einem System also, das Geburt nie als Erlebnis, wohl aber als potenzielle Bedrohung betrachtet, wurde ich in den Spitälern immer wieder einmal dazu verführt, den Fokus ebenso wie die Schulmedizin auf einzelne Faktoren, auf nach oben oder unten abweichende Parameter zu richten. Es waren letztlich die überzeugenden Ergebnisse der Hausgeburten, die mein Hauptaugenmerk auf das Geschehen an sich lenkten, auf dieses über Millionen von Jahren zur Arterhaltung perfektionierte harmonische Zusammenspiel.

In den Ausbildungsstätten, den großen Spitälern, allerdings wüten die aus der Neigungsgruppe Prophylaxetäter kommenden Verantwortlichen in der auf Komplikationen und Pathologien fokussierten Ausbildung. Sie schaffen auch für die motiviertesten Jungärztinnen und -ärzte nicht gerade akzeptable Bedingungen oder gar ein kreatives Milieu, um es mit alternativen Gebärmethoden zu versuchen. Leid tut es mir um diejenigen bemühten Geburtshelfer, mit denen ich das Glück habe oder hatte zusammenzuarbeiten. Sie sehen sich in dem Dunstkreis der Kaiserschnittbefürworter, harscher Kritiker der selbstbestimmten Geburt und Verfechter einer hundertprozentig risikofreien Geburtshilfe, die es trotz allem nie geben kann, permanent der Gefahr ausgesetzt, allmächtigen Gutachtern ausgeliefert zu sein, und stehen mit dem Rücken zur Wand.

Ich weiß, dass ich alleine nichts verändern kann. Das System, das geburtshilfliche Establishment, die Ärztekammer bzw. -lobby und die alles dominierende Pharmaindustrie sind einfach zu mächtig, zu kompromisslos. Mit hebammenorientierten Spontangeburten kann niemand etwas verdienen.

Mit dem vorliegenden Buch hoffe ich, dennoch etwas zu dem neuen, alten Verständnis von dem, was Geburt für uns

Frauen bedeuten kann, beizutragen. Dass es auch für die Kinder nicht gleichgültig ist, wie sie geboren werden, wird man vielleicht erst in ein paar Jahren mit besseren und kritischeren Studien belegen können. Dann ist es aber für viele Kinder bereits zu spät.

An dieser Stelle möchte ich sechs unermüdlichen Kämpferinnen und Kämpfern für die natürliche Geburt danken, die mich ebenfalls zu diesem Buch inspiriert haben: Prof. Dr. Alfred Rockenschaub, Maierhöfen (†); Angelika Rodler, Graz; Sylvia Sedlak, Wien; Dr. Anna Rockel-Loenhoff, Unna, Deutschland; Dr. Caroline Oblasser, Salzburg; Edith Papsch, Wien. Danke.

It is dreams that create history.

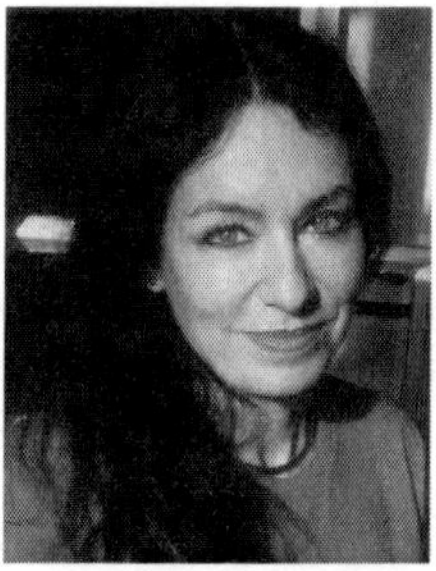

Foto: Noa Walch

Mag. phil. Ursula Walch ist freiberufliche Hausgeburtshebamme in Graz, Projektmanagerin, Dolmetscherin und Autorin, u. a. historischer Romane. Vorträge auf internationalen Kongressen führten sie in mehrere Länder Südamerikas. Sie arbeitete elf Jahre in Spanien, betreut seit Jahren ein Hebammen-Projekt in der Westsahara und baute in Graz einen FH-Studiengang für Hebammen auf. 2014 gründete sie nach einer längeren Reise durch den Senegal SAAMA, eine Non-profit-Organisation gegen weibliche Genitalverstümmelung. SAAMA hilft in dem jüngst eröffneten Zentrum in Dakar betroffenen Frauen und Mädchen mittels medizinischer, psychologischer und chirurgischer Maßnahmen. Ursula Walch ist verheiratet und hat vier Kinder.

Weitere Infos unter:
www.ursula-walch.at
www.no-fgm.org